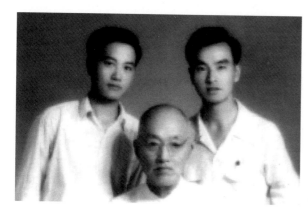

1962年，徐经世先生与其祖父（我国著名中医学大家徐恕甫先生）及同学郭兴福先生一起合影

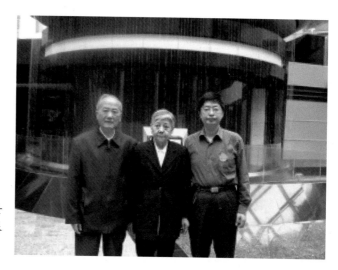

2004年5月，徐经世先生与爱人、弟子在香港合影

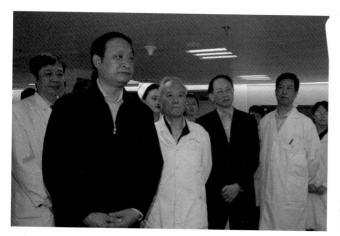

2013年，徐经世先生陪同卫生计生委副主任王国强参观医院基地

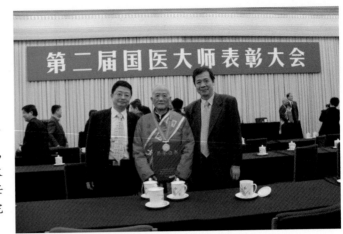

2014 年 10 月 30 日，第二届国医大师表彰大会中与弟子张国梁主任及安徽省中医院杨骏院长一起合影

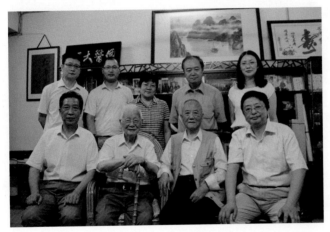

2015 年 6 月，徐经世国医大师传承工作室主要成员与邓铁涛国医大师工作室主要成员一起合影

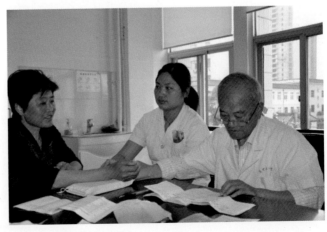

徐经世先生在为患者诊疗

第二届国医大师临床经验实录

国医大师

徐经世

主编 张国梁 陶 永
主审 徐经世

中国医药科技出版社

内 容 提 要

本书是有关国医大师徐经世教授临床经验的集成之作，分为学术特色、方药心得、验案撷英、薪火相传、诊余漫话、成才之路、年谱七部分，全面展示了徐经世教授在内科、儿科、妇科、肿瘤科及风湿科等方面的学术主张和创新、临床用药特色以及辨证施治的精妙之处。本书适合广大临床工作者、中医院校师生和中医爱好者学习参考。

图书在版编目（CIP）数据

国医大师徐经世 / 张国梁，陶永主编 . — 北京：中国医药科技出版社，2016.3
（第二届国医大师临床经验实录）
ISBN 978-7-5067-8158-9

Ⅰ . ①国… Ⅱ . ①张… ②陶… Ⅲ . ①中医学—临床医学—经验—中国—现代 Ⅳ . ① R249.7

中国版本图书馆 CIP 数据核字（2016）第 024917 号

美术编辑　陈君杞
版式设计　郭小平

出版　中国医药科技出版社
地址　北京市海淀区文慧园北路甲 22 号
邮编　100082
电话　发行：010—62227427　邮购：010—62236938
网址　www.cmstp.com
规格　710×1000mm $\frac{1}{16}$
印张　15 $\frac{1}{2}$
彩插　1
字数　234 千字
版次　2016 年 3 月第 1 版
印次　2024 年 4 月第 2 次印刷
印刷　大厂回族自治县彩虹印刷有限公司
经销　全国各地新华书店
书号　ISBN 978-7-5067-8158-9
定价　38.00 元

《第二届国医大师临床经验实录》
编 委 会

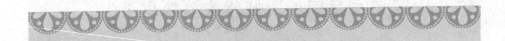

《国医大师徐经世》

编委会

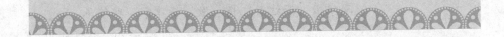

出版者的话

2009年4月由人力资源和社会保障部、卫生部以及国家中医药管理局联合评选产生了我国首届30位"国医大师"。这是中医界的盛事。作为专业出版社，将这些大师的临床经验和成果进行总结出版，是一件非常有意义的事情，也是我们义不容辞的责任和义务。相信对推动中医药事业的继承和发展、弘扬民族医药学和文化，将起到非常积极的作用。

中国医药科技出版社于2010年隆重推出一套《国医大师临床经验实录》丛书，收录了30位国医大师中的20位，全面总结了各位大师的临床经验和学术成果。该丛书一经出版，就得到了读者的高度认可和喜爱。

2014年6月，第二届30位"国医大师"名单公示，此次是我国第二次在全国范围内评选国家级中医大师，较之首届"国医大师"评选，此次评选更加注重面向基层和临床一线，并适当放宽了从业年限。入选的大师平均年龄81岁，年纪最小的68岁，最大的102岁，涉及专业更加广泛。

本着传承中医药优秀传统文化和临床经验的一贯理念，我们在第一时间就展开了丛书第二辑（即《第二届国医大师临床经验实录》）的组稿工作。在此过程中，得到了各位大师及其弟子、学术继承人的一致认可和支持。回想我们的组稿历程，内心充满了对各位大师的敬佩之情。

本丛书的编写秉承第一辑的理念：每位国医大师的经验单独成册，突出临床指导性、借鉴性和实用性，力争使阅读者能够学有所获、学有所宗、用能效验。每个分册正文主要包括7大部分：学术思想、方药心得、验案撷英、薪火相传、医话随谈、成才之路和年谱。

学术思想部分主要包括大师学术思想的理论渊源、个人临证的特殊认识和总结、擅长病种的医理阐释和治学理念等。

方药心得部分主要包括用药心法、成方心悟、经方传真、自拟方等。集中反映大师的临床用药经验和心得体会。"医生不精于药，难以成良医"，希望读者通过本部分内容学习到大师的临床用药处方思路，触类旁通，举一反三。

验案撷英部分主要收录各位大师擅长的病种案例，每一案例下设验案和按语两部分，围绕案例集中阐述该类病证的证治特点、大师自己的辨证心法和要点、医理阐释和独特认识。内容不求面面俱到，只求突出大师个人特点，简洁精炼，重点突出。

薪火相传部分主要收录大师给学生讲课、各种中医交流会、研修班的讲稿。对讲稿的要求：内容精彩实用，对临床具有指导意义，确切反映其学术思想。

医话随谈部分是不拘体裁的医学随笔，主要探讨中医药学术问题，涉及范围很广，重在抒发己见。

成才之路部分主要包括大师学习中医、应用中医的全部历程，重点突出大师学习中医的方法和体会，旨在使后学沿着前辈走过的路，直步中医的最高殿堂。

年谱则按照时间顺序，记录大师所经历的重大事件。

因各位大师擅长的领域不同，研究的方向各异，各分册的结构会略有不同。

国医大师经验的整理和出版，已成为我社一项重要的出版使命，我们会与时俱进，紧密配合国家发展中医药的方针和政策，尽我们最大的努力做好该丛书的出版工作，为中医药事业的传承和发展出份力，尽份心。相信这套丛书的陆续出版，一定会成为当代中医药学术整理和出版史上的一件盛事。让各位大师的经验心得能够广播于世，使后学者们能够充分学习汲取各位大师的经验精华，把中医药发扬光大，惠及人民，流芳百世，是我们的最大心愿。

中国医药科技出版社

2016 年 1 月

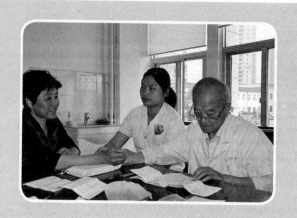

前言

　　徐经世先生出生于中医世家，自幼跟随祖父（全国著名中医学大家徐恕甫先生）学习多年，精通中医经典理论，于1956年进入安徽中医进修学校学习，结业后留校参建安徽省中医院，至今，行医60余春秋，系安徽中医药大学第一附属医院（安徽省中医院）主任医师，教授，全国第二、三、四、五批名老中医临床经验和学术思想指导老师、全国中医传承博士后指导老师、全国优秀中医临床人才培养对象指导老师；第二届国医大师荣誉称号、安徽省首届国医名师荣誉称号获得者，安徽徐氏医学第三代传人。

　　在长达60余年的中医临床生涯中，徐经世先生继承家学，勤奋探索，多有创新，临证遍及内、儿、妇、肿瘤、风湿等多个病种，疗效显著，深受广大患者的喜爱。在中医理论方面提出了"杂病因郁，治以安中""肝胆郁热，脾胃虚寒"和"尪痹非风"等学术观点，立"三十二字调肝法""肺痨证治六法"和调理脾胃"三原则，四要素"，为内科疑难杂症（如恶性肿瘤、消化性溃疡及类风湿关节炎等）的临床诊疗开辟了新思路和新方法；用药平和，注重双向调节，善用反佐和药对，寓奇效于平淡；研制出"扶正安中汤""消化复宁汤""迪喘舒丸"等多个特效专方。

　　为了总结徐经世先生丰富的临床经验与学术思想，更好地将徐氏医学精髓传承下来，我们组织了相关人员对徐经世先生的临床经验与学术思想进行了系统整理与总结。本书分为学术特色、方药心得、验案撷英、薪火相传、诊余漫话、成才之路、年谱等7个部分，较为全面地展示了徐经世先生在中医理论、临床诊疗、中医传承、成才等各个方面的贡献与历程，是一部反映当代中医大家临床经验的书籍。

本书在编写过程中曾多次召开会议，徐经世先生亲临会议，对书稿的体例、书写内容等给予详细斟酌，热情指导，为书稿的顺利完成起到了巨大的作用。

当然，中医学是一门内涵极其丰富的学科，尤其徐氏医学历经百年五代传承至今，临床经验和学术思想极为丰富，因此在整理总结的过程中可能存在许多疏漏和不足，请有关同仁多提宝贵意见，便于今后进一步修订。

本书在编写过程中得到了安徽省中医院有关领导、专家的大力支持与帮助，在此一并致谢。

张国梁

2015 年 10 月 30 日于合肥

目录

学术特色 / 1

第一节　学术思想探析 ………………………………………… 1

　一、杂病因郁，治以安中 ……………………………………… 1

　二、肝胆郁热，脾胃虚寒 ……………………………………… 8

　三、药尚平和，善用反佐 ……………………………………… 15

第二节　临证思辨规律浅析 …………………………………… 19

　一、外感热病——"六经辨证"与"卫气营血辨证"相结合 …… 19

　二、调理脾胃"三原则，四要素" ……………………………… 23

　三、尪痹非风，分期而治 ……………………………………… 25

　四、妇科诸病，从肝论治 ……………………………………… 40

　五、"四十字"调肝法 …………………………………………… 50

　六、肿瘤术后扶正安中以调理 ………………………………… 54

方药心得 / 60

第一节　本草心悟 ……………………………………………… 60

　　葛根（60）　　　　　　石斛（61）　　　　　　竹茹（62）

　　代赭石（62）　　　　　黄连（63）　　　　　　远志（64）

　　荷叶梗（65）　　　　　合欢皮（65）　　　　　北沙参（66）

　　仙鹤草（66）　　　　　生黄芪（67）　　　　　三七（68）

　　灵芝（68）　　　　　　麝香（69）　　　　　　官桂（69）

芦荟（70）　　　　　赤小豆（70）　　　　　五谷虫（71）

煨姜（71）　　　　　人中黄（71）

第二节　常用对药　……………………………………………　72

葛根与代赭石（72）　　　黄连与红豆蔻（72）

薏苡仁与蒲公英（72）　　杏仁与桃仁（73）

黄芪与仙鹤草（73）　　　麻黄与熟地（73）

第三节　脏腑用药方队　…………………………………………　74

一、肝病方队　……………………………………………………74

四逆散（74）　　　　　加味逍遥散（74）

痛泻药方（74）　　　　温胆汤（75）

蠲枢汤（75）　　　　　化瘀逐水汤（75）

一贯煎（75）　　　　　五个阴煎（75）

新加补肝汤（76）　　　大黄䗪虫丸（77）

抵当汤（77）　　　　　血府逐瘀汤（77）

桃红四物汤（77）　　　天麻钩藤饮（78）

半夏白术天麻汤（78）　人参养荣汤（78）

龙胆泻肝汤（78）　　　大柴胡汤（78）

小柴胡汤（79）

二、心病方队　……………………………………………………79

桂枝甘草龙牡汤（79）　安神定志丸（79）

酸枣仁汤（79）　　　　甘麦大枣汤（80）

柏子养心丸（80）　　　珠母补益方（80）

归脾汤（80）　　　　　安神补心丹（81）

四物安神汤（81）　　　益寿汤（81）

七福饮（81）　　　　　宁志丸（81）

桂枝生姜枳实汤（82）　心肾两交汤（82）

神交汤（82）　　　　　朱砂安神丸（82）

磁朱丸（83）　　　　　孔圣枕中丹（83）

龙齿镇心丹（83）　　　琥珀养心丹（83）

三、脾胃病方队　…………………………………………………84

理中丸（84）　　　　　黄芪建中汤（84）

连理汤（84）　　　　　六君子汤（84）

补中益气汤（85）　　　　　　参苓白术散（85）

苍白二陈汤（85）　　　　　　葛枳二仁汤（85）

黄芪桂枝五物汤（86）　　　　解痉止痛散（86）

丹七和络饮（86）　　　　　　胃痛散（86）

消化复宁汤（86）　　　　　　舒肝和胃煎（87）

益胃汤（87）　　　　　　　　竹叶石膏汤（87）

半夏泻心汤（87）　　　　　　旋覆代赭汤（88）

吴茱萸汤（88）　　　　　　　良附丸（88）

枳术丸（88）　　　　　　　　平胃散（88）

升阳益胃汤（88）

四、肺病方队 ·· 89

桂枝汤（89）　　　　　　　　小青龙汤（89）

荆防败毒散（89）　　　　　　柴葛解肌汤（89）

杏苏散（90）　　　　　　　　麻杏甘石汤（90）

九仙散（90）　　　　　　　　补肺汤（90）

清金化痰丸（91）　　　　　　定喘汤（91）

小陷胸汤（91）　　　　　　　藿香正气散（91）

二陈汤（91）　　　　　　　　三子养亲汤（92）

沙参麦冬汤（92）　　　　　　养阴清肺汤（92）

百合固金汤（92）　　　　　　玉屏风散（92）

苓桂术甘汤（93）　　　　　　苍耳子散（93）

五、肾病方队 ·· 93

五苓散（93）　　　　　　　　猪苓汤（93）

真武汤（93）　　　　　　　　利水通窍汤（94）

泽泻汤（94）　　　　　　　　六味地黄丸（94）

八正散（94）　　　　　　　　复方二草颗粒（95）

二加龙骨汤（95）　　　　　　益气聪明汤（95）

地黄饮子（95）　　　　　　　大补阴丸（96）

二至丸（96）　　　　　　　　补天大造丸（96）

肾气丸（96）

第四节　验方举要 ·· 97

扶正安中汤（97）　　　　　　消化复宁汤（98）

葛枳三仁汤（99）　　　　　　迪喘舒丸（100）

解郁安眠方（101）　　　　　　复方二草颗粒（102）

徐氏健脾消瘴汤（103）　　　　降酶退黄合剂（103）

第五节　成方心悟 ······································· 104

一贯煎（104）　　　　　　　　二至丸（105）

逍遥丸（106）　　　　　　　　安宫牛黄丸（107）

桂枝汤（108）　　　　　　　　痛泻要方（109）

甘麦大枣汤（110）　　　　　　交泰丸（111）

验案撷英 ／ 112

第一节　心脑系疾病 ································· 112

心悸 ··· 112

胸痹 ··· 114

不寐 ··· 117

眩晕 ··· 119

第二节　肺系疾病 ··································· 122

咳嗽 ··· 122

哮证 ··· 124

喘证 ··· 127

痤疮 ··· 130

湿疹 ··· 133

第三节　消化系（肝胆脾胃）疾病 ············· 135

胃脘痛 ·· 135

吞酸 ··· 137

腹胀 ··· 138

泄泻 ··· 139

便秘 ··· 141

胁痛 ··· 141

积聚 ··· 142

黄疸 ··· 144

第四节　肾系疾病 ……………………………………… 146

　　水肿 ………………………………………………… 146

　　淋证 ………………………………………………… 149

　　耳鸣 ………………………………………………… 151

第五节　肢体经络病 …………………………………… 153

　　尪痹 ………………………………………………… 153

　　燥痹 ………………………………………………… 156

　　行痹 ………………………………………………… 157

　　产后痹 ……………………………………………… 158

　　痛痹 ………………………………………………… 158

第六节　疑难杂症 ……………………………………… 160

　　郁证 ………………………………………………… 160

　　肿瘤术后调理 ……………………………………… 165

　　不孕症 ……………………………………………… 169

　　痛经 ………………………………………………… 170

薪火相传 / 172

第一节　讲稿摘录 ……………………………………… 172

　一、师徒授受薪火承　熟读经典勤临证 …………… 172

　二、谈"冬令进补"的方药选择 …………………… 176

第二节　论文选编 ……………………………………… 179

　一、从名老中医徐经世先生的脾胃观看中医的传承与发展 …… 179

　二、名老中医徐经世话养生 ………………………… 182

　三、徐经世治疗慢性胃炎的临床经验总结 ………… 188

　四、消化复宁汤临床应用拾穗 ……………………… 192

　五、徐经世治疗幽门螺杆菌感染性慢性胃炎的思路探析 …… 197

　六、徐经世治疗尪痹思路探析 ……………………… 200

诊余漫话 / 206

一、重温"病机十九条"有感 ………………………………… 206

二、中医防治糖尿病应从"防"上下功夫 ………………… 208

三、发热症还有没有中医治疗空间呢? ………………… 211

成才之路 / 216

一、医事传记 ………………………………………………… 216

二、读书心要 ………………………………………………… 226

三、临证要诀 ………………………………………………… 227

四、传承经验 ………………………………………………… 228

年谱 / 231

学术特色

第一节　学术思想探析

一、杂病因郁，治以安中

"郁"有积滞、蕴结之义，徐经世先生认为"郁"是导致诸多疾病的一种潜在因素。中医所言之"郁"应分广义与狭义两类。广义的"郁"，包括外邪、情志等诸多因素所致气机郁滞而出现的各种阻滞不通、脏腑郁结病症在内，狭义的"郁"，即指情志不舒为主要表现的郁证。

（二）历代对"郁"的认知

中医对"郁"的认识早在《内经》中即有描述，虽无郁证病名，但以五行生克之理提出"五气之郁"。《灵枢·本神》和《素问·本病论》中所说"愁忧者，气闭塞而不行""人忧愁思虑即伤心""人或恚怒、气逆上而不下，即伤肝也"，认为郁之致病皆于情志有关，然后《金匮要略》在"妇人杂病脉证并治篇"中就对"郁"之致病明确提出"脏躁"和"梅核气"两种证候，并给出具体治疗方药，如甘麦大枣汤、半夏厚朴汤之类。到了隋·巢元方所辑《诸病源候论》，在"气病诸候""结气候"篇中说"结气病者，忧思所生也，心有所存，神有所止，气留而不行，故结于内"。明确指出忧思会导致气机郁结，这一论点对后世发展因郁致病，更具有指导意义。时至金元，《丹溪心法·六郁》中将郁证列为一个专篇，更赋予了新的内涵，论述了"气血冲和，万病不生，一有怫郁，诸病生焉。故人身诸病，多生于郁"的观点，强调了气、血郁滞是导致许多疾病的重要病理变化，并提出六郁（气、血、火、食、

学术特色

1

湿、痰）之说，创立了六郁汤、越鞠丸等相应的治疗方剂，由此更加丰富了中医对郁证的认识，扩大了治疗范围。到了明代，王履在其《医经溯洄集》中列有"五郁论"的专篇，篇中提出"凡病之初多由乎郁。郁者，滞而不通之义。或因所乘而为郁，或不因所乘而本气自郁，皆郁也"。发展了丹溪对于郁而致病的认识。新安医家徐春甫医著《古今医统》"郁证门"中说，郁为七情不舒，遂成郁结，既郁之久变病端；张景岳在《景岳全书》"郁证篇"中说到"凡五气之郁则诸病皆有，此因病而郁也。至若情志之郁，则总由乎心，此因郁而病也"，将五气之郁称为"因病而郁"，而将情志所致之郁，称为"因郁而病"，并对治疗郁证的方药又作了比较详细的归纳和补充，列方34则。明代以后的医籍中记载的郁病，多单指情志之郁而言。后叶天士《临证指南医案·郁》所载的医案，均属情志之郁，对六郁之间的关系也提出"郁则气滞，气滞久必化热，热郁则津液耗而不流，升降之机失度，初伤气分，久延血分"的论点，并认为"郁证全在病者移情易性"，要注意到精神治疗，而用药又较清新灵活，颇多启发，扩大对心理学方面的研究。其后王清任所著《医林改错》对郁证中血行郁滞的病机，提出"平素和平，有病急躁，是血瘀"，当用活血化瘀法，其之血府逐瘀汤是郁久血瘀证的有效之剂。但由于受历史的影响，历代医学家对由郁所致的疾病总泛泛所指，没有提出更多新的内涵。

（二）杂病的致因与郁的关系

历代医家普遍将外感温病、伤寒之外的病症统称为杂病，以内科病为主，所包含的病种十分广泛。如多脏腑功能失调者、外感内伤互见者、上下左右俱病者、心身皆失其常者、久治不愈的疑难杂症等。杂病由于它的症状繁多，涉及不同脏腑系统，症情深浅不一，又寒热虚实交错，病因不明，很多疾病并没有明显器官的实质性损伤，西医学多名之"某某神经症"或"某某综合征"。

关于杂病致病因素，《金匮要略》中"夫人禀五常，因风气而生长，风气虽能生万物，亦能害万物，如水能浮舟，亦能覆舟。若五脏元真通畅，人即安和。客气邪风，中人多死。千般疢难，不越三条：一者，经络受邪，入脏腑，为内所因也；二者，四肢九窍，血脉相传，壅塞不通，为外皮肤所中也；三者，房室、金刃、虫兽所伤"强调的是"客气邪风"伤人而致病，奠定了内科杂病"致因三分"的基础。至宋代陈无择将其归纳总结并发展为"六淫天之常气，冒之则先自经络流入，内合于脏腑，为外所因；七情人之常性，动之则先自脏腑郁先。外形于肢体，为内所因；其如饮食饥饱，叫呼伤气，尽神度量，疲极筋力，阴阳违逆，乃至虎狼毒虫，金疮踒忤，痊忤附着，畏压溺等有悖常理，为不内外因"的"三因致病说"增进了对"七情"致病的认识。

徐经世先生根据临床实践经验体悟，认为疾病所生俱是由于气机失调所致，首先表现即是气机郁滞，即"百病生于气"之谓，内科杂病尤是如此。《素问·六微旨大论》曰"出入废则神机化灭，升降息则气立孤危。"早已明言气机和调的重要性。从内科杂病病因病机可见，诸多杂病虽在症状体征上有千差万别，在具体治疗上也需要从症辨治方可切中病机，但在论治之中，皆需考虑"郁"的因素。

"郁"多缘于志虑不伸，气先为病，而气与郁又是有相互为因的内在关系，气为体内富有营养精微物质之功力，它是脏器组织的功能，以其来维持平衡人体功能正常活动，若失所常则产生病理变化，即为由气致郁，气郁疾病，临床所见如气喘、咳嗽、气淋、气厥、气胀、气痛、气疝、脘痛、胁痛、眩晕、心悸、不寐、积聚、不孕等证，都包涵"郁"在其中，由此可见郁之为病涉及面广，这正是"郁"的广义所在。不只限于脏躁和梅核之类疾病，即使以"六郁"来说，其病种也非一二。然以"气"言之，按《素问·举痛论》所指："……怒则气上，喜则气缓，悲则气消，恐则气下，寒则气收，炅则气泄，惊则气乱，劳则气耗，思则气结"，说明气之为病既有六淫又有七情而引起"气"之病变，如以证候，有怒为肝阳亢逆、喜为心神不定、悲为肺虚少气、恐为肾虚精却、惊为肝风抽搐、思为脾伤不运、劳为虚损等之称。纵观气与郁，则气为因而郁为果，二者同曲，也能互为因果，可见内科杂病由郁所致是有依据可循的。

随着现代社会的高速发展，特别是随着当今工作、生活节奏的快速发展，以及社会环境正逐步发展为外向型，人们欲求也随之增加，如欲而不达，则久而成郁，人之内伤杂病由郁所致为之多见。就临床所见疾病谱的变化，更知内科杂病不管是外感还是内伤，由寒转热，由湿温化热，由实变虚，虚实交错的转化，其之演变和归宿虽有不同，均寓"郁"于其中。

（三）"安中"以治郁的内涵

徐经世先生认为，杂病因郁而致，郁以气机失调为因，而气机升降之枢纽则在中焦，因此，以"安中"之法，使气机升降平衡，而达到舒郁的目的。并明确指出，中焦应当包含肝、胆、脾、胃四者，而非以往认为的中焦即是脾胃而已。并从肝胆的解剖部位、生理功能、病理变化及临床诊疗等方面给予充分论证。

首先从中焦及肝解剖部位上来看,《灵枢·营卫生会》《难经·三十一难》都明确指出"上焦出于胃上口,并咽以上,贯膈而布胸中;中焦亦并胃中,出上焦之后;下焦者,别回肠,注于膀胱"及"上焦者,在心下,下膈,在胃上口;中焦者,在胃中脘,不上不下;下焦者,当膀胱上口"。肝脏位于腹腔之中,右胁之下。根据三焦部位的划分,肝位于中焦,已无疑义。

从脏腑生理功能上来看,肝、胆、脾、胃四者在水饮食物的消化、气血的化生、气机的调节上,相互协调,共同完成。

在水饮食物的消化吸收上,肝主疏泄,调畅气机,促进脾胃气机升降,增强脾胃对水饮食物的腐熟运化作用,促进消化吸收,胆居肝之下,与肝相为表里,胆汁为肝之余气所化,胆汁的分泌与排泄有赖肝之疏泄调节。肝疏泄功能正常,则胆汁分泌与排泄正常,脾胃运化正常,水饮食物则得以正常消化吸收。即《素问·宝命全形论》所说"土得木而达",清·唐容川《血证论·脏腑病机论》也说:"木之性主于疏泄,食气入胃,全赖肝木之气以疏泄之,而水谷乃化。设肝之清阳不升,则不能疏泄水谷,渗泄中满之症,在所不免。"

中焦为气机升降之枢纽,脾气主升,胃气主降,升降相因,相反相成。而脾胃升降的动因则在肝之疏泄,诚如清代医学家周学海所言:"肝者,升降发始之根也",又"凡脏腑十二经之气,皆必藉肝胆之气化以鼓舞之,始能调畅"。清代沈金鳌也说:"一阳发生之气,起于厥阴,而一身上下,其气无所不乘,肝和则生气,发育万物,为诸脏之生化,若衰与亢,则能为诸脏之残贼。"肝之疏泄,能够调畅气机,促进脾胃气机的升降,共同维持全身气机的协调平衡,若肝失疏泄,横逆犯脾胃,脾胃一失,百病丛生。

在气血化生上,脾胃运化水谷,为气血生成提供原料,即《灵枢·决气》所说"中焦受气,取汁,变化而赤,是谓血"。但气血化生,不应单指脾胃运化,其与肝的作用密切相关。因肝主疏泄,助脾运化,肝脾协调,饮食得化,清升浊降,气血化生充足。又《素问·六节藏象论》云:"肝者……以生气血。"指出肝不仅能藏血,而且能化生血液,如《张氏医通》所说"气不耗,归精于肾而为精;精不泄,归精于肝而化精血"。肝主疏泄及藏血功能正常,则肝血充足;反之,肝失疏泄或肝不藏血,则易出现血虚诸症。

从病理演变上来看,肝胆脾胃关系更显密切,《难经》及《金匮要略·脏腑经络先后病脉证》中均有"见肝之病，知肝传脾，当先实脾"之言，肝脏病变多与脾胃有关，且多反映于中焦部位。《灵枢·胀论》曰："肝胀者，胁下满而痛引小腹"；《灵枢·本脏》亦有："肝偏倾，则胁下痛也"之言。肝失疏泄，不仅导致局部气滞不畅，而且会影响中焦脾胃的功能，而致脾胃升降失常，出现"浊气在上，则生䐜胀；清气在下，则生飧泄"等肝气乘脾或肝气横逆犯胃之证。反之，脾胃有病，亦常常累及肝胆。如脾胃湿热，蕴蒸肝胆，则见胁胀口苦，或目睛黄染。另外，肝藏血功能失常，亦会影响脾主统血功能，而导致月经过多，甚或崩漏等症。因此肝脏病变，常常累及脾胃，导致气机失常，影响饮食物的消化吸收，或血液运行，出现中焦功能失常之症。

从临床诊断上来看，舌诊、脉诊也将肝脏归入中焦。如舌诊分部：以脏腑分，则舌尖属心肺，舌中属脾胃，舌根属肾，舌边属肝胆，如《笔花医镜》所说："舌尖主心，舌中主脾胃，舌边主肝胆，舌根主肾"；以三焦分，则舌尖部属上焦，舌中部属中焦，舌根部属下焦。不论何种方法，肝病皆从舌中部或舌边部反映出来。脉诊上，《素问·脉要精微论》中的尺部诊法，将尺部分为尺、中、上三部，分别主察下焦、中焦及上焦相应脏腑的病变，并指出"中附上，左外以候肝，内以候膈；右外以候胃，内以候脾"；王叔和在《脉经·分别三关境界脉候所主第三》中说："寸主射上焦""关主射中焦""尺主射下焦""肝部在左手关上是也"；《医宗金鉴·四诊心法要诀》中亦云："左关候肝、胆、膈；右关候脾、胃"，尽管对于脏腑在具体分属部位上表述不尽相同，但对于肝、胆、脾、胃的分属部位是一致的，即认为双侧关部主中焦病变。其中，左侧关部主肝胆，右侧关部主脾胃，皆指明肝属中焦，其病变可从寸口脉关部或尺肤中部得以察之。以此为肝属中焦的切诊依据。

由此可见，肝、胆、脾、胃四脏腑同属中焦当无异议。明确中焦即肝、胆、脾、胃，对理解"安中"以治郁意义重大。因气机升降枢纽在中焦，若肝胆脾胃关系得以调和，中焦生化气血及升降气机功能正常，则气机郁滞自然得解，此是其一；其二则是，在针对内科杂病的辨证论治之时，既要注意到顾护脾胃，又要防止郁折肝气，用药宜平和不宜偏颇。

徐经世先生认为气机和调本质即是气机升降有"度"。欲要气机得调，当知气机运行之枢纽在中州脾胃，脾以升为宜，胃以降为顺，脾胃之升降，主一身之升降，调气机须以中州为要，正如《格致余论》所说"脾具坤静之德，而有乾健之运。故能使心肺之阳降，肾肝之阴升，而成天地之交泰。是为无病之人"。重视脾胃气机的升降状态，使其升清降浊、纳运协调当为治病之先。而脾胃之调，其制又在肝胆。因脾胃之升降，全赖肝之生发，胆之顺降作用，从而达到运化如常，保持正常状态，脾、胃、肝、胆四者之间升降相因、息息相关。调气机关键在于掌握"升"要升到什么程度，"降"要降到什么位置，才可使之平衡，恢复常态。此升降之"度"的衡量标准只能是临床疾病症状缓解的程度，譬如胃气上逆、嗳气频频之症，如药后症减，说明降已到位；又如头昏乏力，血压值低，拟用升举之法而得解，说明升已应效。这种"以效为度"才是评价中医的标准，远非实验室指标所能及。用药最忌矫枉过正，稍有偏颇即会出现临床不适表现，须中病即止处方用药上，徐经世先生临床善用具有双向调节之方，尤喜以黄连温胆汤加减，作为调和肝胆脾胃气机之基本方，以其方能升降相兼，四者同调，并根据数十年的临床经验，依黄连温胆汤化裁出"消化复宁汤"一方，临床用之，屡收捷效。

（四）"安中"以治郁的运用

内科杂病因郁而致，治以"安中"，始终要抓住"气"与"郁"两字，而气有九种，郁有六郁之称。就治疗而言，当以脾论治、调肝为主的原则，其治当分两途：一则健运脾胃，一则舒调肝胆，健运脾胃以使气血生化有源，舒调肝胆以使气机升降如常，而二者又是相辅相成，不能分开的。

人身之气宜通不宜滞，宜行不宜郁。诸气之郁，先责之肝，又肝主藏血，肝气一病，脏腑气机失调，导致气血失和，气血运行不畅，经络不通。治肝之法尊《素问·至真要大论》"疏气令调"之论，至后世刘完素讲玄府，李东垣讲胃气，朱丹溪讲开郁，叶天士讲通络，都具一部分疏肝的道理寓在其中。如在用药方面，朱丹溪本来就是以善用苦寒而知名，但他却很注重开郁，常用之药，总不外香附、川芎、白芷、半夏之类，很值得深思。前人所谓平肝之法，主要是芳香鼓舞，舒以平之。当然，肝气盛之还得用泄，但又不要一概用泄，以免伤肝，要善于调之。关于如何条达肝木，历代医家总结出很多行之有效的治法，徐经世先生对清代医家王旭高的"治肝三十法"颇有领悟，通过数十年临床，将其归纳总结为可用4句话：疏肝理气，条达木郁，方选逍遥散，四逆散，温胆汤之类；理脾和胃，和煦肝木，方选归芍六君汤，芍药甘草汤等；补益肾水，清平相火，方选魏氏一贯煎等；活血化瘀，燮理阴阳，方选燮枢汤、三阴煎之类。就杂病论之，不管病在何脏，认为由郁而致都应以此调之，和缓中州转枢少阳，达到抑制木郁反克取胜，从而使病邪去而正安。

对内伤杂病的治疗，则应采取"调养""调整"的方法。所谓"调养"，即扶助正气，使正气得充而祛邪有力；所谓"调整"，即调整人体阴阳，使之归于平衡。因病久缠绵，根深蒂固，治疗方向正确，方药能切中病机及其病位，就不必轻易改弦更张，应守法守方，缓以图之。然根据内伤杂病的病理机制，就人之整体而论，徐经世先生认为在治疗中不能单一从病位考虑，应注重于脾，以达到"调养""调整"的目的。这是"脾为后天之本"的道理所在。盖脾胃位居中州，为生化之源，濡养五脏六腑、四肢百骸，在"五行"中属土，脾为阴土，胃为阳土；以表里来说，脾合胃腑，脾主里、胃主表；其主升降，脾主升，胃主降，是其气机运行的内在形式，也是阴阳表里"相输应"。因为脾胃的升降对水谷输运、运转、吸收精微、排出糟粕，所起的作用是他脏所不能替代的。正如《脾胃论》中所说人之清浊之气，皆从脾胃而出，清阳出上窍，浊阴出下窍，一升一降，升降出入迟数往复的运动，使人体保持生理的平衡；一旦失常，则病来至。可见人的营养物质，有赖于脾胃的升降作用，胃之受纳，脾之运化，为各脏腑器官组织的生长和功能活动提供物质基础，这正是脾胃的内在作用所在，故有五脏六腑枢纽之称。然杂证的病程演变，往往不是脾胃直接受病，就是他脏所累及，其之所见症状，常常有纳谷不香、胃脘痛胀、大便稀溏或干燥秘结等。故此时当先着治于脾，使胃受纳，消化功能修复，即能得顺投药，方可发挥中药的治疗作用。至于如何调好脾胃，需要掌握两点。一要掌握证治规律：按其生理特性，应遵循理脾宗东垣、和胃效天士之旨。如叶天士提出"脾宜升则健，胃宜降则和""太阴湿土得阳始运，阳明燥土得阴自安""以脾喜刚燥，胃喜柔润"之理，其别开生面，独树一帜，创立甘平、甘凉濡养胃阴之法，使调理脾胃更臻完备。归纳起来，在治疗过程中须掌握"补不峻补、温燥要适度、益脾重理气、养胃用甘平"的原则，即可运筹帷幄，理好脾胃。二要掌握方药选择：治理脾胃的方药，历代先贤所创立而用之有效的颇多，如何选择运用则是关键。特别是如今人们生活普遍提高，膏粱厚味已成日常，每每伤及脾胃运化而生湿邪。而湿浊内生，热化多见，气血瘀阻，伤及胃阴亦为不少。所以治疗用药既不能克伐太过有伤于脾，又当适度掌握方药配伍及剂量大小。针对病情，应以平和多效方药，并采用双向调节的方法使脾胃升降平衡，则五脏六腑随之而安。

（李永攀）

二、肝胆郁热，脾胃虚寒

"肝胆郁热，脾胃虚寒"的病机理论，虽然可以从前贤所立诸方中找到相关的内容，如仲景半夏泻心汤、黄芩黄连干姜人参汤、黄连汤，以及后世黄连温胆汤都是寒热并用、肝脾同治之例。但明确提出"肝胆郁热，脾胃虚寒"病机并且加以系统论述者甚少。近年来，徐经世先生通过长期临床实践及对中医学肝胆脾胃相关病症以及诸多慢性疑难杂病病因病机的探求，发现很多疾病在其发生、发展的过程中，表现出兼具"肝胆郁热，脾胃虚寒"寒热交错并存的病理状况，期间或肝胆郁热较甚，或脾胃虚寒为重。

（一）肝胆脾胃四者之间的内在联系

1. 肝胆脾胃四者的生理功能及特性

肝以血为体，以气为用，有"体阴而用阳"之特点，"体"者为根本，"用"者为功能，肝体为肝用之物质基础，而肝用是肝体的功能体现，肝体喜润喜柔以阴为主，肝用则细疏细达以阳为用，此阴阳互用，动静相依，是肝脏生理特性中最为独特之处。肝的生理功能有二：一主疏泄，二主藏血。肝主疏泄是指肝脏具有疏通畅达气机，促进全身气机升降出入运动的功能，而肝主疏泄又并非仅限于气机调畅而言，还可涉及血液的运行、物质代谢、精神活动、月经动态等一系列的生理功能。肝藏血则指肝具有贮藏血液和调节血流量的功能，《素问·五脏生成》云："故人卧血归于肝。"脏者属阴，腑者属阳，肝为厥阴之脏，胆为少阳之腑，肝胆互为表里，联系甚密。胆为奇恒之腑，内藏胆汁，而胆汁来源于肝，《脉经》谓："肝之余气泄于胆，聚而成精"，故胆藏泄胆汁的功能受肝的疏泄功能的影响。而胆主决断，《素问·灵兰秘典论》云："胆者，中正之官，决断出焉。"肝主谋虑，却需胆之决断。此外，从胆的生理特性来看，胆附于肝，秉性刚直，主决断，胆气宜升，而胆为腑，胆汁宜泄，故胆具升降之特性。

脾胃亦互为表里，从两者生理功能及特性来看，脾胃各有所能，各有所主。脾为"仓廪之官"，主司运化；胃为"水谷之海"，主司受纳。脾主升清，胃主通降；脾喜燥而恶湿，胃喜润而恶燥，脾胃之间纳运相关，升降相合，燥湿相济，为五脏六腑之枢纽，合称"后天之本"。胃主受纳，有受纳水谷，腐熟水谷的作用。脾主运化，其气主升，能使胃中水谷精液输布于周身，以营养机体脏腑组织，所谓"饮食入于胃，游溢精气，上输于脾"。脾主运化还包括运化水湿，其运化水湿的功能在人体水液代谢中又起到极为关键的作用，若脾失健运，水液的输布代谢障碍，可出现各种水湿潴留的症状。再者脾亦有生化、统摄血液的功能，但仍不出其运化之能，升清之用。

2.肝胆脾胃四者之间的病理制化

肝胆脾胃四者之间，生理相用，病理相因，而非各自为用，各自为病，独立存在。肝主疏泄，脾主运化，胃主受纳，脾胃的纳运功能有赖于肝气疏泄作用的协调，如唐容川云："木之性主于疏泄，食气入于胃，全赖肝木之气以疏泄之，而水谷乃化。"若肝气郁结，失其疏泄，必病及脾胃，影响脾胃纳运而出现各种肝脾不调、肝胃不和之证。反之，肝木又有赖于脾土的滋培。脾胃为后天之本，一有损伤，不能生气化血，气血不足，阴阳失衡，五脏六腑皆受影响，肝脏亦不例外。故赵羽皇指出："盖肝胃木气，全赖土以滋培，水以灌溉，若中土虚则木不升而郁"，出现土不荣木、土衰木横之象。此外，胆腑藏泄胆汁的功能与脾胃升降关系密切，胆气的升发疏泄，有利于脾胃升清降浊，而脾胃升降纳运有常，胆气才能升清，胆腑才能藏泄有度，排泄胆汁，所谓："土气冲和，则肝随脾升，胆随胃降。"若胆胃升降失于协调，则可出现胆胃同病的病理变化。肝胆脾胃四者之间不仅在生理上联系密切，而且病理制化亦互为相关，故临床上出现肝胆脾胃四者同病的状况甚为常见。

（二）"肝胆郁热，脾胃虚寒"病机的形成及影响因素

在"肝胆郁热，脾胃虚寒"的病理状态中，两者并不是单独存在，互不相干的，而是相互影响、相互制化所形成的复合的病理因素。但寒热犹如冰炭，两者又如何会同时兼存，而非寒随热化，热随寒化？从以上肝胆脾胃之间的生理特性及病理制化来看，肝为刚脏，喜条达而恶抑郁，且体阴而用阳，临床多郁而易热。脾为阴土，喜燥而恶湿，其病多湿而易寒。而胆胃与肝脾互为表里，其病理变化亦多如此。期间或因胃为阳明燥土而出现腑实不通的情况，但多为外感热病使然。而对于诸多内伤杂病而言，肝胆脾胃四者之间的病理则多从"肝胆郁热，脾胃虚寒"的性质转变，出现寒热交集，寒热各居其位，相互格拒的状态。今从临床实际来看，形成"肝胆郁热，脾胃虚寒"病机不但有责于肝胆气机郁结，亦可由中焦脾胃受损而致。

1.肝胆郁结

在诸多内伤杂病中，气机郁滞首当其因。朱丹溪谓："气血冲和，万病

不生，一有怫郁，诸病生焉，故人身诸病多生于郁。"而"郁"者，又先责于肝胆。肝主疏泄，喜条达而恶抑郁。且肝主谋虑，胆主决断，人的精神情感、思维决策多受其左右，故肝胆之气多郁滞。肝为将军之官，体阴而用阳，其性急而动，若郁滞日久必从火化，耗血劫阴，而见口中干苦、心烦易怒、失眠多梦、头痛眩晕等郁火内炽，肝阳上亢之候。而肝胆郁滞，失于疏泄，必影响脾胃的纳运功能，脾胃纳运失健，升降失宜，寒湿内生，阻遏气机而胀、满、呕、痛、泄诸症丛生，最终出现肝胆郁热、脾胃虚寒、寒热交杂并存之势，正如叶天士所言"肝为起病之源，脾胃为传病之所"。

2. 脾胃损伤

东垣有云："内伤脾胃，百病由生""百病皆由脾胃衰而生也。"脾胃乃后天之本，气血生化之源，五脏六腑之枢纽。若脾胃受损，寒湿内生，纳运失常，气血化生不足，肝体失其柔养，肝木条达之性有失，则郁而为病。再者，脾胃受伤，升降失权，清阳无以升，浊阴无以降，从而影响肝胆的升发疏泄，肝随脾升，胆随胃降的生理无以运转，则出现肝胆郁滞，气郁化火，而形成"肝胆郁热，脾胃虚寒"的病理机制。

（三）影响因素

1. 疾病谱的改变

随着时代的变迁，生活习惯、生活环境及自然气候的改变，人类的疾病谱亦发生了很大的变化，如糖尿病、冠心病、肥胖、肿瘤等诸多现代疾病，虽在古代亦有见之，但远非如今之普遍。沿流溯源中医学发展的历史，上从张仲景《伤寒论》以辛温回阳为主导，下则李东垣的"脾胃论"，朱丹溪的"阴常不足，阳常有余"，张景岳、薛立斋之"温补脾肾"，以及叶、薛、吴、王的"温热理论"，皆是根据当时具体的人文、地理、社会、生活环境的改变而相继出现的不同的医学流派理论和观点。而从当今社会来看，人们生活的环境、生活方式、精神状态都发生了较大的变化，诸多新的病种开始出现，疾病的致病因素亦出现新的变化，其中"肝胆郁热，脾胃虚寒"则成为引起临床诸多疾病最为主要的致病因素，故对"肝胆郁热，脾胃虚寒"病机作以系统的整理和研究，正是为了适应这一新变化而进行的。

2. 饮食、情志的影响

饮食、情志对于疾病的发生、发展具有较大的影响，不论是外感还是内伤，都与人的饮食、情志有着密切的关联。正如《素问·热论》说："病热少食，食肉则复，多食则遗，此其禁也。"《伤寒论》曰："病患脉已解，而日暮微烦，以病新瘥，人强与食，脾胃气尚弱，不能消谷，故令微烦，损谷则愈"，皆揭示了饮食对于疾病转归预后的影响。而《素问·痹论》曰："饮食自倍，肠胃乃伤"及《脾胃论》"饮食五味，常则养人，异则为邪"则说明疾病的发生与饮食相关。当今社会，随着人们生活水平的提高，人无节制，纵饮多食，且无规律，而瓜果冷食、肥甘辛辣更以为常，终使脾胃受损而化湿、生寒。此外，情志对于疾病的影响较之饮食则更为显著。古人早有"百病皆生于气""喜怒不节则伤脏"的记述。在临床上因情志改变而引起的病症举不胜举，而当前人们生活、工作的节奏不断加快，个人的精神压力亦逐渐增加，渴求欲壑而不遂者甚多，因病而郁，因郁而病，病患多郁，久则五志过极而皆化为火。故饮食、情志对"肝胆郁热，脾胃虚寒"病机的形成有着最为直接的影响。

3. 个人体质的差异

体质即"禀质""禀赋"，是表明人体生命特征差异性的一个概念，个人体质在中医学理论中占有重要的地位，个人体质的情况对于疾病的发生、发展以及转归都起有重要的作用。张景岳指出："当识因人因证治辨，盖人者本也，证者标也，证随人见，成败所由，故当以因人为先，因证次之。"影响个人体质形成的因素有先天、性别、年龄、生活环境、地域差别等多个方面，其中先天、性别及年龄对个人体质差异的影响较大。而从体质的内涵来看，体质并非单指人的身体素质，亦包括人的心理素质，有时人的心理素质在疾病发生、发展的过程中作用更为明显。今从临床实际来看，"肝胆郁热，脾胃虚寒"病机在某一类人群中更为易见，如妇女、老人、小孩，这一类人多性情好强，或抑郁寡欢，其对事物的感知能力、思维方式较为敏感，所以，凡具有这种体质的人群，在疾病发生、发展过程中每有肝气郁结的病理表现，而随着疾病发展到一定阶段，又将影响脾胃的纳运功能，最终形成肝"胆郁郁热，脾胃虚寒"的病理状态。

（四）临床症状及常见病证

"肝胆郁热，脾胃虚寒"所表现的证候较为繁杂，但从临床所见，主要表现为胃脘胀满冷痛，饮食不振，多食，饮冷即胀，嗳气吞酸，口中干苦，但喜热饮，或口舌生疮，口中秽臭，或胁满刺痛，或烦躁易怒，不寐多梦，或面部烘热，易发痘疹，或头晕目痛，或咽部不利，似有痰阻，或月经紊乱，经前腹痛腹泻，乳房胀痛，或手足不温，或大便稀溏、干稀不一，小便偏黄，舌偏红、苔薄黄微腻，脉细弦或数等。临床但见一二症便是，不必悉具。

其常见病证则包括：胃脘痛、呕吐、痞满、胁痛、泄泻、吞酸、呃逆、黄疸、积聚、鼓胀、眩晕、头痛、厥证、不寐、郁证、梅核气、惊悸、瘿瘤、乳癖、乳核、痤疮、风疹、湿疹、女子不孕、小儿疳积等，故临床涉及"肝胆郁热，脾胃虚寒"病机的病证极为广泛。

（五）诊疗原则及古方新用

1. 诊疗原则

针对临床诸多疾病所表现的"肝胆郁热，脾胃虚寒"及寒热交错并存的病理特点，若单以苦寒之药清解郁热，则恐伤脾胃阳气，有碍纳运；而独以辛温之品健脾暖胃则又惧助热伤阴，以生他患，临床用药较为棘手。惟有寒热并用，方为得法，故古人辛开苦降之法是治疗"肝胆郁热，脾胃虚寒"病机的基本法则。叶天士指出："辛可通阳，苦能清降"，其中"通阳"即温通胃中阳气，宣化寒湿；"清降"即清泻肝胆郁热，降逆和胃。但就"肝胆郁热，脾胃虚寒"病机而言，此法却另有新意。"辛"者，有辛温、辛香之别，辛温可健脾暖胃，燥湿散寒；辛香则可疏肝理气，行气解郁。而"苦"者，有酸苦、苦寒之分，苦寒既可清泻肝胆郁热，亦可通降胃腑；酸苦则能直折肝胆郁火且养肝阴。从具体的临床实践来看，用辛开苦降之法治疗具有"肝胆郁热。脾胃虚寒"病机的诸多疑难杂病，其疗效多较为显著。

2. 古方新用

在中医学古籍文献中，具有辛开苦降用药特点的方剂为数众多，而仲景半夏泻心汤则群冠诸方，历来为医家所推崇。本方原为仲景治疗"伤寒下之早，胸满而心下痞者"而设，后世许多伤寒注家解释其所治痞证乃脾胃虚弱、寒热互结之痞。但寒热似如水火，不可能同结于一处，或同时存在于某一脏腑，而对于"肝胆郁热，脾胃虚寒"，寒热交错同时并存的情况却符合临床实际。从肝胆脾胃之间的病理制化来看，"肝胆郁热，脾胃虚寒"的病理状况可使四者之间的气机升降失常，该升不升，该降不降，以致气机壅滞，浊邪内生而出现心下痞结的症状。故柯韵伯认为："半夏泻心汤名为泻心，实则泻胆也"，此说虽不尽其然，却已窥得其中寓意。但"古方不能尽后世之病，后人不得尽泥古人之法"，故后世医家亦根据当时具体情况，创立了许多辛开苦降、寒热并用，独具疗效的方剂，如李东垣枳实消痞丸、朱丹溪越鞠丸、左金丸、小温中丸以及陆廷珍的黄连温胆汤，皆具辛开苦降之法，是临床治疗"肝胆郁热，脾胃虚寒"行之有效的方剂。

徐经世先生基于当今国人体质状况、发病因素以及证候表现，吸取古人制方特点并结合个人临床体会，拟定治疗"肝胆郁热，脾胃虚寒"病机的基本方药：竹茹、陈皮、藿香梗各10g，炒白术、枳壳、石斛各15g，清半夏12g，绿梅花、白芍各20g，炒黄连4g，煨姜5g，谷芽25g。

基本方义：此方取半夏泻心汤、黄连温胆汤之意，以枳壳、陈皮、半夏、煨姜、藿香辛温燥湿、健脾暖胃。其中藿香芳香辟秽，临床与石斛、黄连等清热养阴之药相伍，可除口中秽臭；而煨姜温而不燥，既不若生姜辛温宣散，又不如干姜温热伤阴，脾胃虚寒、肝胆郁热者用之最宜；炒白术、谷芽以健运脾胃；石斛养阴生津而无寒中碍胃之弊；黄连、白芍合用，酸苦涌泄，直折肝胆郁火；竹茹清泻肝胆，降逆和胃，脾胃寒甚者可以姜制；绿梅花芳香悦脾，疏肝解郁，较之柴胡有升无降则更切合病机。全方用药体现了温燥有度、苦寒适宜、寒不犯中、温不助热的用药特点。

3. 随证化裁

就"肝胆郁热，脾胃虚寒"病机而言，其临床现表现多端，且同时可伴有其他诸多变证，故临证时须识同辨异，用药应"活泼泼的，如盘走珠"。

（1）辨兼症化裁

肝气犯胃、胃脘疼痛者，加檀香、丹参、蒲公英；嗳气吞酸、呃逆呕吐者，加代赭石、红豆蔻；肝火内炽、心烦易怒、不寐多梦者，加酸枣仁、合欢皮、琥珀、淮小麦、甘草；肝气不舒、胁满刺痛者，加金铃子散；肝胆郁滞、升降失常、胃腑不通、大便不畅者，加杏桃仁、瓜蒌仁；肝胆郁滞、脉络不通、手足不温者，加桂枝、白芍；肝强脾弱、大便痛泻者加防风、苡仁、扁豆花；胆热脾湿相互胶着而见全身黄疸者，加茵陈、车前草、赤茯苓、赤小豆；郁火上扰、头晕目痛者，加天麻、炒菊花、珍珠母；咽部不利，似有痰阻者，加甘青果、木蝴蝶等等。

（2）辨变证化裁

临床上"肝胆郁热，脾胃虚寒"常致痰阻、瘀滞而引起其他诸多变证，故亦当详辨用药，如痰甚者加胆南星、贝母、白芥子、竹沥、天竺黄、僵蚕、白蒺藜等，瘀甚者加红花、赤芍、丹参、川芎、王不留行、益母草、三棱、莪术、土鳖虫、地龙、穿山甲等。以上诸化痰、活血之药，可视脏腑病位、寒热、虚实而选用，但最终不能离开了"肝胆郁热，脾胃虚寒"这个总的病机。此外，肝胆郁热，耗伤肝阴者，加熟女贞、甘枸杞、北沙参等。

（3）辨寒热轻重化裁

"肝胆郁热，脾胃虚寒"病机所表现的临床证候寒热轻重不一，其用药亦需细辨。如肝胆郁热较重者，应以苦降为主，温通为辅，可去煨姜，加黄芩、焦山栀、龙胆草等；若脾胃虚寒较著者，则以温通为主，苦降为辅，方中去石斛，加吴茱萸、砂仁，甚则熟附亦可入用。

（4）辨因果关系化裁

导致"肝胆郁热，脾胃虚寒"病机形成的因果关系不同，其用药亦各有侧重。如由肝胆郁滞，木乘土位，而使脾胃纳运失健、虚寒内生者，应着重治疗肝胆，木平则土自健，柴胡、郁金、香附、沉香、合欢皮、玫瑰花等皆可选用，此类药同具疏肝悦脾之功，于病情最符；若脾胃受损，纳运失健而致土壅木郁者，又需以扶土为主，参、芪、枣、草、茯苓、山药、焦三仙皆可选入，所谓土旺则木荣。

（六）"肝胆郁热，脾胃虚寒"病机理论的临床意义

对于"肝胆郁热，脾胃虚寒"病机，前贤仅根据相关方剂提出"寒热互结""上热下寒"等较为笼统的概念，并没有明确其所涉及的脏腑，形成的机制，影响因素以及由此引起的其他变证，今从临床实际出发，根据临床诸多病证所表现的具体症候，脏腑之间的生理病理以及临床用药特点，对"肝胆郁热、脾胃虚寒"病机进行详细、系统地阐述。近年来，"肝胆郁热，脾胃虚寒"已逐渐成为临床诸多病证最为主要的致病因素之一，特别是在许多慢性内伤杂病中，其临床表现多有寒有热，夹虚夹实，而辨证则如千丝万缕，毫无头绪，但以"肝胆郁热，脾胃虚寒"病机理论来指导临床用药，却多能取效，这对于解决中医诸多疑难杂病开辟了新的思路，"肝胆郁热，脾胃虚寒"病机理论的提出，不仅丰富了中医学理论，而且对于指导中医临床实践，提高中医临床疗效，具有重要的实际意义。

（郑勇飞）

三、药尚平和，善用反佐

简便廉验是中医药的特色与优势，疗效是中医立足的根本。徐经世先生在临床处方用药之时向来慎重，无论是普通常见病还是疑难顽疾，从来都是诊询入细，明审病机，所选用方剂虽然药味不多，也不曾见偏怪之药，却能屡屡治愈疑难顽疾。选方用药多采取"调养""调节"的方法，重视守方与变方的关系，徐经世先生认为处方用药切不可操之过急，只要辨证不误，治疗方向正确，药方能切中病机和病位，就不必轻易改弦更张，而应守法守方，缓以图之。鉴于疑难病症病因病机复杂，在用药中往往超越常规，另辟蹊径，取以"兼备"及以"反佐"，正合古人"假兼备以奇中，借和平而藏妙"之说。

徐经世先生常说，人身是一个整体，人之所以生病，就是整体功能的协调出了问题，失去了常态，无论是外感还是内伤，无论器质性病变还是功能紊乱，用药之时都应从整体着眼。中医治病就是以具有不同寒热温凉偏性的药物通过组方配伍，来纠正人体偏颇失常之处。但在这个"以偏纠偏"的过程中，又应注意不能矫枉过正，以免造成新的失常，出现因药致病，需以平和之剂，既能治疗疾病，又不伤及本体。徐经世先生所说的"平和"之剂，并非单是指方剂配伍的药味少，剂量轻，而有其更深层次的含义。

（一）"平和"之义

"平"，大而言之就是《内经》所言人身"阴平阳秘"的平衡状态，其义重在各脏腑本身的阴阳平衡状态及功能活动的正常，因脏腑各有其阴阳，阴阳没有"太过"或"不及"，则能发挥其正常功能。如对肝脏而言，肝阴不足则易出现肝阳上亢，从而出现自身系统的功能障碍，表现如头昏头胀、眼目胀涩、口干苦，胁肋胀痛等症状；肝阳上亢又会反过来导致肝阴的损耗，出现恶性循环，最终使得脏腑功能及本体受损。

"和"是中医文化之精髓，具体到人之脏腑来说，即指其功能之间的和谐，即五脏六腑之间的制化如常。主要是指脏腑之间"五行生克制化"关系没有"太过"或"不及"的偏颇情形，没有"相乘"或"相侮"现象。比如按照五行生克关系，"木生火，木克土，金克木"，具体到脏腑五行即是阐释"肝、脾、心、肺"的关系，若肝木太过则克伐脾土，在临床上则表现为肝病患者会出现脾胃消化功能的异常，胃脘胀痛、嗳气不舒，便前腹痛、泻后痛减等；肝木太旺则扰动心火，则会出现情绪烦躁、口腔溃疡、小便短涩黄赤，失眠等症；肝木太过反侮肺金，即是所谓"木火刑金"，易出现咳嗽咯血等症。

徐经世先生所言"平和之剂"的配伍，即是建立在对人体正常生理把握之上的，对人体脏腑生理特性与功能，脏腑之间的相互制化关系十分明了，然后在诊疗过程中去抓住病人所述异常症状进行分析，归纳出疾病的病机，针对病机来拟定治疗大法。

徐经世先生十分注重脏腑生理病理的演变，知常达变，以复其平。如治肺系疾病重"翕辟"，中医认为肺为华盖，阖辟之脏，主司呼吸，以宣降通调为顺，并认为"上焦如羽，非轻不举"，肺喜宣通，而恶壅塞，故治疗用药宜轻而不宜重，重则易过病所，因此用药上敛散结合，复肺之宣发肃降；治肝系疾病重"体用"，因肝脏为升发之机，主司疏泄，又主藏血，体阴而用阳，用药以条达肝气，柔养肝体同施，根据临床症状的不同，又有疏肝、调肝、清肝、平肝、柔肝、养肝之不同；治脾胃疾病重"升降"，脾胃为一身气机升降之枢纽，用药注重升脾气与降胃气的结合，并认为脾胃的气机升降功能正常，有赖于肝胆的制化，升降要有"度"，应以"效"为"度"，升降不过位，用药要把握平衡，"治中焦如衡，非平不安"；治心系疾病重"通养"，心主血脉，心脉要通畅，又要重视心阴，治疗上以温通心脉，益养心阴共用；治肾系病重"补泻"，因肾为"水火之脏"，内寓先天之"元阴、元阳"，主司封藏，宜补不宜泻，但又要注意，实中有泻，泻中有补；在治疗皮肤病方面，以"肺主皮毛，脾主肌肉"立意，主张"以内之外"，重肝、脾、肺的调和。

"平和之剂"的配伍，离不开对中药性味功效的纯熟掌握。因每味中药本身就含有多种成分，兼具多个功效，可以说是一个复方，徐经世先生临床上常采用一药多效的中药，通过精当配伍，使其多种功效得到有效发挥，既减少了药味的使用，更是达到了全身调整的目的，提高了整体疗效，这也是中医"整体观念"所在。如徐经世先生临床善用竹茹，以其性微寒而味甘，既入胆胃二腑，又归心肺两脏，为上中二焦之要药。善开胃郁，降逆胃气，具有止呕和胃、清肺祛痰、通利三焦之功，为宁神开郁最佳之品。如脾胃虚寒，兼有他疾，以姜炙竹茹，无碍于脾，反可起到和胃健脾，使胃受纳，药半功倍之效。临床中发现竹茹能调和诸药，功过甘草，又可起到治疗性作用，可谓有益无弊，一举两得。又如桂枝与白芍的伍用，既能调和营卫，又可通调血脉，温通阳气，启发生机。正因对药性的纯熟，徐经世先生临床用药之时，多以平和多效之药组方，而绝少选用偏性过强或者毒性药物。在药物用量上或"重拳出击"或"点到为止"或"润物无声"或"多管齐下"，十分灵活，以临床取效为目的。如针对肝郁不达导致肝胃不和的病人，徐经世先生常用绿萼梅以开郁和胃，药典及教科书中对绿萼梅的用量为5g，而徐经世先生一般用量在15~20g，因其芳香开郁之功，非小量可达。徐经世先生开具的处方多是十二味左右，但仔细分析则能发现，其一方之中有多方，一方之中有多法，有时方中只取成方中某几味药，有时只取方义而另组新方，是师前人之法，而不泥前人之方，为善学古人之意者。

徐经世先生用药也非常注重药物的炮制，认为药材的生制不同，其性味与功效则大有区别，古人对药物的炮制确是有其深刻临床意义的。如"九制地黄"，即通过九蒸九晒所得到的熟地，其滋阴补血的功效，与当前药房中所售熟地可谓有"霄壤之别"。在治疗肝胆有热、脾胃虚寒的病人时，徐经世先生喜用"煨姜"，生姜煨用，减其辛热之性，留其温胃暖中之功，疗效颇佳。又有古人常用的"砂仁拌熟地"滋补而不碍胃，"熟地捣麻黄"以疗阴疽，"蒲黄炒阿胶"补血止血兼得等，如今都成了只存在于教科书中的题目。

（二）"反佐"之法

反佐法的运用所针对病症多错综复杂，如真寒假热，真热假寒，大实有羸状，至虚有盛候等情形。如真寒假热者，处方当以大辛大热之品治其寒是治其本，但常因病灶真寒格拒，药难达病所，疗效多不佳。须有向导引之，避实就虚，巧寻经隧，直达病灶。这个向导就是引药，如真寒假热者在大剂量热药中加一点寒药，真寒病灶受到同气相吸之因，就会很容易接受热药，从而使热药长驱直入，直达病所，其治当效如桴鼓。

反佐之法，肇始于《内经》，《素问·五常政大论》中所说："治热以寒，温而行之；治寒以热，凉而行之"与《内经·至真要大论》中"奇之不去则偶之，是谓重方，偶之不去则反佐以取之，所谓寒热温凉，反从其病也。"可谓其发端。至汉代张仲景《伤寒论》中有"白通加猪胆汁汤"的用法，其中以苦寒的猪胆汁与加入大辛大热的白通汤中，防止寒热格拒不受，引药破阴，是为善用反佐之典型方剂。

临床常用治疗肝火犯胃证的元代朱丹溪名方"左金丸"，所治之证见胁肋疼痛，呕吐口苦，嘈杂吞酸，舌红苔黄，脉弦数，乃是肝经火郁，横逆犯胃所致，治当清泻肝火，降逆止呕。方中用黄连为君，清泻肝火，治病治本，肝火得清，则不再横逆犯胃。但方中以少量(黄连：吴茱萸=6∶1)吴茱萸配伍，乃是取其一者辛热之性，以制黄连苦寒，防止苦寒伤胃；二者吴茱萸可疏肝降逆，疏肝则肝郁得解，降逆则呕吐得止，又吴茱萸性热，可入肝经区，引黄连直入肝经以泻其火。

徐经世先生临床善用反佐之法，认为其意有二：一是指药物寒热之性的反佐，即大队温热之药中加入苦寒之品或诸多寒凉药队中加入少许辛热之味以佐制其性；一是指药物升降之性的反佐，即针对病位及病性，在沉降药中加入升提药味防其过于重坠，或在升发之品中制以重镇之药，防其升发太过，并以此发明了诸多升降相制的药对，如在治疗"眩晕"症时，徐经世先生喜用葛根配赭石，二者一升一降，相反相成，共同达到平衡气机的作用。

反佐法不仅体现在药物配伍上，还有药材饮片的"制法反佐"，就是用药时虽然没有加反佐药，但在制法上别有妙法。如治真热假寒药，将寒凉药适当经火炒制，这样取其火性，使热性附于寒药，从而使寒药趋之病灶而不会产生格拒。及服药时的"服法反佐"，即汤药内服的反佐法，热药冷服，寒药温服，以免出现格拒现象。总之，反佐法的运用意在防止配伍偏颇，进而使人体升降气机趋于平衡，恢复正常生机。

由此，徐经世先生认为"引火归原"法也可以列入反佐之列。"引火归原"也称"引火归元"或"导龙入海"，即是指引虚浮之火，归于本源。是针对虚火上浮、火不归元而设的一种中医特色治法。《内经·至真要大论》"微者逆之，甚者从之"之说，开其先河。新安医家程钟龄言："肾气虚寒，逼其无根失守之火，浮游于上。当用辛热杂于壮水药中导热下行。所谓引火归原，导龙入海"。因肾水亏于下，心火炎于上，多见口干唇裂、频欲饮水的症状，而患者舌脉均无阳证之象。若是独用滋阴降火之法，往往见效不明显，这种情况，滋阴降火方药中少佐肉桂，以"引"浮越之"火"下"归"其"源"。

"火不归元"又有一种为"阴盛阳衰，阴格阳于外"。如《医理真传》载有"潜阳丹"，治疗少阳之真气为群阴逼迫，不能归原出现的"面目忽浮肿，色青白，身重欲寐，一闭目觉神飘扬无依者"。方中龟板"有通阴助阳之力"，用以引游龙归位。以附子与生龙骨、生牡蛎、磁石同用，对于咯血、失眠、心悸、男子遗精、女子梦交等属于虚阳上越者，以介齿质重之品交通阴阳，防止大热之药难以入阴。仲景名方"金匮肾气丸"中有"三补三泻"的配伍，即是泻肾中格阳之阴，更防止桂、附补火引起上焦火旺之偏。

徐经世先生临床常用反佐药物当推黄连与肉桂。肉桂，辛甘大热，入肺、脾、心、肾、胃诸经。有温中补阳、散寒止痛之效，还有温通经脉、鼓舞气血生长之功，其浑厚凝降，守而不走，偏暖下焦，能助肾中阳气，并能纳气归肾，引火归原。吴仪洛《本草从新》中称其能"引无根之火，降而归源"。为历代医家作为引火归原的常用药。但作为反佐药使用时，在大队滋阴壮水药中仅需少佐几分（徐经世先生常用 1~3g）即可，肉桂要选上等的官桂，只有官桂才是酸甜苦辣诸味俱全，引火下行之功才能有效发挥。黄连苦，寒。归心、脾、胃、肝、胆、大肠经。清热燥湿，泻火解毒。苦以降阳，寒以清热，善祛中焦湿热而泻心火，徐经世先生常用炒黄连 3~5g 以制药性，防其过多则处方之性易为改变，这是临床经验所得。徐经世先生曾治一糜烂性结肠炎患者，其反复腹痛腹泻夹白色黏冻，服用西药糖皮质激素治疗多年，症情反复发作。兼见口干咽痛不欲饮，眼目干涩，头胀痛，腰膝酸软，足胫怕冷，小溲频数，时有排解涩痛感，入睡困难。求诊于徐经世先生，初以健脾除湿，通利腑气之法，药后腹痛消失，大便日 1~2 次，尚成形。但其兼症未见明显改善。按其病症非一腑之疾，而心肾亦有受及，故出现诸多症状，诊其脉来细弦，舌淡红苔薄白，予以引火归原，调和胃肠继之。处以：北沙参 20g，怀山药 20g，石斛 15g，干枸杞 15g，茯神 20g，远志 10g，炒川连 3g，肉桂 2g，淫羊藿 15g，酸枣仁 30g，琥珀 10g，灯心草 3g。药进 3 剂后病人即反馈，言其腰膝酸软及足胫畏寒改善，睡眠亦有好转，惟咽干痛加重，眼目干涩仍见。嘱其余药肉桂减至 1g，续进 4 剂，则咽干眼涩大减，他症亦未见反复。因其久泻之下阴阳俱损，现阴虚阳浮之象，予引火归原之法，只宜滋阴药中稍佐辛热之味以为引导，且不宜久用，故于方中仅减 1g 肉桂用量，其效立殊。

（李永攀）

第二节　临证思辨规律浅析

一、外感热病——"六经辨证"与"卫气营血辨证"相结合

外感热病是人体感受六淫之邪或寒热疫毒之气，以发热症状为主要临床表现的一大类外感病证的总称，包括了西医学中的部分感染性疾病与传染性病。中医与外感热病的斗争史已经有两千多年，在漫长的过程中，中医逐渐形成了行之有效诊疗外感热病的理论和方药体系，捍卫了人们的健康，并且留下了大量的学术典籍，有力地推动着中医学术的发展。

早在两千年前的中医学奠基之作《黄帝内经》中即有"热论篇"及"评热论篇"从外感热病的病因病机、症状、治疗原则等方面做了全面的论述。至东汉末年"医圣"张仲景在《内经》认识的基础之上，结合自身对伤寒类外感热病的诊疗经验，撰写出《伤寒杂病论》，该书中所说伤寒所指乃是广义伤寒，即外感热病的总称，书中建立了一整套的辨证论治方法，提出了辨治外感热病（伤寒）的"六经辨证"法，为后世诊治外感热病提供了可师之法。随着历代医家对外感热病的认识不断深入，尤其至金元时期，刘完素倡"火热论"，创表里双解之法，开外感热病"寒温分论"之先河。明清时期，在外感热病诊疗的发展上，涌现了大批与前代见解不同的医家，他们在总结和继承前人的基础上，结合各自的临证体悟，对外感热病进行了开拓性的深入研究，形成了大量的专著。其中更是以清代叶天士、吴鞠通等为代表的温病学家在《伤寒杂病论》及前贤理论的基础上提出"卫气营血辨证"和"三焦辨证"，成为指导温病辨治的重要方法，使得中医在诊治外感热病理论和方法更加成熟完善。在其后诊治外感热病方面，逐渐分成了"伤寒学派"和"温病学派"两大派别，后又有"寒温一体论"，但在"寒温一体论"中，有以伤寒统温病的"伤寒温病学派"和以温病统伤寒的"广温病学派"的不同。"寒温分论"对外感热病的研究做出了巨大贡献，完善了中医外感热病的诊疗体系，但由于医家所处时代、地域、认识水平的不同，学术上难免会有偏颇，也造成了长达近三百年的"寒温之争"，时至今日，仍在影响着临床外感热病的辨治。

近代以来，抗生素的发明，给人类治疗感染性疾病提供了利器，在治疗发热性疾病中发挥了巨大作用。不到一百年的时间，人工发明的抗生素已经更新了几代，当前治疗发热性疾病俨然已经成了抗生素的时代，尤以现下的中国，对于外感热病，但凡有发热之情形，人人悉知"消炎"之法，某些中医工作者也步其后尘，清热解毒之药用之始终，伤阳损阴，戕害本体，殊不知中医治疗外感热病有寒温之分，阶段层次之别，客观上造成中医在治疗外感热病方面渐无用武之地。但抗生素的滥用，导致其副作用越来越突出，也使很多细菌发生变异，耐药性增强，使人们不得不寻求更高级别的抗生素来对抗。尤其是近年来屡屡出现大规模病毒感染性的传染病，因其对抗生素不敏感，发病难于控制，成为西医学的难题。中医在防治"非典"上显现出来的独特优势，使得更多的学者开始聚焦到中医治疗外感热病的理论和方药上来。

中医认为外感热病的病因多是六淫或疫疠邪气，由于病因的不同，且在疾病发展过程中受到患者体质因素的影响，而产生不同的变化。因此，不论是寒邪或是热邪所导致的外感热病，均可随疾病的发展而发生转化，且皆可导致伤阴伤阳的证候出现。除了发热症状之外，不仅临床表现各不相同，其发展变化与转归、治疗，都不尽相同。古人受所处时代的历史条件限制，不可能逐个细加区别；且各医家遇到的疾病流行的病种和病情表现，各不相同，只能根据自己所见到的情况，发掘它们病理过程中所表现出的通性，总结辨治规律，无法深入到每个疾病的具体细节。

徐经世先生祖父徐恕甫，是名满合巢的中医大家，曾任安徽省中医研究所研究员，中医理论及临床造诣颇深。在治疗外感内伤病方面均有独到见解，他在安徽中医学院教习《伤寒论》时，认为"用古方治今病，如拆旧屋造新房，必经大匠之手斧之削之，长短适中，节节中窾，方能成其大厦。"他主张对仲景"六经辨证"法的学习，要结合临床实际，要"临机应变，因证制宜，活泼运用"，不可拘泥于《伤寒论》之方而不知变通。徐经世先生深受祖父以临床实践为准则的治学思想的影响，在对外感热病的辨治之时，不拘于伤寒以"六经辨证"，温病以"卫气营血辨证"的定式，倡导将伤寒和温病对热病证治的理论统一起来，使伤寒与温病融合，然后根据辨证而选方用药。

"六经辨证"是仲景在《素问·热论》等篇的基础上，结合伤寒病证的传变特点总结而成，以太阳、阳明、少阳、太阴、少阴、厥阴来划分疾病的深浅及邪正盛衰的辨证方法。从病变部位上讲，太阳病主表，阳明病主里，少阳病主半表半里，而三阴病统属于里。"六经辨证"的重点，在于分析外感风寒引起的一系列的病理变化及其传变规律。

"六经辨证"以六经病证作为辨证论治的纲领，概括脏腑、经络、气血的生理功能和病理变化，对外感疾病的发生发展过程中的各种脉证进行分析、综合、归纳，用以说明病变部位、性质，正邪的盛衰，病势的趋向及六经病之间的传变关系，并据此确定治法、处方、用药。

"卫气营血辨证"是叶天士在《内经》的基础上，引申仲景的表里辨证理论，经过临床实践总结而得出。它既是对外感热病四类不同证候的概括，又表示着外感热病变发展过程中浅深轻重各异的四个阶段。

卫分证主表，病变部位多在皮毛、肌腠、四肢、头面、鼻喉及肺，邪在卫分，宜辛凉汗解，祛邪外出；气分证主里，病变部分多在肺、胸膈、脾、胃、肠、胆、膀胱等，邪在气分，宜清热生津，既不能汗解，又忌用营血分药，不致引邪入阴；营分证是邪热深入心营，病在心与心包，用清营透热法；

血分证则多侵及心、肝、肾，宜用凉血散血兼以养阴之法。

临床所见大多数外感热病都遵循从表入里，由轻而重，或自上而下的趋势，"六经辨证"及"卫气营血辨证"即是依此而设，无论是"六经辨证"还是"卫气营血辨证"，两种辨证方法对于外感热病的分层次阶段的认识，须灵活对待，"六经"的层次和"卫气营血"的阶段区分，在临床上有各自的优点，但也有不足，都未能较全面地认识和诊治外感热病。"六经辨证"及"卫气营血辨证"二者都是辨证论治的产物，不应对立，须结合起来，对外感热病的论治，以"六经辨证"为经，以"卫气营血辨证"为纬，在辨证以及用药上将二者灵活应用，才能使得外感热病辨证施治更加完善。在方药的选用上，可不必过分拘泥于经方和时方的界限，宜在临证时灵活掌握运用。应该通过确定病邪病因的种类、病变所处的阶段、病性的寒热虚实、传变的趋势，根据患者所处不同阶段，予以分别诊治。

徐经世先生曾诊治一石匠，连续数年每到炎夏时节就会出现持续性恶寒发热，体温高达39.5℃以上，发热后汗出但病情并未得到缓解，每次发作均持续多日，直到天气转凉发热才会消失。曾在当地求诊中西医多次，病情未得到解除。接诊之时，病人症见口苦溲黄，口渴喜饮，饮食少进，体软乏力，舌红苔滑，诊脉弦数。曾作X线检查，提示右肺尖部陈旧性结核，右中肺野外带斑片状模糊影。询问病史得知，宿有肺部结核病史多年。徐经世先生认为此病应属中医温病理论中所谓"伏气"所致。"伏"者，乃温毒深藏于内，移时而发，因为伏气属温，温者为热，故往往多发于夏秋之际，况且病人宿疾在肺，而肺主燥，为秋之当令之气，症见口渴欲饮，大汗不已，此正是邪伤气分征象。而患者恶寒发热，口苦溲黄，饮食少进，以伤寒"六经辨证"，则病属少阳。综合脉症将其病机概括为"热毒内伏，邪及少阳，木火刑金，肺失宣通"，予和解少阳，清透热毒法，方用白虎合小柴胡汤加减，方中石膏、竹叶、芦根以清阳明气分之热，柴胡、黄芩、青蒿以和解少阳，清透伏邪。温病最易伤津耗气，故方中佐麦冬、沙参以益气阴。药进1周，身热得解。此案正是徐经世先生灵活运用温病"卫气营血辨证"和伤寒"六经辨证"相结合辨证而取效。

又治一六十多岁患者，畏寒高热，咳嗽胸痛，时见铁锈色痰，素有咳嗽病史，诊时呼吸急促，口渴喜饮，舌苔色黄而滑腻，脉象浮数。体温39.6℃，心率82次/分，血压132/84mmHg，心音较低，右肺下叩浊偏低，呼吸减弱，可闻及少许湿性啰音，左侧未闻及异常，伴有轻度脱水；X线检查示：右肺见有大片均匀致密的阴影。实验室检查：白细胞高达 $3.1 \times 10^9/L$，中性粒细胞的百分数增至 80%。西医诊断为"大叶性肺炎"。徐经世先生认为患者是因起居失常触感新邪，首犯于肺，以致宣降失职，卫气被遏，症见寒战身热，所谓寒战并非寒象，而是热盛的表现。咳嗽痰色铁锈，苔黄滑腻等症亦属邪热蕴结于肺、伤损肺络所致，属温病热在气分证。处方：鲜竹茹 9g、瓜蒌皮 12g、生石膏 60g、川贝母 9g、黄芩 9g、冬瓜仁 12g、银花 12g、杏仁 9g、连翘 9g、芦根 30g、甘草 3g。连服 2 日，每日 1 剂，但药后体温仍在 39.5℃，咳喘加剧，痰中加血，舌尖红，苔黄腻，脉象浮数。证属肺热壅盛，热伤于阴，宣降失司，急予《伤寒论》之麻杏石甘汤加减，处方：麻黄 3g，杏仁 10g，生石膏 80g，瓜蒌皮 10g，银花 12g，蒲公英 15g，北沙参 15g，丝瓜络 15g，芦根 30g，甘草 5g，一日 2 剂。药后体温降至 37.5℃，咳喘减轻，但见自汗不止，血压下降 90/60mmHg 以下，波及不稳，呈虚脱危象，故急予独参汤频饮，以扶正救脱。病情趋向好转，自汗渐止，血压为 98/66mmHg 有向回升，体温维在 37℃上下；舌质尖红腻，苔稍退，脉虚微数，属气阴两虚、余邪未肃之征，以益气养阴、清热化痰之剂善后。以温病"卫气营血辨证"，但不拘于仅用温病时方，终以大剂麻杏石甘汤加减获效。

对"六经辨证"和"卫气营血辨证"两种辨证体系的结合运用，是建立在对经典理论的熟识之上的，更重要的是要勇于在临床实践中运用，只有多多临证，才能够做到融会贯通，用之得心应手，不至于被条文所束缚。

由于近一个时期以来，大众习惯于外感热病初起多寻求西医学方法治疗，所以当前中医所接诊的外感热病病患多非外感初期的病人，有时症情表现并非单纯寒热之象，而是寒热错杂，虚实互见，辨治更要入细，对刻下症情的分析须经寒纬热，从不同角度着眼，确定症情的发展阶段，根据病情灵活运用经方时方的化裁，才能有效地阻断病情的进一步发展，达到祛除外邪恢复常态，发挥中医在治疗外感热病上应有的特色与优势。

（李永攀）

二、调理脾胃"三原则，四要素"

徐经世先生在长期的临床实践中，对脾胃病治疗有独到的理解和观点，提出了理脾"三原则，四要素"，三原则：护脾而不碍脾、补脾而不滞脾、泄脾而不耗脾；四要素：补不得峻补，温燥要适度，益脾注理气，养胃用甘平。对临床治疗脾胃病有重要的指导作用。

从徐经世先生以调理脾胃为治则的大量验案中，究其变化规律，可发现始终贯穿着同病异治、异病同治的辨证观点。因为杂证的病种颇多，其之所致的病因病机实属复杂，但就临床所见的由脏腑功能紊乱，气血失调或器官受损为多见。这说明杂证由阴及阳，由阳及阴，从脏及腑，一脏受病他脏受累等因，而风（内风）、痰、湿、火、气滞血瘀等又是致病的具体因子，它的产生当然归咎于阴阳脏腑失调。在临床上需要析其属性，辨明虚实寒热、诊断方可准确无误。但要看到杂证之中有不少病程较长，时起时伏，缠绵难愈，病之病因病机可谓错杂，虚虚实实、实实虚虚的情况有时变化莫测，若不细致分析，有可能会出现判断有误，或未及其主要矛盾，致使治疗效果不佳。再说杂证由内伤所及，病程演变，往往不是脾胃直接受病，就是他脏有病而累及。故治疗有着于脾，使胃受纳，即可得顺受药，且中病位，则收到应有之效。可谓脾胃的功能在整体运动中的作用是他脏所不能替代的。因为脾胃在转化水谷过程中，胃气下行，由小肠"受盛"经脾胃作用后的水谷，进行泌别清浊，大肠传导糟粕，膀胱排泄尿液，胆藏胆汁，并主决断，这正说明消化系的内在作用。按杂病的变化规律，把理脾和胃贯于始终是非常必要的。

《内经》指出，胃为五脏六腑之海，五脏六腑之气皆尊于胃，脾为胃行其津液，输布水谷之精微，故曰："安谷则昌，绝谷则死""胃气少则病，无胃气则死"；《金匮要略》则认为"见肝之病，知肝传脾当先实脾"，并强调"四季脾旺不受邪"。两者互为补充，共同阐明了脾胃不论在生理、病理方面都具有重要意义，故明·李士材称它为"后天之本"。金·李东垣进一步指出"脾胃之气既伤，而元气亦不能充"是产生各种内伤病的主要原因，并创制了一系列补脾升阳等名方。清·叶天士针对东垣长于治脾略于理胃的偏向，以临床正常出现的胃有燥火证据为据，倡用濡养胃阴一法，遂使脾胃学说趋于臻善。上以脾胃立论，乃正是图治杂病的基本原则所在。所以徐经世先生在应用调理脾胃治法时，紧扣其证，随证予以峻补或平补，急投或缓图。据《医案》中脾胃虚寒的例证所述病情已有 3 年之久，治宜理中丸剂以缓图治，连进 3 料，诸症消除，恢复正常。可见方药虽统一，而制作有异，则收效有缓急之分。医者均知理中丸出自《伤寒论》，"假之以焰，斧薪而腾阳气"（《名医方论》），是温补脾胃之要方。理中加附子，更增腾阳之力。但蜜泛成丸，则其存猛而挫其锐，以此调补久病伤脾阳，阳虚生内寒的证候，颇为适宜。功到自然成，欲速反不达。由此及彼，更说明徐经世先生调理脾胃时是严格掌握分寸，区别予以对待。

脾主运化，主要包括运化水谷精微和运化水湿两个方面。脾气宜升则健，健则运化无穷。若脾气不运，则胃失纳降，水谷不化精微，脏腑器官失养；或水湿、痰浊、食积内停，阻滞气血而罹患，必引起脾脏本身或其他脏腑的病变，因而治疗上应重视调节脾的运化功能，如脾气虚弱所致者，重在益气补脾，又因脾虚的临床表现不同，因而治疗方法各异，少气乏力者为气虚，治宜益气健脾，方用四君子汤类；胃脘饱闷，纳少泛恶为脾虚挟气滞、痰湿所致，宜行气健脾化湿，方用香砂六君子汤；少气懒言，脏器下垂者系脾虚气陷，则宜补益中气，补中益气汤主之；纳呆便溏，为脾气虚弱，运化无力，而宜健脾助运，方用参苓白术散或健脾丸；脾阳不足，虚寒凝滞或寒湿内侵所致者，宜温运脾阳，以健脾助运，理中丸、黄芪建中汤等化裁；脾阴不足而引起的运化无力，又当以甘淡之品滋脾助运，选用滋阴益气汤、参苓白术散等；湿邪困脾不运者，则当依其从阳化热，从阴化寒的不同，选用芳香化湿、苦温燥湿、温中化湿、渗湿分利、清热利湿等治法，分别选用藿香正气散、平胃散合二陈汤、甘草干姜茯苓白术汤、五苓散合五皮饮、连朴饮等方药调而治之。胃为水谷之海，容纳、腐熟、消磨水谷，与脾共同起着消化饮食、摄取水谷精微以营养全身的重要作用。而胆主贮藏和排泄胆汁，以助胃腑腐熟水谷，胆与胃均宜和降，共涤腑中浊逆。若遇胆腑疏泄失利或胆汁排泄受阻等原因，均可致胆疾。过量胆汁反流入胃，侵罹日久还可导致胃病产生或使原有胃病加重，故临证常见胆病兼有胃疾之症。徐经世先生注重理脾。脾脏位居中州，为气血生化之源，脏腑经络之根，又濡灌五脏六腑、四肢百骸之用，在五行中属土，与胃相表里。脾为阴脏，喜燥恶湿，主运化升清；胃为阳腑，喜润恶燥，主受纳降浊。使脾升胃降，胃纳脾化，从而保证机体生化有源，出入有序，健康无恙。

三、尪痹非风，分期而治

（一）尪痹非风，是以"寒、湿"为基本病理因素

从风邪性质而言，风为阳邪，其性善行多变，有为外感疾病的先导之称，因其性开泄，流性较大，善于扩散，自外而入，首着肌表，自内而生，常现头面等，都具有阳的性质，所以在病理上谓之阳邪。《素问·风论》说："风者，百病之长也。"风的性质是多变，有走而不定的特点。故以风邪（或风邪夹他

邪）所致的痹证，如风湿性关节炎则有明显的风邪表现，其具有游走侵害组织的多样性和化热所出现的关节红肿热痛等特征。然尪痹则表现为患处病邪多长期胶着不移，病情变化缓慢，证型以阳虚多见，极少化热，它与由风邪所现游走性和动摇性显然有别。昔有"风善行数变，胜之则动"之说，正是前人通过实践不断总结出来的，是对风邪为病的基本认识。

从临床表现来看，尪痹所表现的小关节痛剧而不移，晚期患处肢节肿胀变形、僵直拘挛等症状，都是寒湿之邪具有的特征，因为寒性为阴，阴胜则寒，所以阴的一方偏盛，阳的一方必然要减，其侵袭人体以后，最多见的为凝滞和牵引性病变，临床常有经络不畅、关节酸痛等体表症状，这正是寒邪稽迟，注而不行的特征。再言湿为水生，其外流乃阴雨，低洼土地所富含水湿，人体受侵则有沉重如裹、四肢酸懒的感觉。在临床上两者都有外受内生之途，上述为外所侵，内生则相互依存并为因果。因寒湿均为阴邪，互错为病则阳气受伤，水液内停，即可出现运化不全，吸收而有余留，排泄而有不尽的湿邪产生，其病在里犯于脾胃常见食欲不振、大便溏泻等症，若注及四肢，气血受阻又可见肢节肿痛、痛处不移、屈伸不利、活动障碍的表现。其之所如此，是由于寒湿阻遏气机，损伤阳气，难以施化之故。正如《素问·痹论》对痛为寒因的描述"痛者，寒气多也，有寒故痛也"。因寒则凝，遇湿则滞，互相胶着，发为肿痛。以上见症是痹的特征，非风邪所表现。若论尪痹与风有关，徐经世先生认为此风为"内风"。因肝为风脏，尪痹为筋病，其与肝脏条达、肝血充盈与否密切相关，肝一旦为病，往往筋失濡养，血虚生风，若尪痹即受所扰，但伴随游走性症状不明显，充其量不过是其症状加重或变化之诱因，并非是六淫之风所致。

寒与湿哪一种病邪对风湿病的作用更重要呢？历代学者认识并不一致。清·陈念祖曾指出："深究其源，自当以寒与湿为主。盖风为阳邪，寒与湿为阴邪，阴主闭，闭则郁滞而为痛。是痹不外寒与湿，而寒与湿亦必假风以为帅，寒曰风寒，湿曰风湿，此三气杂合之谈也。"《时方妙用·痹》在三气之中特别强调了寒与湿，我们认为是正确的。但在寒与湿二者之中，更应强调的是湿邪。汉代的《说文解字》及《神农本草经》都说过："痹，湿病也。"湿邪是风湿病的主要病因，在这一点上古今的认识基本一致。论湿邪有寒、热之别。古人论痹主要是以寒湿为主，这可能与痹以关节冷痛为主要表现有关。实际上，不仅寒湿可引起关节痛，湿热同样可以阻滞经脉，引发气血不通而致痹痛。仲景对湿热之邪致痹即有一定认识，其所论及的"湿家病身疼发热""湿家之为病，一身尽疼、发热""湿家身烦痛"以及对发热的描述为"日晡所剧"等，颇似湿热痹证，亦似今日西医之"风湿热"症状。当然，湿热为痹的观点真正得以发挥还是在清代温病学派出现之后。吴鞠通在《温病条辨》中指出："湿聚热蒸，蕴于经络，寒战热炽，骨骱烦疼，舌色灰滞，面目萎黄，病名湿痹，宣痹汤主之"，这是对湿热致痹的临床表现及治疗方法的具体描述和介绍，所以叶天士曾说："从来痹证，每以风寒湿之气杂感主治。召恙之不同，由于暑喝外加之湿热，水谷内蕴之湿热。外来之邪，著于经络，内受之邪，著于腑络"（《临证指南医案·卷七·痹》），明确指出了寒湿与湿热的不同。湿热阻痹，或由素体阳气偏盛，内有蕴热，或外受风湿之邪入里化热，或为风寒湿痹经久不愈，蕴而化热，或湿热之邪直中入里，均可使湿热交阻，气血瘀滞经脉关节，而现关节肌肉红肿灼痛，屈伸不利。热为阳邪，故可见发热，湿性黏滞，病程缠绵难解。尪痹急性期往往可见关节红肿热痛等湿热痹之症。

（二）与肝脾肾三脏相关，又与脾关系最为紧密

尪痹病位在筋骨肌肉关节，因"肝主筋""肾主骨""脾主四肢肌肉"，尪痹临证与肝脾肾三脏密切相关。肝主藏血，肝主筋。肝主筋有赖肝血的滋养，肝血充盈，则筋膜得养，关节活动自如；若肝血不足，血不养筋，则出现关节肌肉疼痛、关节屈伸不利、肌肤麻木等症状。且晨僵症状也与肝血不足有关，人入睡后，外周血归于肝脏以养肝，外周血液相对不足，筋脉失养，晨起则出现关节发僵，屈伸不利。且尪痹日久，肝血不足导致肾失所养，肝不养筋，肾不养骨，筋挛骨弱而留邪不去，痰浊瘀血逐渐形成，造成病情迁延不愈，最终导致关节变形。肾为先天之本，先天禀赋不足，或劳逸失度，肾气内消，精气日衰，气血亏虚，易为外邪乘虚而入，与血相搏，则阳气痹阻，经络不畅，痰瘀内生，流注关节，发为尪痹。肾主水，与肺、脾、三焦、膀胱等脏腑共同调节水液代谢，脾肾亏虚，气血津液运行无力，日久可导致痰瘀互结，关节肿大畸形。

但在三脏中"脾"的作用最为关键，脾虚在尪痹的发生发展过程中起着重要作用，因脾主运化，脾主水湿，脾气亏虚则运化失常，水液代谢异常，水湿停聚，郁久成痰，痰湿壅盛，可致关节肿胀疼痛，活动不利；因脾为后天之本，气血生化之源，脾气亏虚则生化乏源，气血不足，卫外不固，外邪尤其是湿邪易于乘虚侵袭，痹阻筋脉、肌肉、骨节，而致营卫行涩，气血凝

滞，不通则痛；病程日久，内外湿邪相互胶着，痹阻气血运行，而致痰瘀互结。痰瘀流注关节日久，形成顽痰败血，腐蚀关节，可造成关节破坏、畸形，功能障碍。

1. 脾胃虚弱，湿浊内生

脾位于中焦，主运化、升清和统血，为气血生化之源，机体生命活动的维持和气血津液的化生有赖于脾所运化的水谷精微，脾为后天之本。脾虚运化无力，气血生化之源不足，筋骨血脉失于调养，发为尪痹。

类风湿关节炎患者在关节肿胀、疼痛、活动不利的同时，常出现恶心、呕吐、食欲减退、胃部饱满、腹泻、腹胀和腹痛，以及食道炎、胃炎和溃疡病。由抗风湿药物引起的严重的消化道损害常表现为消化道出血甚至穿孔。中医很注重脾胃在痹证发病中的作用，认为脾胃虚弱，饮食失调，起居失常，可致气血不足，卫外不能，或痰湿内生，湿浊为患，复感外邪而致痹，如《素问·痹论》指出："饮食居处为其病本。"《素问·四时刺逆从论》说："太阳有余，病肉痹、寒中。"《素问·痹论》说："脾痹者，四肢懈惰，发咳呕汁，上为大寒"，"淫气肌绝，痹聚在脾。"《素问·痹论》说："肠痹者，数饮而出不得，中气喘争，时发飧泄。"《素问·脉要精微论》说："胃脉软而散者，当病食痹。"《素问·至真要大论》说："厥阴之要，甚则入脾，食痹而吐。"清代医家汪蕴谷在《杂症会心录·痹论》中强调补脾土的重要性："况痹者闭也，乃脉络涩而少宣通之机，气血凝而少流动之势，治法非投水益阴，则益补气升阳；非急急于就肝肾，则倦倦于补脾土，斯病退而根本不遥也，倘泥于三气杂至，为必不可留之邪，而且从事于攻伐，则体实者安，而体虚者危矣。"

《难经》曰："四季脾旺不受邪"，脾气充足，邪不易侵，脾胃素虚之人，或因饮食失节，或因劳倦内伤，或外受寒湿之邪，均可导致脾胃虚弱，运化失司，痰浊内生，气机不利；脾虚还可致气血生化乏源，肌肉不丰，四肢关节失养；久则气血亏虚，筋骨血脉失去调养，营卫失于调和，风寒湿热之邪乘虚而入，着于筋脉则发风湿痹病，故脾胃虚弱，气血亏虚，痰浊内生是本病的重要病机。本病临床上除一般的关节局部症状如关节肿胀、疼痛以外，还常见气血生化乏源而致四肢乏力、肌肉消瘦，甚则肢体痿弱不用，以及脾湿不运，胃失和降而致胃脘痞满，食少纳呆，大便溏泻，舌质淡，苔腻等。湿为阴邪，其性黏滞、重着，不但单独作祟，而且极易与其他外邪如风、寒、热邪合而为病，使本病临床表现纷纭复杂，缠绵难愈。

2. 痰瘀互结，脉络阻滞

中医学在论述痹病时虽未使用"瘀血"的术语，便一个"痹"字即将其含义昭然若揭。痹，是闭阻不通之意。当人体脏腑或肌表经络受外邪侵袭，气血痹阻不能畅通，功能障碍而发生病变时，均可发为痹病。《灵枢·周痹》指出："此各在其处，更发更止，更居更起，以右应左，以左应右……更发更休也。"说明风寒湿热侵入血脉中，随血脉流串，阻碍津液气血的运行，经脉瘀阻。瘀血与痰浊既是机体在病邪作用下的病理产物，又是机体进一步病变的因素。本病内外合邪而发病，正虚为本，邪实为标；正虚以脾虚为先，脾虚湿盛，痰浊内生是致病的基础。在此基础上外邪肆虐，邪实以湿邪为主，痰湿阻滞关节，则关节肿胀；痰湿瘀滞经脉，则关节肿大变形；痰湿郁于皮肤，则肢体困重，四肢浮肿。痰病日久，则病邪由表入里，由轻而重则瘀血阻滞，经络痹阻，痰浊与瘀血互结，以致病情缠绵难愈，关节肿大变形僵硬，皮下结节，肢体麻木，病处固定而拒按，日轻夜重，局部肿胀或有硬结、瘀斑，面色黧黑，肌肤甲错或干燥无光泽，口干不欲饮，舌质紫暗或有瘀斑，舌下静脉迂曲、延长、脉细涩等。

3. 气血不足、营卫失调是为病本

脾虚所致的气血不足、营卫失调是尪痹发生的重要内部原因或根本因素，中医气血不足，营卫失调可致类风湿关节炎患者免疫功能失调和贫血。脾为后天之本，气血生化之源，气血不足的根本原因是脾虚不能化生气血，脾虚所致的气血不足、营卫失调才是本病的重要内部原因或根本因素。《内经》在论述痹证的发病机制时指出："血气皆少，感于寒湿，则善痹骨痛"（《灵枢·阴阳二十五人第六十四》），"血气皆少……善痿厥足痹""粗理肉不坚，善病痹"（《灵枢·五变第四十六》）。这些皆说明气血不足、体质虚弱致皮肉不坚而病痹。

"营气之道，内谷为宝"，营行脉中，内注于脏腑，外濡四肢百骸；卫主脉外，"而先行四末分肉皮肤之间"。二者均化生于水谷精微，并将营养物质输转至全身，营卫生成、运行、会合和功能正常，正是脾主运化的具体表现。也是维持人体筋骨、肌肉关节活动的物质基础。"从其气则愈，不与风寒湿气合，故不为痹。"若"逆其气"则"脉道不利，筋骨肌肉皆无气以生"。显然，尪痹与脾主运化功能失调，营卫气血生化乏源密切相连。

营行脉中，卫行脉外，阴阳相贯，气调血畅，濡养四肢百骸、经络关节。

营卫和调，卫外御邪，营卫不和邪气乘虚而入。营卫之气的濡养、调节、卫外固表、抵御外邪的功能只有在气血充沛，正常循行的前提下才能充分发挥作用，所以气血不足、营卫不和不仅是本病的重要内因，而且是病情发展变化的主要机制。从病因上看，素体气血亏虚，或后天失养气血两虚，或大病重病之后气血虚弱，或素体虚弱，并劳倦思虑过度，均可导致风寒湿热之外邪乘虚而入，流注筋骨血脉，搏结于关节而发生关节痹痛。所以，外邪只是本病发生的外部条件或因素，而气血不足，营卫失调才是本病的重要内部原因或根本因素。从病程上看，本病迁延日久，耗伤正气，气血衰少，正虚邪恋，肌肤失养，筋骨失充，后期可致关节疼痛无力，或肢体麻木，形体消瘦，肌肉萎缩等。从临床表现上看，气虚则少气乏力，心悸自汗或易感冒；血虚则头晕目眩，面黄少华；舌淡苔薄白，脉细弱也是本病常见的舌脉象。所以气血不足，营卫失调而致的症状也是本病的重要临床表现。本病中晚期除四肢小关节疼痛胀肿、关节肿大变形、骨质改变以外，常伴有关节肌肉疼痛无力、少气乏力、心悸、头晕、面黄少华等气血亏虚的证候表现。

营卫与气血在生理功能上相互依赖，但究其理却不尽相同。营卫之气具有的濡养、调节、卫外固表、抵御外邪的功能，只有在气血调和，正常循行的前提下才能充分发挥出来。《金匮要略·中风历节篇》曰："少阴脉浮而弱，弱则血不足，浮则为风，风血相搏，则疼痛如掣。"风湿病是以肢体关节疼痛为主要症状的一类疾病的总称，中医认为"不通则痛"，故肢体关节痛的原因尽管有虚实寒热之不同，但气血凝涩不通则是疼痛的直接病理机制。故《类证治裁·痹证》中云："诸痹……良由营卫先虚，腠理不密，风寒湿乘虚内袭，正气为邪气所阻，不能宣行，因而留滞，气血凝涩，久而成痹。"气血不调有虚实之分。气血不足当属虚证，气滞血瘀应为实证。气血不足，或因素体血气两虚，或大病之后风寒湿热之邪乘虚而入，流注筋骨血脉，搏结于关节；或痹病日久，气血衰少，正虚邪恋，肌肤失充，筋骨失养，可致关节疼痛无力，并伴气短、食少、面黄、舌淡诸症。

综前所述，徐经世先生认为尪痹的基本病机是"寒湿流注，气血不和，筋骨受累，损及肝肾"。患者素体亏虚，阳气不足，卫外不固，腠理空虚，易为外受内生寒、湿之邪乘虚侵袭，痹阻筋脉、肌肉、骨节，而致营卫行涩，经络不通，发生疼痛、肿胀、酸楚、麻木，或肢体活动不灵。外邪侵袭机体，又可因人的禀赋素质不同而有寒热转化。素体阳气偏盛，内有蓄热者，感受寒湿之邪，易从阳化热，而成为湿热痹阻证。阳气虚衰者，寒自内生，复感寒湿之邪，多从阴化寒，而成为寒湿痹阻证。若寒湿痹阻经络日久，郁而化热或素有湿热内蕴，又外感寒湿，痹阻经络，而成寒热错杂之证。病程日久，邪痹经脉，脉道阻滞，迁延不愈，影响气血津液运行输布。血滞为瘀，津停为痰，酿成痰浊瘀血，阻痹经络，可出现皮肤瘀斑、关节周围结节、屈伸不利等症；痰浊瘀血与外邪相合，阻闭经络，深入骨骼，导致关节肿胀、僵硬、变形。痹证日久，影响脏腑功能，耗伤气血，损及肝肾，旧病新邪胶着，而致病程缠绵，顽固不愈。

（三）对尪痹治则治法的认识

1. 尪痹当"从中调治"

尪痹病因病机复杂，临证表现多样，确为内外交错，虚实并存，标本互见之复杂病证，故治疗图以求本，注重整体，着眼局部。治法宜宣通，注重除湿，温经通络，虚实兼顾，药以静中有动，动中有静，内外结合，交替取用（因本病疗程长，单以煎剂内服，往往胃难以受纳）；方常取黄芪桂枝五物汤加味以和营卫、调气血、益肝肾为治本，配用辛温通阳，行气活血，通络止痛以图标。实践证明，本证虚实兼顾，立足治本，不仅症状可得缓解，而且往往使患者精神振作，体质增强。因为本病是一种全身慢性进行性疾病，身患此病不仅形体虚弱，且精神常悲观失望，期待徒用峻攻之法，往往伤正碍胃，于病不利；反之，祛邪之中注重调理气血，则能从根本上改善机体状态，最终达到控制病情，趋向好转的目的。治疗中要始终注意顾护脾胃，这是其取胜的关键，因为脾为后天之本，得健则和。况且此类顽疾，病久缠绵，多脏受损，若损及脾胃，病无所养则难以收拾，故从中调治应贯于始终。

2. 尪痹"从中调治"的理论探析

（1）健脾益胃，调补后天

脾胃为后天之本，气血生化之源。胃主受纳、腐熟水谷，为水谷之海，与脾互为表里。脾胃的运化功能至关重要，《素问·平人气象论》曰："人以五谷为本，故人绝五谷则死。"，胃气决定疾病转归。明·徐春圃《古今医统大全》曰："凡百治病，胃气实者，攻之则去，而疾恒易愈。胃气虚者，攻之不去，盖以本虚，攻之则胃气益弱，反不能行其药力，而病所以自如也。"《素问·平人气象论》谓："平人之常气禀于胃。人无胃气曰逆，逆者死。"又曰："人以水谷为本，故人绝水谷则死，脉无胃气亦死。"胃气乃奉养生身之源，生生不息之基。《脾胃论》指出："历观《内经》诸篇而参考之，则元气之充足，皆由脾胃之气无所伤，而后能滋养元气；若胃气之本弱，饮食自倍，则脾胃之气既伤，而元气亦不能充，诸病之所由生也""胃虚则五脏、六腑，十二经、十五络，四肢皆不得营运之气，而百病生焉"。

脾胃虚弱在本病的发生发展过程中占有重要要位，健脾和胃的治疗方法在补气养血、扶正固本以及抑制某些药物副作用等方面起着重要作用，在本病的活动期针对脾胃运化失司，湿聚为痰，留注关节之证，常应用急则治标、兼顾本虚的原则，以健脾燥湿药，配以祛风散寒清热之法。在本病治疗中不可避免地应用具有活血、破血、通络、止痛之中西药物，这些药物在控制急性发作症状及改善关节功能方面具有独特功效，但均有一定的毒性，对胃肠道有一定的刺激性，很多患者常因这些问题不得不中止治疗，影响疗效。善用健脾和胃之法则在很大程度上避免和抑制了这些药物的毒副作用，使治疗药物能够发挥最大的治疗效果。

（2）扶助正气，益气养血

素体气血亏虚，或后天失养气血两虚，或大病重病之后气血虚弱，或素体虚弱，并劳倦思虑过度，均可导致寒湿乘虚而入，流注筋骨血脉，搏结于关节而发关节痹痛。从病程上看，本病迁延日久，气血日渐衰少，正虚邪恋，肌肤失充，筋骨失养，可致关节疼痛无力，或肢体麻木、肌肉萎缩等。从临床表现上看，气虚可见少气乏力，心悸自汗；血虚可见头晕目眩、面黄少华；舌淡苔薄白，脉细弱也是本病的常见脉象。所以，气血不足不仅是本病致病的重要原因，还是本病中晚期的重要临床表现。

本病中晚期除了表现为四肢小关节疼痛肿胀、关节肿大变形、骨质改变以外，常伴有关节肌肉疼痛无力、少气乏力、心悸、头晕、面黄少华等气血亏虚的证候表现。鉴于气血亏虚在本病的发生发展过程中所起的重要作用，临床实践中特别注重益气养血，扶正固本。脾为后天之本，气血生化之源，在气血的生成、转运、流动中起着非常重要的作用。脾虚则血无生化之源，气无推动之力，气血不足，营卫失调，卫外功能减弱，风寒湿等外邪容易入侵而为痹，故扶正以补气固表为主，兼以养血活血，使筋脉畅达，常重用黄芪以益气固表，配当归为当归养血汤之意，二药合用，益气补血，正气旺则外邪除；用党参、茯苓、白术、怀山药、薏苡仁、甘草、地黄、川芎、白芍寓八珍汤之意，益气补血以扶正；独活、秦艽、防风祛风湿止痹痛；配以杜仲、牛膝、桑寄生壮筋骨以除痹；细辛、桂枝发散风寒，通经活络。阳气虚佐以桂附，阴血虚助以地芍。诸药合用共奏益气养血、扶正祛邪之功。

（3）祛痰化湿，急则治标

痰湿既是机体在病邪作用下的病理产物，又是机体致病的原因。本病的发生发展是内外合邪而致，内外之间又以正虚为本，正虚则以脾虚为先，脾虚湿盛，痰浊内生是本病发病的关键所在，是致病的基础；在此基础上外邪得以肆虐，又以湿邪作祟为主。内因脾虚，外感湿邪，虚实夹杂，正虚为本是本病临床痰湿痹阻的基本特点。故逢天阴雨季，潮湿寒冷等阴盛之时，患者病情多有反复；痰湿阻滞关节，则关节肿胀；痰湿瘀滞经脉，则关节肿大变形；痰湿郁于皮肤，则肢体困重，四肢浮肿；湿阻中焦，则胃呆纳少，呕恶痞满，舌苔厚腻。湿为阴邪，其性黏滞、重着，不但单独作祟，而且极易与其他外邪如风、寒、热邪合而为病，使本病的临床表现变得纷纭复杂，临床当首辨寒热，对症下药方能取效。

痰湿如与风邪相合则出现风湿痹阻证，临床表现为肢体关节肌肉疼痛、重着、游走不定，或有肿胀，随天气变化而作，恶风不欲去衣被，汗出，头痛，发热，肌肤麻木不仁，或关节微肿，肢体沉重，小便不利，舌质淡红，舌苔薄白或腻，脉浮缓或濡缓。治疗应祛风除湿，通络止痛。常以羌活祛上部风湿，独活祛下部风湿，两者相合能散周身风湿，舒利关节而通痹；用防风、白芷祛风止痛，祛肌表风湿；用川芎活血祛风止痛，合蔓荆子升散在上的风湿而止头痛。

痰湿如与寒邪相合则出现寒湿痹阻证，临床表现为肢体关节冷痛重着，痛有定处，屈伸不利，昼轻夜重，遇寒痛剧，得热痛减，或痛处肿胀，舌质胖淡，舌苔白腻，脉弦紧或沉紧。治疗应温经散寒，祛湿通络。常用附子、肉桂、细辛温经通阳，散寒祛湿，通络止痛；用党参、白术、茯苓益气健脾渗湿；而且参附合用，温补元阳，以祛寒湿；用羌活、独活、威灵仙、片姜黄温经通络、散寒除湿。

痰湿如与热邪相合则出现湿热痹阻证，临床表现为关节或局部红肿、疼痛、重着，触之灼热或有热感，口渴不欲饮，烦闷不安，或有发热，舌质红，苔黄腻，脉濡数或滑数。治疗应清热除湿，宣痹通络。常用知母、石膏、黄柏、苍术清热燥湿；萆薢、防己清热利湿，通络止痛；防风、威灵仙、桑枝、蚕沙、地龙祛风通络；忍冬藤、连翘、秦艽清热解毒通络。

（4）通经活络，透达关窍

本病大多为慢性进行过程，疾病既久，则病邪由表入里，由轻而重，病久则瘀血阻滞，经络痹阻，以致病情缠绵难愈，关节肿大变形，疼痛加剧，皮下结节，肢体麻木。瘀血往往与痰湿、热邪互结而形成痰瘀痹阻证和瘀热痹阻证。

单纯的瘀血痹阻证临床常见肌肉关节刺痛，部位固定不移。痛处拒按，日轻夜重，局部肿胀或有硬结、瘀斑，面色黧黑，肌肤甲错或干燥无光泽，口干不欲饮，舌质紫暗或有瘀斑，舌下静脉迂曲、延长，舌苔薄白，脉细涩。治疗应活血化瘀，舒筋通络。常用桃仁、红花、当归、川芎活血祛瘀；牛膝、地龙、蜈蚣疏通经络以利关节；牛膝、丹参、乳香、没药破瘀通络，活血止痛。

痰瘀痹阻证临床常见肢体关节肌肉疼痛，关节常为刺痛，痛处不移，甚至关节变形，屈伸不利或僵硬，关节、肌肤色紫暗、肿胀、按之稍硬，有痰核硬结或瘀斑，舌下静脉迂曲、延长，舌苔白腻，脉沉涩。治疗应活血行瘀，化痰通络。常用蜈蚣、乌梢蛇、炮穿山甲、土鳖虫等破血散瘀搜风通络；法半夏、茯苓、制南星、陈皮等燥湿化痰；五灵脂、没药、地龙、香附祛瘀通络、理气活血。

若痰热痹阻则临床常见关节肿热疼痛呈针刺状、部位固定，肌肤暗红色斑疹，手足瘀点累累，两手白紫相见，两腿网状青斑，口舌生疮，舌下静脉迂曲、延长，脉涩数，治疗应清热凉血、活血散瘀，常用石膏、生地黄、熟地黄、麦冬、知母以滋阴清热降火；牛膝通脉并引火下行，桃仁、红花、蜈蚣、地龙活血化瘀通络。

3. 尪痹辨证要点

（1）辨标本

本病以正气虚弱、气血不足、肝肾亏损为本，寒湿痹阻、痰瘀互结为标。

（2）辨虚实

本病一般新病多实，久病多虚。病初多因外邪侵入，痹阻气血，以邪为主，如反复发作，邪气壅滞，营卫不和，聚湿成痰，血脉瘀阻，痰瘀互结，多为正虚邪实；病久入深，气血亏耗，肝肾损伤，以正虚为主。而临床常见正虚邪实，多证候相兼。

（3）辨寒热

本病证型不外寒热两端，临床主要为寒湿和湿热两大证候，寒湿胜者以关节肿大、冷痛、触及不热，喜热畏寒，天阴加重，舌淡苔白腻为特点；湿热胜者以关节肿大、热痛、触及发热，舌红苔黄腻为特点。

（4）辨体质

素体阳盛或阴虚体质多热化而成热痹，素体阴盛或阳虚体质多寒化而为寒痹，血瘀体质多行痹，气虚体质多湿痹。

（5）辨病邪

关节痛处固定，挛急痛剧，遇寒加重为寒邪凝滞；关节肿胀，重着酸楚，缠绵难愈为湿邪黏滞；关节红肿热痛，触及发热，身热口渴为热邪燔灼；关节痛如针刺、麻木、肿胀、变形、僵硬，舌暗苔腻为痰瘀互结。

（6）辨病位

早期病位一般在肌肉、血脉、关节；继则筋骨、关节；中晚期病重多在筋骨，甚则入脏。

4. 尪痹分期论治

徐经世先生临证遵循"急则治其标，缓则治其本"的基本原则，治分急性期和缓解期，急性期根据病邪性质分为寒湿痹阻型、湿热蕴结型、寒热错杂型三型论治；缓解期根据脏腑气血盛衰分为气血亏虚型、肝肾不足型及痰瘀互结型三型论治。现详述如下：

（1）急性期

①寒湿痹阻型

主症：肢体关节冷痛，肿胀，拘急，屈伸不利。

次症：局部畏寒，得寒痛剧，得热痛减，皮色不红，舌质淡暗，苔白腻或白滑，脉弦缓或沉紧。

病机要点：寒湿痹阻经络。

治则：散寒除湿，蠲痹止痛。

基本方药：乌头汤（《金匮要略》，麻黄、芍药、黄芪、甘草、川乌）。

②湿热蕴结型

主症：关节局部灼热红肿，痛不可触，得凉则舒。

次症：可有皮下结节或红斑，伴发热、恶风、汗出、口渴、烦躁不安、小便频数，大便干结。舌质红，舌苔黄或黄腻，脉滑数或浮数。

病机要点：湿热痹阻经络。

治则：清热利湿，通络止痛。

基本方药：白虎加桂枝汤（《金匮要略》，知母、炙甘草、石膏、桂枝）。

③寒热错杂型

主症：自觉关节冷痛，触之灼热；或关节局部灼热，却恶风怕冷。

次症：口苦咽干，烦闷口渴，喜冷饮，饮后腹胀不适，畏寒肢冷，晨僵明显，大便干或溏，小便黄，舌红，苔白腻或黄腻或黄白相间，脉弦紧或滑数。

病机要点：寒湿痹阻经络日久，郁而化热或素有湿热内蕴，复感寒湿之邪，痹阻经络。

治则：温阳散寒，清热除湿。

基本方药：桂枝芍药知母汤（《金匮要略》，桂枝、芍药、甘草、麻黄、生姜、白术、知母、防风、炮附子）。

（2）缓解期

①气血亏虚型

主症：痹证日久，关节肌肉酸痛无力，肢体麻木，肌肉萎缩，关节变形。

次症：少气乏力，自汗，心悸，头晕目眩，面黄少华，畏寒肢冷，舌淡或淡胖，苔薄白，脉细弱。

病机要点：尪痹日久，耗伤气血。

治则：益气养血，调和营卫。

基本方药：黄芪桂枝五物汤（《金匮要略》，黄芪、芍药、桂枝、生姜、大枣）。

②肝肾不足型

主症：痹证日久，肢体关节僵硬变形，屈伸不利。

次症：形体消瘦，肌肉萎缩，腰膝酸软无力，关节发凉，畏寒喜暖，伴头晕、心悸、气短，舌红，苔薄白，脉沉细或细数。

病机要点：尪痹日久，肝肾不足，筋脉失养。

治则：补益肝肾，强筋壮骨。

基本方药：独活寄生汤（《备急千金要方》，独活、寄生、杜仲、牛膝、细辛、秦艽、茯苓、桂心、防风、川芎、人参、甘草、当归、芍药、干地黄）；虎潜丸（《丹溪心法》，黄柏、龟板、知母、生地黄、陈皮、白芍、锁阳、干姜）。

③痰瘀互结型

主症：痹证日久，关节刺痛，固定不移，或关节肌肤紫暗、肿胀，按之较硬，肢体顽麻或重着，或关节僵硬变形，屈伸不利，有硬结、瘀斑。

次症：面色黧黑，眼睑浮肿，或胸闷痰多，口唇暗红或暗淡，舌质紫暗或有瘀斑，舌体胖大，边有齿痕，苔白腻或黄腻，脉弦涩。

病机要点：尪痹日久，痰瘀互结，留滞肌肤，闭阻经脉。

治则治法：健脾化痰，活血化瘀，蠲痹通络。

基本方药：半夏白术天麻汤（《脾胃论》，黄柏、干姜、天麻、苍术、白茯苓、黄芪、泽泻、人参、白术、炒神曲、半夏、陈皮）。

5.尪痹临证要诀

（1）注重脾虚在尪痹发生发展中的重要作用

《素问·痹论》曰："诸湿肿满，皆属于脾。"《素问·太阴阳明论》中说："四肢皆禀气于胃，而不得至经，必因于脾，乃得禀也。今脾病不能为胃行其津液，四肢不得禀水谷气，气日以衰，脉道不利，筋骨肌肉，皆无气以生，故不用焉。"脾胃运化水谷精微，给机体提供充足的营养物质，并将其运化的水谷精微输送至人体的四肢，以维持四肢的正常生理活动。

很多医家都特别重视脾虚在尪痹发病中的重要作用。如汪蕴谷在《杂症会心录·痹论》中所言："痹者闭也，乃脉络涩而少宣通之机，气血凝而少流动之势，治法非投水益阴，则益补气升阳；非急急于就肝肾，则惓惓于补脾土，斯病退而根本不遥也……"清·叶天士在《临证指南医案·痹证·陈案》中分析其病因时指出"中气不足，脾气下陷，致阴火内炽，耗伤阴血，化生内风，走窜周身之经络而成痹"《脾胃论·脾胃盛衰论》曰："肝木旺则挟火势，无所畏惧而忘形也，故脾胃先受之，或身体沉重，走注疼痛，盖湿热相搏，而风热郁而不伸，附着有形也。或多怒者，风热下陷于地中也……或为痹，皆风热不得升长，而木遏于有形中也。"

脾胃主运化水谷精微，为"后天之本，气血生化之源"，脾主四肢肌肉。脾胃健运，则纳化正常，气血生化有源，气充血足，脉道通利，四肢则有所温养，不易感受外邪，即"正气存内，邪不可干"。若脾胃虚弱，气血化源不足，气血亏虚，则易感受寒湿之邪，发为尪痹，即"邪之所凑，其气必虚"。

脾胃又主运化水湿，脾胃虚弱，健运失职，则水湿内停，湿邪内生，"同类相求"，易招致外湿侵袭机体而发病，内湿与外湿相合，脾土受困，健运水谷、水湿的功能更差，故痹证的发病与脾胃功能失调、脾失健运密切相关。

"久病必虚""久病入络"。《素问·痹论》曰："病久入深，荣卫之行涩，经络时疏，故不通。"清·叶天士《临证指南医案》曰："大凡经主气，络主血，久病血瘀。"又曰："初为气结在经，久则血伤入络。"多数类风湿关节炎患者起病缓慢，病程长，疾病迁延反复，久而久之则机体受损，脏腑气血虚弱，无力鼓动血运，血滞于经，故表现为血瘀。类风湿关节炎晚期易出现气血亏虚，痰瘀交阻，均与脾胃功能失调相关。类风湿关节炎病程中，湿邪困阻脾胃，或寒邪伤及脾阳，或热邪伤及胃阴，致使脾胃健运失职，气血生化之源不足，导致气血亏虚，脉道不充，气虚血滞；另外，亦可导致脾胃运化水湿的功能减退，水湿停滞，湿聚成痰，痰瘀交阻，滞留于关节筋骨，而使关节肿痛畸形。

可见，在尪痹的发生发展全过程中，其病机均与脾胃功能失调紧密相关，或脾失健运，气血化源不足；或脾胃运化水湿功能减弱，痰湿内停，导致关节肿痛缠绵难愈，反复发作。

（2）"从中调治"贯穿始终

尪痹病程漫长，时起时伏，缠绵难愈，病机复杂，临床常见寒热错杂、痰瘀互结等复杂证型，病程日久，还可见到"内舍于脏"之脏腑痹证候，临证论治更加困难。若损及脾胃，病无所养则难以收拾，因此在尪痹诊治过程中，顾护脾胃尤为重要。

因脾胃为后天之本，气血生化之源，胃气决定疾病的转归。明·徐春圃《古今医统》曰"凡百治病，胃气实者，攻之则去，疾恒易愈。胃气虚者，攻之不去，盖以本虚，攻之则胃气益弱，反不能行其药力而病所以自如也"。李东垣《脾胃论》指出："历观《内经》诸篇而参考之，则元气之充足，皆由脾胃之气无所伤，而后能滋养元气；若胃气之本弱，饮食自倍，则脾胃之气既伤，而元气亦不能充，诸病之所由生也。"脾胃虚弱是尪痹发生发展过程中的重要因素，健脾和胃的治疗方法在补气养血、扶正固本以及抑制某些药物副作用方面起着重要作用，在本病的活动期针对脾胃运化失司，湿聚为痰，流注关节之证，常应用急则治标，兼顾本虚的原则，以健脾燥湿药，配合散寒、清热、活血化瘀之法。

在尪痹的治疗过程中不可避免的应用具有活血、破血、通络、止痛之类的中西药物，这些药物在改善病情的同时，会对胃肠道产生一定的刺激，善用健脾和胃之法会在一定程度上减轻这些药物的毒副作用，提高临床疗效。且中医治疗给药途径单一，剂型虽有几种，但都需口服入胃，通过吸收方可切中病位，若药进伤胃而不受纳，则难以收到应有之效，相反还会加重病情，影响疾病转归。

在尪痹治疗过程中顾护脾胃应贯穿始终，因此，徐经世先生提出"从中调治"的原则，临证用药时也要时时顾护脾胃，组方时会适当加入健脾养胃之品，常用药物如：

①益气健脾药：生黄芪、太子参、苍术、白术、茯苓、山药、炒扁豆、莲子、薏苡仁。

②醒脾和胃药：煨葛根、绿梅花、藿香、佩兰梗、砂仁、扁豆花。

③理气调中药：陈皮、法半夏、枳壳、制香附、郁金、佛手、木香、厚朴花、代赭石、延胡索、柴胡。

④养阴益胃药：北沙参、石斛、白芍、百合、生地。

⑤消食健胃药：建曲、山楂、沉香曲、鸡内金、五谷虫、谷芽、麦芽。

⑥清化湿热药：蒲公英、茵陈、炒黄连、车前草、通草、竹茹。

⑦抑木止酸药：乌贼骨、瓦楞子、红豆蔻、川楝子。

⑧温中散寒药：熟附片、肉桂、桂枝、吴茱萸、乌药、高良姜、煨姜。

（3）辨病位用药提高疗效

辨病位用药是根椐尪痹的病位不同，在辨证的基础上有针对性地使用药物，以提高治疗效果。痹在上肢可选用片姜黄、羌活、桂枝以通经达络，祛风胜湿；下肢疼痛者可选用独活、川牛膝、木瓜以引药下行；痹证累及颈椎，出现颈部僵硬不适，疼痛，左右前后活动受限者，可选用葛根、伸筋草、桂枝、羌活以舒筋通络，祛风止痛；痹证腰部疼痛、僵硬，弯腰活动受限者，可选用桑寄生、杜仲、巴戟天、淫羊藿、䗪虫以补肾强腰，化瘀止痛；痹证两膝关节肿胀，或有积液者，可用土茯苓、车前子、薏苡仁、猫爪草、晚蚕沙以清热利湿，消肿止痛；痹证四肢小关节疼痛、肿胀、灼热者，可选用土贝母、蜂房、威灵仙以解毒散结，消肿止痛。

（4）适当加用虫类药以祛痰瘀

尪痹久病入络，抽掣疼痛，肢体拘挛者，可用虫类药搜风止痛，深入髓络，攻剔痼结之痰瘀，以通经达络止痛，常用药物如全蝎、蜈蚣、土鳖虫、地龙、穿山甲、白花蛇、乌梢蛇等。这些药物多偏辛温，作用较猛，也有一定毒性，故用量不可太大，不宜久服，中病即止。其中全蝎、蜈蚣二味可焙干研末吞服，既可减少药物用量，又能提高临床疗效。现代药理学研究也发现虫类药含有多种异性蛋白，具有免疫抑制、激活、调节等作用，对自身免疫性疾病有一定的治疗作用。

（5）疏肝健脾，调畅情志，以善其后

尪痹缠绵难愈，晚期会出现关节畸形，功能破坏，严重影响患者生化质量，患者往往情绪低落，临床上常见情绪郁结，肝失疏泄的表现，肝气郁结则脾胃升降失常，就会影响消化和吸收功能，出现腹胀脘闷、纳呆、嗳气、吞酸、恶心、呕吐、泄泻等症，脾主运化水湿的功能减弱，导致脾虚湿盛，使病情反复发作，难见效果。因此，需要病人保持乐观心境，使肝气条达，脾胃健旺，则内湿自除，气血调和，有利于疾病的康复。

四、妇科诸病，从肝论治

（一）妇科诸病与肝的关系

1. 中医肝的生理功能

（1）首主疏泄

肝之功能覆盖面广，内涵丰富，其之正常有益他脏的运转，一旦失其所常，不但本体受损，而将不同程度延及他脏的病理变化，故称肝为将军之官，主司谋虑。同时如以五行来说，肝属木，木宜条达，不得曲直，以调则畅，主以疏泄。而在精神情志方面。人之一切谋划和负于行动，都决定于肝胆的施令，所谓出谋在肝，行动则胆，因胆虽属六腑之一，而又有"奇恒之腑"之称，主有决断之权。从物体言及胆是一个中空的囊性器官，其功能是贮藏和排泄胆汁，与肝同主疏泄，以助消化，可见肝胆的内在关系是何等密切，而疏泄之能故列于首。所谓疏泄，浅而言之即是疏通调达之意，人之水谷消化，气血流通，水液代谢，冲任二脉等功能是否运行如常均赖于其，可见疏泄的覆盖对女子器官的功能起到补泻的双重作用，所言疏泄，道理在此。

（2）阴阳互动

"阴阳"从字数只是两个字，但其之内涵确为深奥，故说其为宇宙万物之纲，其既是自然科学的述象又涵盖着哲学思想，对事物的认识都是相反相成，对立与统一的关系。正如《素问·阴阳离合论》所说："阴阳者，数之可十，推之可百，数之可千，推之可万，不可胜数，然其要一也。"这一观点反映了朴素的唯物辩证思想，为中医学理论体系的确立和发展奠定了基础。并以"治病必求于本"的经文来说，正是阴阳学说与医疗实践结合起来，说明人体病理现象的产生同样根源于阴阳的变化。今以人之肝脏而言，其主谋虑，为体阴用阳之脏，阳主动，动则有为，阴主静，静则有守。体阴是指肝的阴血和阴液，以阴的物质来促使阳之运动，因阳无物，其之动力需赖于阴液去带动，以达到阴阳互用，保持阴阳的协调。由此还应看到肝为五脏贮藏精微物质，其目的要为人身组织利用，成为维持生命活动的基本物质。然五脏的精微既要保持充满，又决不能因满而壅实，但如何保持满而不实，又当赖于肝胆的制化和疏泄，以达生中有制、制中有生，才能运行不息，相反相成，使人之生命活动处于常态。言及肝藏血，以女子器官的需求，其之藏血将起到调节冲任，控制经潮作用，并化精入肾，助于肾之阴阳，达到乙癸同源，阴阳互根，保持平衡，以上浅述了肝体阴而用阳的道理，用阴阳来指导实践，可见一斑。

（3）主司内外

今以肝论之，人体的结构，肝为五脏之一，居之于内，筋属于肝，而骨属于肾，二者相互依托，其之筋骨是人体外形的主要支架，内之脉络，上入于目，交至巅顶，循经而下荣于爪甲，并入于阴，归宿于下，达到肢体合一所赋予的物质。可说是中医解剖的部分缩影。由此深知肝在人体结构和生命活动中的作用是他脏不可替代的，而与女性器官的生理和病理更有直接关联。今在临床杂病中，不仅妇科诸病提出从肝论治，而内科杂病也有很多应论治于肝。对于肝之玄机，如何进一步探讨，徐经世先生曾告之学子，让他回到自己临床中再反复琢磨，从大量的病案中去探索玄妙，求得真实，提高疗效，而这也正是我们今天学习理论的目的所在。

2. 女子器官特异性

男女有别，器官有异。在人之器官五脏六腑男女相同，而之有异者，女子在解剖上有胞宫，经络上有冲任，肝经与胞宫及冲任二脉相贯通，如《灵枢·经脉》曰："肝足厥阴之脉……循股阴，入毛中，过阴器，抵小腹……"交会任脉，联络胞宫，调节着胞宫的生理功能。女子胞宫，其为奇恒之腑（包括女子整个内生殖器官），主月经、受孕及孕育胎儿，它的作用又当寄于肝、肾、心、脾等脏的相互协作，以维持正常状态。所称"奇恒"，系冲任二脉皆起于胞中，冲为血海，任主胞胎，发育成熟，冲任旺盛，就有月经和生育能力。如早在《素问·上古天真论》中有云："女子……二七而天癸至，任脉通，太冲脉盛，月事以时下故有子。"这说明女主冲任，以月事为准，年至十四月事当应月而至，按其生理规律，月事应持续至七七（四十九岁）方绝，但也存在个体的差异，在临床上遇有未至七七则天癸断，形成闭经，常带来妇科杂症，这正是女子器官特异所在。

3. 妇科诸病与肝的关系

妇人之病，徐经世先生每从肝论治，获效颇多，究其原因，盖女体属阴，血常不足，心神柔弱，不耐情伤，经期、孕期、产后、更年期等生理变化之时易情志内伤，加之性格内向，不善外露，多思多郁，不言而喻。昔人"体本娇柔，性最偏颇"所言为确，故古人有谓"女子以肝为先天"。因此对女子在月经未绝期而出现的病理变化，尽管病证不一，其实在"经"，致因在肝，因为肝脏具有贮藏血液和调节血量的功能，而女子器官能否保持常态，无疑则有赖于肝。至于年过五旬月事已绝所出现妇科疾病虽与经血无直接关联，但问题的出现仍责之于肝。《塘医话》谓："妇人善怀而多郁……肝经一病，则月事不调，艰于产育。"因肝首主疏泄，由人情志、气血、消化、水液代谢、冲任等方面都要依之于肝来制化调节，今以"冲任"而言，女子以血为重，行经耗血、妊娠血聚养胎，分娩出血，以致女子有余于气而不足于血的偏颇之象，更需赖于肝之疏泄来纠其偏以保持正常。肝喜条达而恶郁滞，郁则气血不和，血脉瘀滞而痛经、经闭、月事紊乱之症皆起，他如肝郁则脾虚，脾失运化则湿邪内生而致带下，肝郁化火，热扰血室而生崩漏，莫不关乎于肝。故张景岳云："宁治十男子，莫治一妇人……盖以妇人幽居多郁，情性偏拗，或有怀不能畅遂，或有病不可告人，……此其情之使然也。"，故徐经世先生临床治疗妇科之疾患，皆寓有治肝之法。

（二）妇科诸病从肝调治

1. 月经不调

女子在经期之年，首当注意月经是否正常，所谓经者，常也，一月一行，循乎常道，以象月盈则亏。正如《内经》云"太冲脉盛，月事以时下"，景岳又云"冲为五脏六腑之海，脏腑之血，皆归冲脉"，可见冲脉为月经之本，后傅青主在"调经门"中又直言所指："妇科调经尤难，盖经调则无病，不调则百病丛生……"而对于调经的治法又指分先期后期和先后不定期及来量多少，以辨明虚实寒热，然后用药，始能见效。具体可选逍遥散、定经、四物、归芍六君、六味、四逆散等，其中逍遥散为首选之剂。方中所取柴胡、白术、白芍、当归、茯苓、薄荷、甘草、煨姜等八味，均属平淡之品，其功为疏肝解郁，健脾和营。如以配伍而言，既补肝体，又助肝用，气血兼顾，肝脾并治，立法全面，用药切题，故为调和肝脾之名方，并获有"一方治木郁而诸郁皆解"之誉。今主以调经，当须增减。如胁痛加香附、玄胡、郁金；乳房胀痛加青陈皮、川芎；腹胀加枳壳、佛手；腰腹痛加杜仲、寄生、乌药；纳呆加山楂、谷芽；心烦加川连、生地、丹皮；滞下宜加桃仁、红花、丹参、益母草等。至于经久不调又当辨明虚实寒热，所谓"虚者补之，实者泻之，寒者温之、热者清之"，不过对于调经而言，不是单一的虚补实泻，而要以双向调节的方法予以补偏救弊，达到调经的目的。由此徐经世先生强调要深知女子之疾，如以月经失常所致，当先调经，这是对防控其他病变的重要环节，为医者如能谨守，临证时自有进境。

2. 痛经

痛经是指妇女以伴随月经来潮或其前后出现周期性的下腹疼痛为主症的月经病，可伴有其他不适，以致影响工作及生活。痛经首见于《金匮要略·妇人杂病脉证并治》："带下，经水不利，少腹满痛，经一月再见。"其病因病机不外乎虚、实，虚者多由于气血虚弱或阴阳失调导致冲任、胞宫、胞脉失于温煦或濡养而出现"不荣则痛"；实者可因气滞、寒凝、血瘀、痰饮等内外因相加为病而致脉络受阻，即"不通则痛"。临证所见纯虚为少，而以实者多见，或虚实夹杂。《内经》中认为肝主痛，且肝藏血，与女子月经密切相关。傅青主也认为痛经多由于肝气不舒，血行不畅，不通则痛。所以傅青主很重视调肝止痛，其代表方主要有宣郁通经汤、调肝汤、加味四物汤等。徐经世先生治疗痛经时在辨证施治的基础上也总不忘加些疏肝柔肝之品，如柴胡、白芍等，二者相伍既可应肝之体用，又可助开合，疏肝郁。同时还强调在妇人行经之际，权衡利弊，不宜用药力峻猛之品，恐伤女子阴血。

3. 带下

带下病为妇科病中的常见病、多发病，是由于病邪伤及任带二脉而致带下绵绵不断，有伴异味的单一或附于其他疾病的女性特异症，故傅青主在他妇科名著中开宗明义，指出"带下俱是湿证"，并分为白、青、黄、赤、黑五种，言"白带乃湿盛火衰""青带、黄带分别为肝经、任脉之湿热""赤带乃肝郁克脾，肝失藏血而火炽，脾失运化而湿聚""黑带是湿热郁阻下焦，乃火热之极，煎熬津液所致"，可见带下乃由"脾气之虚，肝气之郁，湿气之侵，热气之逼"，损伤任带，发为带下之病。故徐经世先生反复告诫我们：要认清此"湿"的病机是肝郁脾虚，脾失健运，水谷之气不得化生精微反聚为湿，湿性重浊趋下，聚于下焦则为"带下"，但由病体变化不一，而出现不同颜色，故有"五带"之称。因此治疗带下要按味、色去区分属性而识虚实，论治常以完带汤、补中益气汤、丹栀逍遥散、导赤散、六味地黄丸等加减为用。

4. 不孕

女子不孕症是以时间为定义，指结婚2年以上，未采取任何避孕措施，并排除男方因素而未曾怀孕者；或曾生育，或经流产，未避孕而又2年以上不再怀孕者。故前者称"原发性不孕"，后者则称"继发性不孕"。今以中医学理论来说，女子不孕，责于肝肾，求子必先调经，如何调经，当分阴阳、气血、痰湿、瘀滞，并结合临床所出现的体征，进行分析论治，不得以套方处之。因为在妇科专著中对不孕症虽作了综合论述，按证型列出数以百剂（方），既有经方又有时方和经验方，可见方虽易得，但求效不易。今就徐经世先生临床所治略举一二，以商榷不孕症论治的思路。如江某年已三十又六，婚后多年未孕，月经不调，先后不一，经前腹痛，血紫量多，平时腰酸寒冷，口干少饮，饮食一般，面容偏瘦，舌红苔薄，脉来细弦，妇检提示两侧卵巢囊肿，一侧手术摘除，功能失全，遂请求徐经世先生以中药调之，初诊目的并非求子，因其当时已领养一子，只求改善身体状况，减少病痛，为其所求，鉴于病情错杂，虚实互见，故自拟"益经助孕汤"为丸，连进二料而侥幸取顺种子。所取方意重于调经，以达到补中有调，调中有补，温中有寒，寒中有温的协调与制约的作用，使这一虚实互见，寒热错杂的病证得到修复。以此可说素有瘕病而又能受孕，虽属少见，而临床确有其证。正如《金匮要略》中的桂枝茯苓丸是针对瘕胎互见而取用，以达祛瘀保胎的目的，故说明"有故无陨亦无陨也"之意。而另举与前例相反的案例以证虚实。案为一位慈姓妇人，年近三十，婚后五年，经期正常，但来时量少色淡，两三天即净。平时头昏腰酸，妇检未见异常，曾经妇科专家调治年余，拟用疏肝清热、理血调经之剂，月事虽应时而下，但量少如故。其父母求子心切，得他人推荐请徐经世先生诊治。视其舌淡苔薄，脉来虚细，以脉症相参，认定为先天不足，冲任失调之征，治当滋肝肾以培水养木，调冲任以和经脉，方用左归合益母胜金加减，药投三月，气血得充，冲任调和而顺应种子。从中看出两案病机虽属不同，用药有异，但殊途同归于效。

5. 乳癖

乳癖为中医病名，属于西医"乳腺增生"范畴。主要的临床表现是乳房肿块和乳房疼痛，常为胀痛或刺痛，可累及一侧或两侧乳房，以一侧偏重多见，疼痛严重者不可触碰。本病常因情志内伤，肝郁痰凝，或肝脾两虚，冲任失调，气滞痰凝血瘀，郁结不通而发病。如以经循而论，足厥阴肝经循行上膈，布胸胁绕乳头而行，乳房乃肝经循行之处，肝主疏泄，喜条达而恶抑郁，若情志不舒，气机不畅则郁结，气行则血行，气滞则血瘀，气血失和，经络滞涩则化为乳内肿块。正如明代陈实功所著《外科正宗》曰："乳癖乃乳中结核，形如丸卵，或重坠作痛或不痛，皮色不变，其核随喜怒消长，多由思虑伤脾，恼怒伤肝，郁结而成也。"可见，肝郁脾虚是乳癖发生的主要病机。所以徐经世先生在治疗乳癖时以疏肝理气解郁、健脾祛湿化痰为主，兼以软坚散结，活血祛瘀。方以柴胡疏肝散、逍遥散、鳖甲煎丸等加减为用。

6. 癥瘕

所谓"癥"是有聚可及，"瘕"，可聚可散，触之不坚，这是对"癥瘕"的形象描述。从性质上来说，有良性恶性之分，其之致因，多由肝失条达，离经之血不及疏出，或肝郁气滞，久则酿痰蕴瘀，滞留于内则成"癥瘕"，既然此病病因病机在肝，治病必求于本，虽有化痰祛瘀之法，但古人谓治痰先治气，化瘀先行气，故治疗必着眼于调畅气机。对其治疗可以说"良"者易治，"恶"者难图。尽管疑难，但病者有求，应敢于应对，临床时要辨疑不惑，治难不乱，即使属于恶性，接受手术或无法手术者，均可施用中药。如在十年前，徐经世先生曾接诊一位安姓老人，身患乳腺癌，宿有高血压、冠心病、消化道出血等数种基础疾病，他院要其住院手术治疗，但患者畏惧，而有求于中医，根据本病，其发病部位在乳房，隶属于肝，治当从肝立论。故以条达肝气，软坚散结，把握源头注重整体为始终，续诊年余，经复查癌细胞坏死，无扩散病理变化，随访近 10 年，安然如常，后因年迈多病，死于心脏病。由于近年来接诊肿瘤患者与日俱增，但多数为手术及放化疗之后的病人，其临床证候多属于本虚标实之象治疗当以扶正为先，调之于肝亦为必要，因肿瘤病人，每有忧思惊恐过度而致肝郁，即由病而郁，应及时予以调治，以防再因郁而致他患，对郁证当首选逍遥、越鞠之类，以使肝调脾健，正气得复，精神愉悦，处于常态。况且女子器官病变应善于治肝，实践证明正是如此。

7. 更年期综合征

更年期综合征属于中医"脏躁""郁证"范畴，是由于女性卵巢功能衰退直至消失，引起内分泌失调和自主神经功能紊乱的症状，如月经紊乱至绝经、性欲下降、潮热出汗、烦躁、睡眠不好、关节疼痛等症，严重者还可引发心血管疾病、萎缩性尿道炎、阴道炎、骨质疏松、骨折等。女子到了中年，肾气渐衰，冲任二脉虚衰，天癸渐竭，肝藏血无源，加之来自疾病、家庭以及竞争激烈的社会环境、工作环境的多重压力等各种因素导致情志抑郁，使肝失调达，疏泄功能失司，一旦不能及时调整和适应，使阴阳失衡，脏腑气血失调而出现以肝肾阴虚、心肝火旺、心肾不交为主的一系列证候，故徐经世先生在临床治疗上常用调肝解郁配合清肝泻火、滋水涵木、交通心肾之法。同时引导患者正确认识更年期是女性由中年向老年转变的必然阶段，并鼓励患者适当锻炼，调养身心，调整心态，有可修复如常。

（三）妇科诸病常用治法

1. 疏肝解郁，理气调冲

临床上适用于肝气郁结证，此法在妇科甚为常用，因女性阴柔，多愁易怒，有伤于肝，一旦由此则致失疏泄，失其调达，气机郁滞，经脉不利，血行不畅，冲任受阻，故出现月经不调、痛经、闭经、经行乳胀、不孕、产后乳汁不通、脏躁，治则郁者宜疏，结者宜散，使肝木调达，气机通畅，疏肝解郁，理气调冲。代表方用柴胡疏肝散、逍遥散、四逆散、甘麦大枣汤等。

2. 疏肝健脾，化湿止带

临证时常用于肝郁脾虚证，临床可见月经经期不定、经量异常、带下等，同时伴有胸胁胀满疼痛，纳差，嗳气，大便稀溏，舌质淡、苔薄白、脉弦。本证多因情志不遂，郁怒伤肝，肝失调达，横乘脾土；该证病位在脾，致因在肝，故徐经世先生在治疗上注意疏肝健脾，畅通气机，调理脾胃，化湿止带。常用完带汤、温胆汤、四君子汤加四逆散、参苓白术散等治疗，均可收效。

3. 清肝泻火，调和气血

本法适用于肝郁化火证，本证因情志不畅，忧怒伤肝，肝气郁结；肝郁化火，肝火炽盛则灼伤冲任，迫血妄行，常见月经先期，量或多或少，经色紫红，质稠有块，经行不畅；经前乳房、胸胁、小腹胀痛，心烦易怒，口苦咽干，便干溲黄，舌红苔黄，脉数。对此，治宜清肝泄火，调和气血，方用丹栀逍遥散、龙胆泻肝汤等加减，即可应手而收功。

4. 滋水涵木，补血填精

临床上常用于肝肾阴虚、阴虚阳亢之证。本证因肾阴虚，肾水不能滋养肝木及气郁化火，内耗肝阴，肝阴不足，阴不制阳，即出现月经不调，月经前后诸症及更年期综合征等，可伴有头目眩晕，眼燥干涩，两颧潮红、烦热多汗、耳鸣咽干，腰膝酸软等，舌质红或绛，苔薄黄，脉细弦而数。针对病机，徐经世先生常采取滋肾养肝，补母壮子之法，方仿二至丸、杞菊地黄丸、大补阴丸、一贯煎等，以达补肝体之目的。

（四）妇科诸病常选方剂

1. 四逆散

首见于《伤寒论·少阴病篇》，原治气机不利、阳郁于里不能外达而见的四肢厥冷证，后世医家将其应用范围扩大，广泛用于肝郁所致诸证。其药物组成十分精炼，配伍巧妙，仅由柴胡、白芍、枳实、甘草四味药组成，柴胡入肝胆经，升发阳气，疏肝解郁，透邪外出，为君药，白芍味酸微苦，性凉，敛阴养血柔肝为臣，与柴胡合用，以补养肝血，条达肝气，可使柴胡升散而无耗伤阴血之弊。枳实理气行滞，与柴胡配伍，一升一降，共达疏理气机之效。甘草性平味甘，补益脾胃，调和诸药，与白芍相合又有芍药甘草汤酸甘化阴、柔肝缓急之用。同时枳实与白芍合用，即是《金匮要略》中的枳实芍药散，其可行气和血，缓急止痛。四药合伍，具有疏肝解郁，调和肝脾之功，使邪去郁解，气血调畅，清阳得伸，四逆自愈。徐经世先生认为妇女的疾患多责之于肝，若肝气平和，情志舒畅，则气血通调，冲盛任通，体健经调，自然无恙，故其在治疗妇科疾病时善于调肝，常以四逆散加减，以转枢少阳，各司其职。

2. 二至丸

见"成方心悟"。

3. 柴胡疏肝散

由陈皮、柴胡、川芎、香附、枳壳、芍药、甘草组成。方中以柴胡为君，疏肝解郁；香附理气疏肝而止痛，川芎活血行气以止痛，二药相合，助柴胡以解肝经之郁滞，并增行气活血止痛之效，共为臣药；陈皮、枳壳理气行滞，芍药、甘草养血柔肝，缓急止痛，均为佐药；甘草调和诸药，为使药。诸药相合，共奏疏肝行气、活血止痛之功。临床上因肝郁气滞导致的妇科疾病可谓变化多端，经、带、胎、产均可涉及。所以，徐经世先生在治疗妇科杂病时总离不开调肝、疏肝，常采用柴胡、枳壳、香附、陈皮理气为主，白芍、川芎和血为佐，再用甘草以缓之，系疏肝的正法，可谓善用古方。

4. 逍遥散

见"成方心悟"。

5. 甘麦大枣汤

见"成方心悟"。

6. 四物汤

为方剂学中补血养血的经典名方，方中当归补血养肝，和血调经为君；熟地黄滋阴补血为臣；白芍养血柔肝为佐；川芎活血行气，畅通气血为使。四味合用，补而不滞，滋而不腻，养血活血，为补血调血的基础方。临床上很多方剂都是在此方的基础上加减应用的。本方历来被誉为补血要剂、血证通用方。无论是在月经病、妊娠病，还是产后病、妇科杂症中等都得到了广泛的应用。气血失调是妇产科疾病中一种常见的发病机制，由于经、孕、产、乳都是以血为用，而且皆易耗血，所以机体常处于血分不足、气偏有余的状态。正如《灵枢·五音五味》说："妇人之生，有余于气，不足于血，以其数脱血也。"故徐经世先生在治疗妇科诸病时常采用养血柔肝之法，善用四物汤加减为用。

7. 温胆汤

出自孙思邈《备急千金要方》，原用于"治大病后虚烦不得眠"证，组方升降清和，温凉相伍，化痰而无太燥，清热而不过寒，多年来，用于治疗痰热上扰之妇科疾患显效卓著。方中半夏辛温，燥湿化痰，和胃止呕，为君药；臣以竹茹，取其甘而微寒，清热化痰，除烦止呕；半夏与竹茹相伍，一温一凉，奏化痰和胃、止呕除烦之功。陈皮辛苦温，理气行滞，燥湿化痰；枳实辛苦微寒，降气导滞，消痰除痞；陈皮与枳实相合，亦为一温一凉，而理气化痰之力增。佐以茯苓，健脾渗湿，以杜生痰之源；煎煮时加生姜、大枣调和脾胃，且生姜兼制半夏毒性；以甘草为使，调和诸药。徐经世先生认为妇人常因肝失条达，导致肝郁脾虚，郁久化热，湿聚成痰，痰热互结，诸病乃生，故治疗常选用黄连温胆汤，疗效颇佳。

8. 温经汤

为东汉张仲景所创，载于《金匮要略》。有温经散寒、养血祛瘀之功。方中吴茱萸、桂枝温经散寒，通利血脉，其中吴茱萸长于散寒止痛，桂枝长于温通血脉，共为君药；当归、川芎活血祛瘀，养血调经；丹皮既能助诸药活血散瘀，又能清血分虚热，共为臣药；阿胶甘平，养血止血，滋阴润燥，白芍酸苦微寒，养血敛阴，柔肝止痛；麦冬甘苦微寒，养阴清热。三药合用，养血调肝，滋阴润燥，且清虚热，并制吴茱萸、桂枝之温燥；人参、甘草益气健脾，以资生化之源，阳生阴长，气旺血充，并达统血之用；半夏、生姜辛开散结，通降胃气，以助祛瘀调经，其中生姜又温胃气以助生化，且助吴茱萸、桂枝以温经散寒，以上均为佐药，甘草尚能调和诸药，兼为使药。诸药合奏温经散寒通脉、祛瘀养血之功。此方配伍注重阴阳，一寒一热，一滋一燥，一补一泻，经少能通，经多能止，子宫虚寒能孕。徐经世先生在治疗妇科疾病时尤重调经，强调月经调而病自解，调经时常仿温经汤随证加减为用，如功能性子宫出血：热甚当去桂枝，寒甚则去丹皮，气虚重用人参，血虚重归芍，血多去川芎，加侧柏叶、藕节合棉子棕炭散，然淋漓不尽则以参为重，去川芎加白术、熟地和茜草，腹痛加醋灵脂、炒蒲黄，低热加白薇、玉竹，以上确为真实之言，无愧谓之调经良方。

9. 五子衍宗丸

由枸杞子、菟丝子（炒）、覆盆子、五味子（蒸）、车前子（盐炒）组成，故名五子衍宗丸。五子共奏补肾益精之大功，在临床妇科中，主治肾气不足，而致精亏血少，胞宫失养，冲任气血失调。肾藏精而系胞，肾虚则冲任不固，带脉失约而致胞宫脱出。故治疗坚持以补肾为先，使肾气实则冲任固，胞宫有所养有所系，为女子不孕、男子不育的左右逢源良方。

10. 一贯煎

见"成方心悟"。

11. 益母胜金丹

见于程钟龄所著的《医学心悟》，由益母草、丹参、香附、白术、茺蔚子、当归、川芎、熟地黄、白芍组成。《医学心悟·求嗣》曰："大抵先期而至，此血热也，益母胜经丹加生地黄、牡丹皮主之；若后期而至，此血寒也，益母胜经丹加肉桂主之；若将行腹痛是气滞也，更加顺气之药，若气血两亏，既用前方减香附一半，加人参、黄芪、紫河车、茯神、远志之属。"徐经世先生在治疗不孕时善用本方，他认为不孕多伴有月经不调，故治当以养血疏肝，调经种子。方仿益母胜金丹，其中取四物汤以养血、活血，香附理气开郁，白术健脾以益生化之源，丹参活血祛瘀，茺蔚子补阴种子，益母草去瘀生新。全方以补为主，补中有通，使肝脾得养，阴阳得调，气顺血生，气海满溢，自能孕育。正如万密斋曰："但解开花能结子，何愁丹桂不成丛。"

徐经世先生对妇科诸疾病的诊治论点在肝而不在其他。认为先贤有"女子以肝为先天"的旨言有着深刻的内涵，因为其之冲任胞宫等器官列属于肝，归之于肾，而生理活动全赖肝之疏泄之能来维持正常，一旦失其所常当先调肝，这也是从经验中得出的结论。对于如何图治，徐经世先生针对病机，按其寒、热、虚、实的不同体征，给出疏肝调冲的方药，施于临床，每每收到应手之效。总之，徐经世先生在选方用药时，非常严谨，真正做到"多一味必见多余，少一味不足立彰"的用药要求。

五、"四十字"调肝法

肝在五行中属木，在五脏阴阳中为阴中之阳。肝为"将军之官"，主疏泄，主藏血，喜条达而恶抑郁，体阴而用阳。清代周学海《读医随笔》曰："肝者，升降发始之根也。"故肝能鼓舞脏腑气化，协调诸脏功能，是人体气血的调控中心，为生命活动的源泉和动力。清代魏之琇《续名医类案·疬证》指出："肝为万病之贼。"肝疏泄不及或疏泄太过均影响津液、血液、肾精等阴精物质的化生，导致其他脏腑功能失司，气血运行失和，从而引发诸多痼疾。《读医随笔》云："医者善于调肝，乃善治百病。"肝病表现虽为复杂，病情变化多端，然从其发病来看，多因肝气郁结而始，进而可以累及脾胃、肾、血等。治疗应当遵循肝病的变化规律，循序渐进，有的放矢。结合多年临床经验及体会，徐经世先生提出"疏肝理气，条达木郁；清化郁热，利湿退黄；柔肝养阴，清解余毒；理脾和胃，和煦肝木；活血化瘀，燮理阴阳"的"四十字"调肝法。

徐经世先生认为内科杂病病因病机复杂，临床诸多疾病皆可由郁而生，而就中医肝病而言，因郁而致病者则尤为突出。肝胆疾病不管是外感还是内伤，不管是由寒转热，由湿化热，还是由实变虚，由虚转实，乃至虚实交错，其演变和归宿虽有不同，然"郁"者均寓其中。特别是当今社会人们工作压力的增加，生活节奏的加快，以及社会环境正向外向型发展，人之内伤由郁致病者则更为多见，而郁又多源于志虑不伸，气先为病，肝之受及者又居于其首，因肝在五脏中既有生化调节之用，又有制约平衡之功。肝主疏泄，其气具有疏通调达全身气机，进而促进精血津液的运化输布，脾胃气机的升降以及胆汁的分泌排泄，若肝气郁结，体内精液输布失常，则可形成水湿、痰饮等病理产物。又其为血脏，主司条达，一旦失其所常，则气血不调，血脉瘀滞，而病为之生焉。故《丹溪心法·六郁》有云："气血冲和万病不生，一有怫郁，诸病生焉，故人身诸病，多生于郁。"此为肝脏本身生理功能失调而致的病变。

另一方面，因湿热、疫毒之邪入侵机体，蕴结于内，脾胃升降失司，湿热熏蒸肝胆，或脾虚失健，脾湿困阻，则土不能荣木《医宗金鉴》引述赵羽皇语："肝为木气，全赖土以滋培，水以灌溉，若中土虚则木不升而郁"。土不荣木，木郁不达，以致肝胆之气郁结不畅，升降失司，日久之后气血流行不畅，气滞则血凝；津液由于不能随经输布，渗滞于脉外，变为痰饮，与凝血裹结胶固，蓄积留着，日积月累，由气聚而致血积，由无形而致有形，终致"瘀积"之证。正如《灵枢·百病始生》所云："卒然外中于寒，若内伤于忧怒，则气上逆；气上逆则六输不通，温气不行，凝血蕴里而不散，津液涩渗，着而不去，而积成也。"故徐经世先生根据其多年的临证经验，将肝胆病之机制变化规律概括为：气滞→郁结（气、血、痰、湿、火、食）→血瘀→瘀积等四个阶段，以更好地指导临床实践。

从以上肝胆病的致病机制以及演化规律而论，其中的致病核心在"郁"，故治疗上当从条达木郁着手，治气为先。然就肝胆病的体征差异，在具体治疗上又需从症辨治，方可切中病机，取效显著。徐经世先生依据肝胆病的病理变化规律以及在病理变化过程中所表现的主要矛盾，将其治疗大法概括为5句话40个字：疏肝理气，条达木郁；清化郁热，利湿退黄；柔肝养阴，清解余毒；理脾和胃，和煦肝木；活血化瘀，燮理阴阳。

1. 疏肝理气，条达木郁

情志不遂，恼怒气郁致肝郁不舒，疏泄无权，气阻络痹，或因肝气过盛，疏泄太过，横逆犯胃，症见胁肋胀痛，胸闷，喜叹息，饮食减少，嗳气频作，舌淡红，苔薄白，脉弦。疏肝理气当为先导，徐经世先生擅以四逆散合温胆汤随症加减治之。常选柴胡、白芍、合欢皮疏肝理气，条达木郁，竹茹、半夏、枳壳降逆顺气，再添丹参饮、延胡索、橘络以活络、理痹、止痛；全方辛香开郁，辛润通络，于气滞伊始、肝阴未损者，尤为适宜。若肝阴不足、肝失所养、肝郁不舒而致气结者，又宜滋水涵木，芳香开郁，如一贯煎加郁金、玫瑰花、绿梅花等；若肝气郁久化热，口干苦，心中烦满，舌红苔黄者，于方中加入川连、石斛、焦山栀等；若病久胆腑不利，肝胆气机不畅，横逆犯胃而见右胁疼痛、口苦、呕逆、纳呆者，用徐经世先生自拟消化复宁汤最为贴切，方中柴胡、黄芩入肝经而和解少阳，延胡索、橘络、郁金疏肝利胆、理气止痛，半夏、枳壳、绿梅花、川黄连、代赭石相伍疏肝理气、降逆和胃，更加竹茹以其入胆胃二腑，善开胃郁，降逆止呕。此方临床用之不仅可治急、慢性胆囊炎，并可治胆石症，胆汁反流性胃炎及胆心综合征等。

2. 清化郁热，利湿退黄

湿遏热壅，肝胆疏泄失利，胆汁不循常道，溢于肌肤，身目为黄；湿阻中焦，脾胃升降功能失司，脘腹胀满；湿热壅滞下焦，膀胱气化不利，而致小便短黄，舌红，苔腻微黄，脉象弦滑，皆为湿热郁滞之象。治需清化郁热，利湿退黄，徐经世先生以茵陈五苓散合温胆汤加减颇效。常选黄连温胆汤辛开苦降以清化中焦湿热，中焦湿热得化，脾胃升降功能得健，湿热之邪焉能为患。正如《温病条辨》所云："湿温者，……中焦病最多，以湿为阴邪故也，当于中焦求之。"再佐以茵陈、赤小豆、车前草、滑石、泽泻等淡渗之品，通利小便以助膀胱气化，利湿退黄，古人有"治黄不利小便，非其治也"的论述；叶天士《温热论》亦云："通阳不在温而在利小便。"全方辛以宣化，苦以燥湿，淡渗以利湿，湿热除则黄疸自消。若热邪较盛，小便短少黄赤，心中懊恼，口干苦，大便秘结者，可仿茵陈蒿汤，加以大黄、龙胆草、山栀等苦寒之品，通便泻热，但不可过量，防其伤脾而成中满。

3. 柔养肝阴，清解余毒

慢性肝病，迁延日久，加之患病之初医者过用苦寒清热，淡渗利湿之品，故肝病中后期，伤阴者最为多见。症见烘热体倦，口干喜饮，胁肋隐痛，心烦易怒，大便干结，舌红少苔，脉弦细数。法以柔养肝阴为主，清解余毒佐之，徐经世先生常以滋水清肝饮以调之。选用北沙参、杭白芍、石斛、麦冬、熟女贞滋养肝肾之阴，以治其本；川连、竹茹以清泻肝火；延胡索、丹参活络止痛而不伤阴，再佐以垂盆草、白花蛇舌草、五味子以清解余毒，保护肝功。徐经世先生认为临床治疗慢性肝病，如西医学之病毒性肝炎，湿热浊毒蕴结肝经是其主要的病因病机。以临床见之，此病初起者多为邪毒壅盛，治当祛邪为主，然病至中后期，则又多现虚象，治法亦须以扶正为务。故徐经世先生强调，临症时，必须根据疾病的病理变化，抓住病症的主要矛盾，灵活的运用扶正以祛邪、祛邪不忘扶正的治疗原则。若兼有胸胁满闷、喜叹息等气滞之象者，可加以合欢皮、玫瑰花、绿梅花芳香开郁之品既可理气开郁，又无香燥伤阴之虑，若大便干结者，加杏桃仁、芦荟等滑润之品通便以解毒。

4.理脾和胃，和煦肝木

湿邪久困脾胃，脾胃升降失司，脾失健运，加之过用苦寒泄浊之品，伤及脾阳，土不荣木，木郁不达，肝胜脾虚。症见脘腹胀满，胁肋隐痛，纳差便溏，呕恶嗳气，气短乏力，舌淡，苔白微腻，脉弦缓无力。可用理脾和胃、和煦肝木之法治之，徐经世先生常以归芍六君子汤灵活化裁。选用太子参、白术、茯苓健脾益气，陈皮、半夏、川朴、枳壳运脾燥湿，柴胡、炒白芍、绿梅花疏肝达木，谷芽、焦山楂开胃消食。全方以健脾益气，燥湿运脾为首务，调养肝木则次之，究其缘由，乃此为土不荣木，脾虚肝胜之故，徐经世先生遵照"先其所因，伏其所主"之训，培土以治木。故古人有谓："见肝之病，知肝传脾，当先实脾。"其意尽在于此。若脾虚泄泻甚者，加煨葛根、薏苡仁、扁豆花以化湿升清止泄。呕恶者加姜竹茹、苏梗、代赭石等以降逆胃气。

5.活血化瘀，燮理阴阳

肝病日久不愈，气血流行不畅，气滞血凝，加之体内津液输布受阻，与凝血裹结胶固，蓄积留着，终致瘀积。症见胁肋刺痛，肝脾肿大，面色晦暗，肌肤甲错，或伴有肝掌、蜘蛛痣，舌暗或边有瘀斑，急当活血化瘀，燮理阴阳，徐经世先生常以丹参、檀香、炮山甲、延胡索、制鳖甲、郁金活血、理气、软坚，太子参、生黄芪益气扶正，熟女贞、白芍、枸杞以柔养肝阴，合欢皮、酸枣仁悦心开郁。若邪毒壅盛，肝功能异常明显者，加以半枝莲、白花蛇舌草、板蓝根、山慈菇以清热解毒，消肿散结。另徐经世先生强调，若瘀积较甚，正气未衰者，仲圣之鳖甲煎丸最宜参用。徐经世先生曾言："细观仲圣鳖甲煎丸，乃知其组方用意之妙，实令人钦叹。方中大黄、桃仁、丹皮、紫薇、蜂房、蟅螂破血攻瘀，行其血分之结；川朴、半夏、射干、葶苈、下气消痰，利其气分之痰结；石韦、瞿麦利水导邪；桂枝、干姜、温化水饮；人参、阿胶益气养血，补助正气；柴胡、白芍、黄芩乃小柴胡之意引诸药入肝经，且有疏肝解郁之功；全方寒热并用，攻补兼施，行气活血，祛湿化痰，消癥破积。此与肝脏瘀积之肝硬化、肝脏癌瘤的致病机制及病理变化遥相呼应，临床用此方治之甚为合拍。

徐经世先生对中医肝胆病的治疗，在长期临床实践中积累了丰富的经验，疗效显著，并且对肝胆病的病因病机有其独到见解。徐经世先生不受西医学"肝脏"的框架所限，且综合各医家对中医肝胆病论治的经验，提出了肝胆病致因在"郁"的新见解。在治法上又根据其病理变化及演化规律，以疏肝理气为先导，湿热蕴结者以清化湿热为主，肝强脾弱者又以理脾为首务，瘀积已成者仲圣鳖甲煎丸为其所倚重，整个治疗皆以中医辨证论治为中心。故徐经世先生一直强调"先其所因，伏其所主"的学术思想，果能辨证准确，方能有的放矢，收效迅速。

（刘丽丽）

六、肿瘤术后扶正安中以调理

徐经世先生认为肿瘤的发生与发展是与正气的强弱密不可分的，因为正气虚弱，抵御外邪的能力低下，外邪侵入人体，变生多种疾病，也为肿瘤的发生提供了条件。正如《医宗必读》所说："积之成也，正气不足，而后邪气踞之。"《外证医编》也有"正气虚则成积"的记载。一般认为，正气即机体中具有抗病、祛邪、调节、修复等作用的一类细微物质，深而言之人之五脏六腑和奇恒之腑的精神气血、营卫、津液、元阴元阳、经络运行等，均应归于"正气"范畴，至于西医学的神经、体液、网状内皮系统、免疫功能、体内微量元素的相对恒定、核蛋白的作用等也可谓之正气。肿瘤对于宿主来说为邪气，因此肿瘤和正气的关系，其实就是邪与正的关系。在肿瘤的治疗过程中时刻不忘扶正，是治疗成败的关键所在。然而如何做到扶正以祛邪，是先攻后补、攻补兼施，还是以补为主，在临证时要做到具体分析，既要看到整体，又要注意到局部，权衡缓急，掌握演变，统筹兼顾。扶正与祛邪的法则是根据疾病的不同阶段、机体不同的病理状况而制定的，目的是为了调整功能状态，纠正邪正盛衰、平衡阴阳失调，从而达到治疗目的。扶正可以增强机体抗病能力，为祛邪创造条件，祛邪既可攻夺邪实，又可进一步保护正气，两者相辅相成，辨证统一，不可偏废。要切记扶正是为祛邪服务的，祛邪又不伤正气，从而寄以达到邪去正安的目的。如病至晚期，气血亏败，脏腑功能失调，当以调补气血，平衡内环境以扶正，切不可应用峻烈攻逐有毒之药，试图一举收功，急于求成。徐经世先生经常告诫我们，使用中药"以毒攻毒"的药物具有一定的毒性，即使是小量长期服用，也有蓄积中毒之弊，医家切不可滥以试用，使病者本已十分虚弱的身体犹如雪上加霜，以致病情恶化。然而中医之扶正祛邪，是有具体要求的，不是一遇癌症都先考虑扶正，而关键在于掌握邪正之间的影响，同时还应注意病位与各脏器的直接与间接关系，因此在运用中注意扶正的先后，把病灶控制在局部而不逆传，才是扶正的最终目的。如徐经世先生曾治疗一安姓老人，身患乳腺癌，因其素有高血压、冠心病、消化道出血等病史，不愿接受手术治疗而来求治于徐经世先生。考其病证虽病在乳房，而系属于肝，治当从肝立论。盖肝为血脏，其性主条达，结合病史知患者正由七情所伤，肝气抑郁，气血阻滞而为病，故以条达肝气，软坚散结，把握源头，注重整体为始终，仿逍遥之意加减，续诊年余，经复查癌细胞坏死，无扩散病理变化，随访十年安然如常，后因年迈多病死于心脏衰竭。由此可见，扶正与祛邪，要注意灵活，统筹兼顾，不可囿而不变，掌握得当即可起到抗病与起疴的作用。

1. 扶正与安中的联系

中医治疗肿瘤患者大多数属于术后及放化疗后的患者，这一类患者多属虚症或虚实夹杂，不可一味以祛邪为主，如何让患者能够顺应地向好的方向转化，这是非常重要的一环，特别是如何处理好术后的后遗症，通过中医调理能够达到体质恢复、生活如常、防止复发的目的。可见，这正是中医的优势所在。从临床也可看出中医正在这方面作出努力，不过还存在特色优势不到位的缺陷，往往用西医学的观点去处理问题，结果则收效不显，让患者失其所望。如何把好主攻方向是值得我们去思考的。因为中医治病不是单纯从病位考虑，而是由局部到整体去分析处治。脾胃之位居中州，为后天之本，气血生化之源，濡灌五脏六腑、四肢百骸。其属一阴一阳，在"五行"中属土，脾为阴土，胃为阳土，以表里来说，脾合胃腑，脾主里、胃主表；其主升降，脾主升，胃主降，是其气机的内在形式，因为脾胃的升降对水谷输运、运转、吸收精微、排出糟粕所起的作用是他脏所不及。《脾胃论》中说人之清浊之气，皆从脾胃而出，清阳出上窍，浊阴出下窍，一升一降，升降出入迟数往复的运动，使人体保持生理的平衡，一旦失常，则病来至。因为人的营养物质，有赖脾胃的升降作用，胃主受纳，脾主运化，为各脏腑器官组织的生长和机能活动提供物质基础，这正是脾胃的内在作用所在，故有五脏六腑枢纽之称。徐经世先生认为，从目前所接触的门诊肿瘤患者来看，十之八九都是术后出现后遗症的患者，最主要表现为体质虚弱、胃肠紊乱、不思饮食、心神不安等症状。针对主症，首先应以扶正，二扶正不等于蛮补，此时扶正的关键则在于调理脾胃的运化功能，临床辨治疾病重点在于图治中气，使其复原则气机升降正常，阴阳平衡，病可获愈。此正如张景岳所述："善治脾胃者，即可以安五脏也。"故徐经世先生治疗肿瘤术后提出"扶正安中"，以"安中"而求扶正。

2. 扶正安中用药规矩

徐经世先生在临证施治上有着自己鲜明的辨证思维及用药规矩，徐经世先生临床治病尤重脾胃，因脾胃为后天之本，脾胃健旺，可以权衡五脏，灌溉四旁，生心营，养肺气，柔肝气，填肾阴。至于如何调理脾胃，徐经世先生提出了自己独到的见解：一要掌握证治规律，依据脾胃生理特性，遵照理脾守东垣，和胃效天士之旨，在临床治疗过程中掌握补不峻补，温燥适度，益脾重理气，养胃用甘平的原则；二要掌握方药选择，治疗用药盖不能克伐太过，有伤脾胃，又要适度掌握方药配伍及剂量大小，针对不同病情，因人而异，因时而异，因地而异，常以平和多效方药，并采用双向调节，使脾胃升降平衡，五脏随之而安，此正如景岳所说："善治脾胃者，即可以安五脏。"同样，徐经世先生在治疗肿瘤时，每以扶正安中为先，然补气不惟四君，补血不任四物，重在调整五脏六腑之功能，而五脏六腑之中，尤以脾胃的功能最为关键。肿瘤手术及放化疗后，每见有纳呆、腹泻、呕吐、腹胀等脾胃受损之象，故但先调其脾胃，方可言之扶正。而调理脾胃，却非仅以四君、归脾、补中益气等物补益中气之谓尔，若湿阻则重以宣化，气滞则先以理气，阴伤则须甘寒养阴，惟有气弱方可进以参芪大补中气。然若言治本病，其对肝的调理亦为必要，因肿瘤病人，每有忧思惊恐过度而致肝郁，此即由病而郁，医者须及时予以调治，切不可再因郁而致他患，务必使肝条脾健，制木安中。徐经世先生据"安中"之理念，并结合临床实际，创扶正安中汤（生黄芪、仙鹤草、怀山药、橘络、石斛、灵芝、绿梅花、无花果、酸枣仁、姜竹茹、炒谷芽）施用于临床，获效颇丰。方中以黄芪为君，用以补气升阳，以阳求阴，补土生金，以养化源。而其补气之功非他药所能替代。且宜生用，不宜炙取。因生用则补而不滞，补中有消，炙则滞之，有碍于脾，对肿瘤术后调治更应以生用为宜。方取仙鹤草以养血，而且在养血中调血，具有双向调节的作用，得佐以补气血，提升白细胞更为益彰。山药，其味甘性平，健脾固肾润肺，益脑，填精，养颜，补阳消肿，补气除滞，抗肿瘤，增强免疫功能，调节有三（调节内分泌，调节心肾功能，调节肠胃），降低血糖，对高血压、心脑血管、冠心病、糖尿病、肝肾脾胃虚盈、神经衰弱，健忘症，虚劳久咳，慢性肠炎，痢疾等起到治疗作用。石斛，按其性轻和缓，从容分解之妙，以生津止渴，补虚除烦，调节代谢，抑制病邪，开胃健脾，厚理肠胃之用。并以绿梅花、谷芽芳香开郁，醒脾和胃，直以安中。方中无花果，润肠通便，收涩止泻，而据研究证明其具有抗癌的作用；取以灵芝，更可领悟其为药用在抗肿瘤方面确有扶正祛邪、提高免疫、增效减毒的作用；方用枣仁意在宁心而安五脏，加强覆盖面，更有助于"安中"；而取橘络、竹茹以和络护胃，降逆和中；并以竹茹清化痰热、宁神开郁的独特作用，以协调诸药，使胃受纳，功过甘草，取之涵义，尤在于悟。治以扶正安中，首方药虽平淡，简而不繁，治养结合，紧慢有序。然临证取方，注意应变，若病位在胃，而出现肝气横犯，嗳气，呃逆及咽膈不利等症状，当加赭石以降逆和胃，并配用诃子以收纳，二药相伍，使降不过位，平衡升降；如肠腑有变，大便阻滞不畅，可加杏仁、桃仁、大黄宽肠导滞，以通为顺。若便为溏泻，又当止泻，药用川连、马齿苋、扁豆花、炒薏米之类以固涩而通顺。若病位在上、在下，亦当加味变通。

3. 扶正安中在消化道肿瘤治疗过程中的运用

（1）扶正安中治疗胰腺癌

胰腺癌是消化系统常见的肿瘤之一，其恶性程度较高，临床上许多早期胰腺癌患者缺乏特异性症状和体征，此时很难仅依靠中医辨证论治来指导临床实践，必须结合中医辨病论治，通过对疾病形成的核心病机进行分析，从而针对其核心病机来拟方用药。胰腺癌发展到晚期，由于邪正交争，精气渐夺，多呈现出邪盛正虚、虚实夹杂的局面，特别是胰腺癌晚期患者常伴有发热、腹痛、腹胀纳差、黄疸等主要表现，这些症状不仅影响了患者的生活质量，而且严重阻碍了胰腺癌治疗的进程，此时若一味地关注癌瘤本身，则对于疾病的预后百害而无一利。故徐经世先生往往从横向出发，坚持辨证论治为主，依症施治，以改善和缓解全身症状，使晚期胰腺癌患者不断恶化的病情得到扭转，以稳定病情，延长生命。但在晚期胰腺癌中，其临床证候多错综复杂，而各证型又相兼为患，故在具体治疗时，必须要求在诸多复杂的临床证候中准确地把握其核心病机，针对其核心病机的主次矛盾来指导用药，而不是单纯的依症施治。徐经世先生认为晚期胰腺癌邪正交争激烈，病情进展迅速，患者多呈现邪盛正虚，正不抵邪的局面，加之手术及放化疗综合治疗后，患者多处于风烛残年之境，故胰腺癌晚期患者的治疗首务在于扶正培本。然如何扶正施补，徐经世先生认为胰腺癌患者每见有腹胀纳差、呕吐、腹泻等脾胃直接受累的表现，故先调其脾胃，方可言之扶正。故临床常以黄芪、太子参、白术、灵芝等补中益气；陈皮、半夏、枳壳、川朴、绿梅花、苍术、砂仁等以理气燥湿，降逆和胃；石斛、白芍、枸杞子、麦冬、北沙参等以养阴益胃；若脾损及肾，少阴寒象初现，则又可予煨姜、吴茱萸、桂枝、益智仁、干姜等温肾暖脾，补先天以益后天。

（2）扶正安中治疗胃癌

由于诸多因素的影响，近年来胃癌的发病率有上升的趋势，对于胃癌的治疗，目前临床多用手术切除结合化疗抑制或杀灭肿瘤细胞。但在临床上，前来就诊者大多已是中晚期患者，有的甚至失去了手术及放化疗的机会，而中医药对手术患者具有促进机体恢复、预防复发，对放化疗患者有减轻毒副反应、增加放化疗敏感性以及对晚期患者具有提高生活质量、延缓肿瘤进程、延长生命的作用。从而改善全身状况，调动机体的抗癌能力。徐经世先生认为胃癌的发生与发展与正气的强弱密不可分。正如《内经》所谓："壮人无积，虚人则有之"，指出正气的强弱、体质因素与肿瘤发生的密切关系，而人之正气强弱关键在于脾胃，因脾胃为后天之本，气血生化之源，故健运脾胃，扶正安中是治疗胃癌的根本大法之一。晚期胃癌患者因癌毒久侵，加之放、化疗的毒副作用以致脾胃受损，纳运失健，气机升降功能失职，湿浊内生，故多数患临床者表现有神疲乏力、食欲不振、少气懒言、脘腹胀满、面色萎黄、消瘦、大便溏等脾胃虚弱症状。胃癌的病变部位多涉及脾胃，亦与肝胆相关，病久及肾，更易因进食量的减少、消化吸收的障碍，导致人体的消瘦与虚弱，所以健运脾胃、扶正安中尤显重要。西医学亦证明，许多健脾益气药物有提高人体免疫功能和自然修复能力的作用，有利于抑制肿瘤的生长，改善患者的体质，促进康复，延长生存期。

徐经世先生治疗肿瘤主张抓住关键。临证要做到具体分析，既要看到整体，又要注意局部，权衡缓急，掌握演变，统筹兼顾。徐经世先生反对滥用有毒攻伐之品，他指出中药"以毒攻毒"的药物具有一定的毒性，即使小量长期服用，也有蓄积中毒之弊，医家不可滥以试用，使病者本已虚弱的身体病情恶化。选方用药应采取"调养"，即选用健运脾胃、扶正安中之药，调整人体阴阳使之归于平衡。胃癌患者大多病势缠绵，治疗不可操之过急，只要辨证不误，治疗方向正确，应守法守方，缓以图之。徐经世先生临床治疗胃癌多以辛开苦降为大法，具体运用疏肝健脾、降逆和胃、理气化瘀、温中散寒、补气健脾等方法，方选黄连温胆汤、旋覆代赭汤、扶正安中汤、橘皮竹茹汤等化裁。徐经世先生鉴于胃癌病机复杂，治疗上还常取以"兼备"及以"反佐"。胃癌病机属纯寒或纯热者较少，而以寒热错杂者居多，故采用寒热并用，如此不仅有互制之功，更有相反相成之妙。

　　近年来肿瘤的发病率明显增加，手术虽为去除肿瘤病灶的主要方法，但其对人体也有较大的损伤。肿瘤及肿瘤术后患者多表现为体质虚弱、体力下降、不思食焦虑、失眠等症状。对此徐经世先生指出，手术、肿瘤毒邪等因素可以导致气阴两伤，脾胃受损，心神受扰，致使中州不和，而呈现出正衰或邪盛之势。其认为术后无需再用猛峻之剂攻伐，而宜用扶正安中的方法，以助患者脏腑调和阴阳平衡从而达到"正气存内，邪不可干"的状态，其效功同放射疗法和化学疗法。中医治病并非单纯从病位考虑，而是从整体出发，通过调理内环境，增强机体抵抗力。因此，如何使邪去正安，机体处于常态，当有赖于脾胃肝胆的功能调和与健全。故徐经世先生提出治疗肿瘤应以扶正为基点，以"安中"之法为着力点，这一观点对于临床治疗肿瘤具有指导意义。

（郑勇飞）

方药心得

第一节 本草心悟

葛 根

原本为发散风热药，性味甘、辛、凉，归脾、胃经，有解肌退热、透发麻疹、生津止渴、升阳止泻之功。

徐经世先生认为葛根还具醒脾和胃、除烦止呕、蠲痹止痛、调节内环、平衡升降之效。并已将此药广泛用于治疗胆心综合征、颈椎病、痉挛性斜颈病、糖尿病、高血压病、冠心病、神经性头痛、重症肌无力、慢性结肠炎、上呼吸道感染、痢疾等病证。现代药理研究也证明，葛根具有扩冠、抗凝、扩血管、降压、解痉、解热和降血糖等作用。临证使用凡病症兼有胃酸过多和脾胃虚寒者，如需用之（煨葛根），应加炒黄连3g，煨姜5g，以反佐即可，无伤于胃，亦别无其他副反应。

徐经世先生临床常以该药为主，配伍药物主治：①胆心综合征：煨葛根15g，枳壳12g，白芍20g，合欢皮20g，酸枣仁25g，谷芽25g，郁金10g，竹茹10g；②颈椎病（并发高血压病）：葛根30g，白芍20g，桑寄生30g，代赭石12g，明天麻15g，夏枯草12g，干地龙10g，竹茹10g，怀牛膝10g等；③冠心病（胸痹）：葛根30g，枳壳12g，远志10g，橘络20g，丹参15g，佛手15g，郁金10g，竹茹10g等，每每应效。对煨葛根临床，徐经世先生每剂用量大为25~50g，超过教科书常用量的2~3倍，未见任何不良反应。《本经逢源》云"葛根轻浮，生用壮阳生津，熟用（煨）鼓舞胃气"。这就明确告诉我们在用本品时要左右逢源，配伍得当。徐经世先生在遇到面肌痉挛、头晕、胸闷、头昏（额部痛）、泻痢等症时，必撷取煨葛根，是取煨用壮阳止泻、解肌之效。另外徐经世先生常把葛根配以代赭石用治胆汁反流性胃炎，取其一升一降，俾使脾胃健而御肝乘，肝不乘而诸病愈。有云"升清可以降浊，欲降必先升之"，此言甚是。根据本草记载具有解酒毒的作用，当饮酒过度导致酒精中毒可以用葛根，但葛花强于葛根，所以现代生活中因实在推脱不了而要饮酒的人，可以预先用葛花泡水饮，或边饮酒边饮花茶，都有很好的解酒效果。葛根还可用于治疗现在的糖尿病（消渴），李时珍认为葛根可以散郁火；张元素云："升阳生津，脾虚作渴者，非此不除，勿多用，恐伤胃气。"临床上应当适量的选用。

无论是从传统中医认识，还是从临床应用以及从现代研究来看，葛根还有很明确的降脂作用，但临床少有用单味葛根降脂的报道，因此有必要对葛根治疗血脂异常的常用配伍结构进行研究，并用于指导临床，以达到增效减毒的目的。对于单味葛根，也有必要进一步明确降脂作用的物质基础，这必将为我们攻克血脂异常、动脉粥样硬化及其引起的心脑血管疾病等疑难杂症提供新的手段。

石　斛

原植物有五种（金钗石斛、长爪石斛、铁皮石斛、细茎石斛、重唇石斛），多半产于四川、广西、云南等地，而铁皮石斛产于安徽霍山。取以药用，由于品种加工方法不同，通常分为金钗石斛、黄草石斛，小黄草石斛、耳环石斛及鲜石斛。而耳环石斛又名枫斗，为石斛属多植物的茎经特殊加工制成。其性平味甘，入肺、胃、肾三经，功效如《本草纲目》所云："其性轻清和缓，有从容分解之妙"，话虽简短，但说明其之作用内涵。《本草纲目拾遗》："清胃除虚热，生津，已劳损，以之代茶，开胃健脾，功同参芪。定惊疗风，能镇涎痰，解暑，甘芳降气。"

如具体来说，石斛具有滋阴润肺、健脑明目、益精定志、强健筋骨、生津止渴、补虚除烦、调节代谢、抑制病邪、开胃健脾、厚理肠胃等之功。治疗肺热干咳多与枇杷叶、瓜蒌皮、生甘草、桔梗相伍；治疗昼视精明，夜暮昏暗不见物，名曰雀目，多与仙灵脾、苍术为伍。治疗病后虚弱口渴，多与麦冬、五味子煎水代饮。从当今疾病谱发生变化，在内科杂病中不少属于阴虚烦热、阴阳失调的一类病种，拟用石斛配伍为方，颇为切题，可收和缓取胜之效。如配入养益气阴方中则可起到滋而不腻、补而不滞的作用，用于温阳方中又可防止温燥伤阴之弊，其亦为治疗消渴（糖尿病）的最佳药选之一。

竹 茹

名竹皮，为禾本科植物淡竹、青竿竹、大头典竹等的茎秆去外皮刮出的中间层。其性微寒而味甘，既入胆胃二腑，又归心肺两脏，为上中二焦之要药。竹茹根据炮制方法分类有三：竹茹、姜竹茹和炒竹茹。《本草汇言》："清热化痰，下气止呃"，故其善开胃郁，降逆胃气具有止呕和胃、清肺祛痰、通利三焦之功。其性虽寒，而滑能利窍，可无郁遏客邪之虑。

徐经世先生认为古方有云"竹茹性寒，虚寒忌用"有属偏见。如脾胃虚寒，兼有他疾，用以姜炙则无碍于脾，反可起到和胃健脾，使胃受纳，药半功倍之效。按其轻可去实，引药入胃；凉用去热，和胃降逆，且有清化痰热之力，徐经世先生认为竹茹实为宁神开郁最佳之品，不可不选。今以中医药治疗疾病，入药途径单一，如用药味重，很难受纳，更有伤于胃，所以要取之有效，首先要使胃受纳，在药中配竹茹之别意也在于此，它既能调和诸药，功过甘草，又可起到治疗性作用，可谓有益无弊，一举两得，斯是徐经世先生善用本品矣。历代医籍，屡有记载，早见金匮，首方竹皮丸，治产后烦呕，后世如竹皮汤、竹茹石膏汤、竹茹橘皮汤等至今均为临床常用。

当今社会发展，生活富裕，膏粱厚味在生活中已成日常，脾胃虚寒证似已乏见，一旦为病，多为湿邪化热，郁蕴于内，亦正合竹茹之证。所以徐经世先生临床常将竹茹用于治疗以下诸症：咯血（竹茹有凉血止血作用）、痰喘、呕吐、胁痛（胆囊炎、胆石症、胆心综合征所致）、胃脘痛（胆汁反流性胃炎）、失眠（治痰火内扰心烦不眠者）、眩晕（包括美尼尔综合征）、郁证（忧郁症）等。

代赭石

味苦，入肝胃心经，《本草再新》："平肝降火，治血分，去瘀生新，消肿化痰，治五淋崩带，安产堕胎。"故其有平肝潜阳、重镇降逆、凉血止血之功。

临床虽用之主治实证，若遇兼虚者，佐以人参，亦可起疴。如虚劳咳嗽篇下有云：症见咳嗽上逆，常佐以赭石之压力，可使参之补益之力下行直至涌泉，而上焦逆气浮火，皆随之顺流而下，更可使下焦真元之气，得人参之峻补而顿旺，自能吸引上焦之逆气浮火下行，以达到补虚止咳、平衡阴阳之功。又如胆汁反流性胃炎，中医虽无此名，按其病机早有认识，如《内经》

有云：邪在胆，逆在胃。胆为六腑之一，宜通宜降，其通全借肝之疏泄，其降以胃气之下行，带动胆汁顺势下降。若胃气上逆，胆则无下行之路，湿重胃气更逆，愈阻胆经降路，胆邪上犯于胃而引起胃病。药取代赭石，镇逆胃气，使胆汁顺势而下，转为常态。可见临床诸证，病因虽有不同，治疗需以赭石为主者，只要随证制宜，佐以他药，以降取升，无不应效。《医学衷中参西录》记载："代赭石能生血兼能凉血，而其质重坠，又善降逆气，降痰涎，止呕吐，通燥结。"又载"治吐衄之证，当以降胃气为主，而降胃之药，实以赭石为最效"，是对本品最好的概述。《名医别录》中称代赭石能"养血气"。本品主含三氧化二铁，其中铁占70%，氧为30%，所含铁质促进红细胞及血红蛋白的新生，由此可知，代赭石确有生血之功。赭石为药，宜打碎先煎，用于降逆平肝，生用；用于凉血止血，煅用。《本草蒙荃》载："孕妇忌服，恐堕胎元。"因其含有微量砷元素，故孕妇慎用，其他病人也不宜久用不殆。

黄　连

别名川连。性味苦寒，归心、脾胃、肝胆、大肠经。有清热燥湿、泻火解毒之效。可用于湿热痞满、呕吐泻痢、黄疸、心烦不寐、目赤吞酸等。现代药理研究黄连有抗溃疡、抑制胃酸分泌、保护胃黏膜、抗炎镇痛和抑菌的作用。徐经世先生在临床上多用于治疗：①不寐：常用川连合并肉桂、远志、酸枣仁、琥珀、女贞。主治心肾不交之不寐，黄连主清泻心火，以制元盛之君火。犹如《本草新编》曰："黄连，入心与胞络，最泻火，亦能入肝。大约同引经之药，俱能人之，而心尤专忍也。"②口腔溃疡（口疮）：炒川连合并代赭石、姜竹茹、姜半夏、石斛、陈枳壳。李杲曰：诸病疮疡，皆属心火。凡诸疮以黄连、当归为君，甘草、黄芩为伍；③慢性结肠炎（痢疾）：炒川连合并马齿苋、竹茹、半夏、广陈皮、陈枳壳、木香。《本草衍义》曰："黄连今人多用治痢，盖执以苦燥之义。"黄连对于湿热、痢疾一般为首选，并多与木香同用，取黄连治痢，木香调气则后重自除。④反流性食管炎（噎膈、胃脘痛、反酸、胃反）：炒川连合并姜竹茹、陈枳壳、炒苍术、姜半夏，该组方实则仿黄连温胆汤之法；⑤慢性萎缩性胃炎伴幽门螺杆菌（＋）（胃脘痛）：炒川连合并蒲公英、广陈皮、姜半夏、延胡索。中医以为幽门螺杆菌（＋）多是体内湿热内蕴产生热毒而成，故临床多选用清热解毒的黄连与蒲公英相伍，则有明显的抑杀幽门螺杆菌（＋）的作用。根据临床来看，虽说黄连可以清热，但久用或量大，反而有伤阴之虑，而伤阴之后，阴虚又火旺，反而致热，这就是久服黄连反而火化的意思。因此黄连在使用方面量不宜大。如《本草新编》所云："宜少用而不宜多用，可治实热，而不可治虚热也。"徐经世先生临床多用 3g 左右。另外在《本草纲目》中，李时珍很详细地介绍了黄连的炮制方法，并根据所治脏腑部位的不同，要分别应用不同的炮制方法，临床当正确选用，以获显著效果。

远 志

系多年生草木，自生于山野，根由多数细根丛生而成，根皮供药用。其性偏温，味属苦辛。入经有说心肾，有言心脾，而《本草纲目》所云："其入足少阴肾经，非心经药也。"按其功效，归于肾经有实践依据的，因为肾为先天之本，安治五脏当先图之于肾。《神农本草经》中记载："主可逆伤中，补不足，除邪气，利九窍，益智慧，耳目聪明，不忘，强志倍力。"李时珍说：此药服之能益智强志，故有远志之称。其应用之广，功效之多，概括起来可归纳为"安神益智，芳香开郁，通行气血，理肺化痰，举陷摄精，交接水火"24个字。

具体而言，可治健忘、梦遗、失眠、忧郁、胸痹、耳鸣、自汗、盗汗、咳嗽等。如治健忘则以远志用于归脾丸、六味地黄丸、枕中丹等方中，即可应效。如治梦遗、失眠、忧郁诸证，治当交通水火，制约相火，使水火相济，开郁畅怀，远志寓于方中收效更捷。而其用于治疗胸痹效更佳，因其能通行气血，苦于入心，故为开胸蠲痹之一良药。用治耳鸣，配左磁丸、还少丹为之要药；用治自汗可入黄芪建中或玉屏风之中。用治盗汗则伍于生脉六味为宜。用治咳嗽也为上药，按咳嗽病位在肺，而致因有外感、内伤之别，并有寒、热、虚、实之分，要治愈此证，首先需要深知肺之生理特性，中医认为肺为华盖，阖辟之脏，主司呼吸，以降为顺，并认为上焦如羽，非轻不举，肺喜宣通，而恶壅塞，故治疗用药宜轻而不宜重，重则易过病所，这是在临床首先应注意的一个问题，今用远志一药即好之此意。因远志能阖能辟，善理肺气，使肺叶之阖辟纯任自然，用之使呼吸于以调之，痰涎于以得化，则咳嗽得以止矣。若以甘草辅之，诚为养肺要药，伍以桔梗，更为有效之剂。从药理分析，其能祛痰止咳，是由于远志含植物皂苷，能刺激胃黏膜，以其反射地增加支气管的分泌，故有祛痰理嗽的作用。不过往往可引起轻度恶心，但也无防，只要配用姜竹茹以和胃气即可。同时远志还有安脏腑之称，因为其有酸敛之力，如入肝能敛辑，入肾能固涩滑脱，入胃又助生酸汁，促进食欲，入心则定志安神，入肺能理肺止嗽，使肺阖辟自然。真可为和平纯粹之品，无所不宜也。远志的炮制方法亦有多种，如：制远志、蜜远志、朱远志、炒远志，《雷公炮制论》曰："凡使远志先须去心，若不去心，服之令人闷。"

荷叶梗

即藕杆。苦平，归肝、脾胃经，有解暑、清热、理气化湿之效。主治暑湿、胸闷不舒、泄泻、痢疾、淋病、带下等病。《本草再新》言其有"通气消暑、泻火清心"之效。

临床运用此药，徐经世先生体会颇深，总结其功用有三：其一，此物生长于暑夏之际，消暑利湿甚好；其二，本品气味轻清，能泻火解暑；其三，此物中通外直，气味相求，故用通气之功。徐经世先生每多作为热性疾病的药引之用，效果颇著。另有一物名曰荷叶，与荷叶梗同出一物，运用却略有差别。鲜荷叶，味苦性平，具有清热解暑、升发阳气之功，古人谓其能并发胆中清气，以达脾气，故临床常用其治疗脾虚气陷，或感暑湿之邪而症见便溏者，凡临床有口渴便溏者，每以为引获效明显。二药同为引，然适应症状却各有所长、各有所重。

合欢皮

本名乃树之皮，可安和五脏，令人欢乐，故名合欢皮。又《本草拾遗》云："其叶至暮则合，故云合昏。"味甘、苦，性平。归心、肝经。有解郁安神、活血消肿之效。主治失眠、心神不安、内外痈疡，跌仆损伤。《神农本草经》曰："主安五脏，和心志，令人欢乐无忧，久服轻身明目，得所欲。"《本草述录》曰："补阴气，宁心志，解郁结。"可见合欢皮对心神方面有明确的治疗效果。现代人随着生活节奏的加快，受着来自于生活、工作、学习等各方面的压力，长久就会出现各种神经和心理方面的疾病，故临床上失眠、抑郁、癔症、狂躁症患者比比皆是，此外，还有许多疾病亦是由心理疾病发展而来。

徐经世先生临床上遇此患者，多选用合欢皮一味配伍他药使用，如治疗失眠（不寐）者：多配伍酸枣仁、石斛、秫米、炒川连；治疗抑郁症（郁证）患者多配伍竹茹、远志、杏仁、桃仁、郁金、酸枣仁、远志、琥珀；治疗癔症患者多配伍姜竹茹、姜半夏、广橘络、木蝴蝶、广郁金。《分类本草性》云其可"消瘰疬"，徐经世先生临床亦选用治疗甲状腺功能亢进症，多合姜竹茹、姜半夏、大贝母、煅牡蛎、夏枯草、黄药子共用。至于临床用量余多以20g,

非此不足以应效，书中虽云皆不出 15g，但临床不可为书中之论所缚。正如《本草求真》所言：合欢，气缓力微，用之非止钱许汗可以奏效，故必重用久服，方有补益怡悦心志之效矣，若使急病而求治即欢悦，其能之乎？"

北沙参

为伞形科植物北沙参的根。味甘、苦，性微寒。归肺胃经。体质轻润，可升可降。《得配本草》曰："补阴以制阳，清金以滋水，治久咳肺痿，皮热瘙痒，惊烦，嘈杂，多眠，疝痛，长肌肉，消痈肿。"故其有养阴清肺、益胃生津之效。主治燥伤肺阴之干咳痰少、咽干鼻燥，肺痨阴虚之咳嗽，热伤胃阴之口渴舌干、食欲不振。现代药理研究其有镇咳祛痰、抗肿瘤之用。

徐经世先生在临床上主要用于治疗如下疾病：①发热：北沙参 20g，春柴胡 10g，炒黄芩 10g，生石膏 15g，嫩青蒿 15g。温病最易伤津耗气，故发热方中均加用沙参益气养阴；②肺燥咳嗽：北沙参 20g，代赭石 15g，杭白芍 30g，栀子炭 12g，贯众炭 20g，熟女贞 15g。此外亦用于喘证、痞满、胁痛、消渴以及肿瘤疾病后期的康复治疗。由此可见北沙参适应证之广泛，但见是症则就可以通过适当的配伍选用。现代可以选其治疗肺结核、急慢性支气管炎、小儿迁延性肺炎。

北沙参因其与南沙参功用相似生于北方故名，然其与南沙参有所区别：《本草逢源》曰："沙参，有南北二种，北者质坚性寒，南者体虚力微。"张秉成《本草便读》曰："沙参，甘寒入肺，清养之功逊于南，其润降之性南不及北。"临床当仔细鉴别，恰当选用。

仙鹤草

为蔷薇科植物龙芽草的地上部分。味苦、涩，性平。归肺、肝、脾经。具有收敛止血、补血调经、除湿止痢、杀虫解毒之效。《滇南本草》曰："调经妇人月经或前或后，红崩白带，面寒背寒腰痛，发热气胀，赤白痢疾。"仙鹤草具有显著的止血之功，临床上所见的吐血、咯血、刀伤出血等均可选用仙鹤草。本品苦燥涩敛，有除湿热、止泻痢之功，故常用于腹泻、痢疾，尤以久泻久痢为宜。现代药理研究其有杀灭绦虫和抗肿瘤作用，据此可以用其治疗滴虫性阴道炎和肿瘤术后。

徐经世先生常用安中扶正汤（仙鹤草 10~20g）用于各种恶性肿瘤术后及后期的调治，该汤剂有扶正安中、滋养化源之效。对于仙鹤草用于肿瘤术后另一解为：肿瘤多采用放化疗术，会导致血小板减少，而仙鹤草有提高血小板之效，可见肿瘤术后采用仙鹤草配伍各种补气养血之剂，会使效果事半功倍。

生黄芪

药性甘、微温，归脾、肺二经，它具有补气升阳、以阳求阴，补土生金、以养化源的作用。其补气之功应用甚广，非他药所能替代。如今人们生活普遍提高，膏粱厚味已成为日常生活的水准，故常有伤脾之运化，湿邪内生，阻滞于中，热化多见，致使气血瘀阻，又伤及胃阴。所以在见气虚证时，当须取用黄芪，且宜生用，不宜炙取。因补而不滞，补中有消，炙则滞之，有碍于脾，故临床以生用为好，诸多病例也得验证。这也是徐经世先生临床多以生用的原因所在。常用剂量在15~30g。临证见低血压、贫血、颈椎病、神经衰弱等引起的眩晕和慢性胃炎、胃下垂、白细胞减少症、瘿病、类风湿性关节炎、糖尿病、女子功能性子宫出血、缺血性心律失常、脱肛、内脏下垂、慢性支气管炎、慢性肾炎浮肿、脑血管病后遗症等病以气虚为主，或清阳不升，或中气下陷，或气虚血亏，或气不摄血，或气虚血滞不行，或气虚水湿失运，或气虚卫表不固，或气虚中寒等原因引起者，黄芪皆可应用。但对于高血压病引起的眩晕，用黄芪时须审辨虚实。徐经世先生认为高血压病所致眩晕因属功能失调，下虚上实，临床属于肝阳上越、痰浊上蒙为多见，而黄芪虽具有升降之功，对高血压病要取而慎之。因其为甘温之品，有助于热，用之有弊，易使肝风更为鸱张，痰火越加上壅，有致血压居高不下之势，反倒加重病情，故凡属表实邪盛、内有积滞、阴虚阳亢、疮疡阳证等，黄芪均不宜选用。

徐经世先生常用黄芪辨证组方治疗以下疾病：①慢性胃炎胃脘痛：黄芪20g，桂枝10g，白芍20g，白术15g，陈皮10g，山药20g，砂仁10g，绿梅花20g，炙甘草10g，煨姜5g等。临床见效明显，可以仿效。②类风湿性关节炎肢体疼痛：生黄芪30g，桂枝5~130g，白芍30g，熟女贞15g，桑寄生30g，鸡血藤15g，生薏苡仁30~50g，甘草5~10g等。③颈椎病眩晕（低血压者）：生黄芪30g，煨葛根30g，白芍20g，桑寄生30g，茺蔚子15g，白芷10g，竹茹10g等。

三 七

首载于《本草纲目》，被称为"金不换"，《本草纲目拾遗》曰："人参补气第一，三七补血第一，味同而功亦等，故人并称人参三七，为药品中最珍贵者。"蜚声中外的中成药云南白药，即以三七为主要原料制成。一般采收3年以上的三七，8、9月份采收的称为"春七"，质量好，产量高。味甘苦，性温。归肺、胃、心、肝、大肠经。

《文山中草药》载："生用止血散瘀，消肿止痛；熟用补血益气，壮阳散寒。"三七可用于治疗各类出血证，如吐血、咳血、吐血、血淋、大肠下血等，其止血作用用于治疗眼前房出血、外伤性玻璃体积血都有显著效果；此外三七还可用于治疗跌打损伤，如果因运动或劳动致身体受到外伤，可服三七粉化瘀止痛。三七也是妇科良药，凡临床见血瘀经闭，痛经，产后瘀血腹痛均可选用，如《医学衷中参西录》中载："治女子癥瘕，月事不通。"对三七的认识不可局限于上述功效，其亦是一味补益良药，凡血虚头晕或气血虚弱者都可以服三七配伍其他药物或食疗方法共补之。三七的功效现在被越来越多的药理研究所证实：其有抗动脉粥样硬化、改善脑缺血、提高免疫力、抗肿瘤、抗衰老之效。三七对物质代谢也有影响，实验研究三七还可以控制血糖、血脂和胆固醇。每年死于心血管疾病的人甚多，徐经世先生认为应该向病人普及更多的知识，提前预防，降低死亡率，此时就可以推荐三七粉做常规药服用，据此，三七比广告中大肆宣传的疗效更为显著。

灵 芝

又名木芝，生于腐朽木桩旁。分布于浙江、江西、湖南、福建、广西等地。其性味甘平，从药典记载其具有防病治病的功效，常用于治疗虚劳、失眠，消化不良等病，有益精气、疗筋骨之功效。然而随着社会的进步和科学的发展及人们物质文化水平的提高，回归自然，天然药物已成为人们防病治病的首选，中医药保健品问世颇多，灵芝、参茋之类已成为佳品，而灵芝在防病治病方面已显示出它的作用。现从药理分析来看，它对白细胞减少、冠心病、高脂血症及蛋白血症均有较好疗效，特别在抗肿瘤方面具有扶正祛邪、提高免疫、增效减毒的作用。据临床实践证明，用于食道瘤和胃癌术后的调治，确实可起到上述作用。如一位食管癌患者在4年前行手术治疗，因居于农村，以农为业，家庭人口众多，经济来源不足，故术后未作任何疗法，只每天以灵芝 10~15g，作为常规服用，身体恢复如常，前去医院复查未见异常。而配以甘麦大枣加味方，用于治疗抑郁症或单一的不寐则收效迅速。同时灵芝在补益药队中，将起到补而不滞、温而不燥的作用，如用之得当，配伍切题，往往胜过参芪，尤其在抗癌扶正方面的作用，早已得到证实。

麝 香

为鹿科动物麝的雄性香腺囊的分泌物干燥而成，属于动物性香料之一，又名当门子、元寸、脐香、麝脐香。性温，无毒，味苦，入脾肝经，有开窍辟秽、通络散瘀之功。

徐经世先生常用之治疗以下病证：①不完全幽门梗阻：麝香合竹茹、杏仁、桃仁、枳壳，再拟玄明粉、麝香，将两药合为一体，用纱布装入上药并放置脐穴，10 剂后梗阻缓解趋于明显；②小儿痫证：麝香合广郁金、京菖蒲、远志筒；③耳鸣：配合内服法之余，将麝香、冰片纳入葱管而塞耳中以外治，因《本草纲目》言其："通诸窍，开经络，透肌骨"，耳鸣时间之久，邪乃入络，脉络瘀阻清窍而不用，以常治法收效甚微，必求透关通气之药，方能取胜。④瘿瘤：内服药方之外取麝香 0.5g、冰片 5g，将 2 味药放入瓶中，用米醋 300g 浸泡旬日后，用药棉蘸之搽于局部，日搽 3~4 次，以消为度。这两味药可以改善病位的血脉，阻滞和散结消肿，与内服药相合，效果显著；⑤气厥；可取麝香、牙皂、细辛、薄荷、苦参研成细末，装入瓶中以备用。此外在《名医别录》中记载麝香："妇人产难堕胎"，说明其有很强的开窍作用，服用会导致胎死腹中，故人用其治疗难产死胎，而现在实际上已经成为一个临床运用应予注意的副作用。

官 桂

亦称肉桂，曰官桂者，乃上等供官之桂也。味辛甘、性热。归肾、心、脾、肝经。香辣气厚，降而兼升，能走能收。有补火助阳、散寒止痛、温经通脉、引火归原、鼓舞气血生长之效。主治肾阳不足、畏寒肢冷、腰膝酸软、阳痿遗精、宫冷不孕、命门火衰、火不归原，口舌糜烂、虚寒腰痛、痛经、阴疽流注等，现代药理研究其有改善心肌缺血、降血压、抗惊厥、抗溃疡、提高免疫力的作用。

徐经世先生在此详说其引火归原之效，所谓引火归原，指的是治疗因虚火上炎导致的口舌生疮，咽喉肿痛。根据现代研究来看，取官桂此作用，剂量不宜太大，限于 3g 以下，此外需要配伍养阴药物同用，否则达不到引火归原的目的，例如治疗咽喉肿痛时，一般肉桂配伍六味地黄丸一起使用，若剂量大后，因其辛热，温里作用强，又善走血分，容易助火伤阴，治疗口腔溃疡时须与炒黄连相伍，在此就不赘述。

芦荟

味苦性寒。入肝、心、胃、大肠经。《开宝本草》曰："主热风烦闷，胸膈间热气，明目镇心，小儿癫痫惊风，疗五疳，杀三虫及痔病，疮瘘，解巴豆毒。"可见芦荟有清热凉肝、泻下通便、消疳杀虫之效。主治肝火头痛、目赤肿痛、烦热惊风、热结便秘、虫积腹痛、小儿疳积、湿疮疥癣、痔瘘。

徐经世先生在临床上运用广泛：①治小儿惊风，多配伍胆星、天竺黄、雄黄；②治疗小儿脾疳，多配伍使君子；③治疗脑痈头痛，多与龙脑、瓜蒂、滑石为伍，临床此类不胜枚举。自古芦荟多入丸剂为用如当归龙荟丸、肥儿丸、更衣丸以避其苦寒之性，徐经世先生独将其入汤剂来用。因阅叶氏案，其亦多将此药入煎剂治疗热郁气结之便秘，临床运用多年未见任何不适反应，惟此药泻下通便之力强，临床用之，其量为 2~3g 为宜，且多以另包，若大便次数多者可置之不用。据此须知临床不可完全信书，可谓：尽信书则不如无书。须灵活运用，学会变通。

赤小豆

以颗粒饱满、色紫红发暗者为佳。味甘、酸，性微寒。归心、小肠经。质坚降泄。《医林纂要·药性》曰："清热解毒，去小肠火，利小便，行水，散血，消肿通乳下胎。"故赤小豆有利水消肿退黄、清热解毒排脓之效，主治水肿、黄疸、脚气、淋证、小便不利、乳痈、难产、产后乳汁不下等。

徐经世先生临床遵王好古言：治水者惟知治水，而不知补胃，则失之壅滞。赤小豆，消水通气而健脾胃，乃其药也。故选用赤小豆治疗黄疸疗效颇著。此外赤小豆寒降之性又有催生下乳之功，可用于难产及产后乳汁不下等证。临床报道研究表明赤小豆可以治疗慢性血小板减少性紫癜，多配伍带衣花生仁和冰糖服用。陶弘景云：小豆逐津液，利小便，久服令人枯燥，凡水肿胀满，总属脾虚，当杂补脾胃药中用之，病已即去，勿过剂也。其治消渴，亦借其能逐胃中热从小便利去，若用之过多，则津液竭而渴愈甚，不可不戒也。所言甚是，临床当细细体会。

五谷虫

又名水仙子，源自丽蝇科昆虫大头金蝇或其他近缘昆虫的干燥幼虫。其性味咸寒。归脾、胃经。功可清热解毒，消积滞，《本草纲目》言其"治小儿诸疳积、疳疮，热病谵妄，毒痢作吐"。用于神昏谵语、小儿疳积等症。

该药历来因其来源为医患所忌讳，用之者少，殊不知其确有奇用。徐经世先生在临床治疗慢性结肠炎或溃疡性结肠炎泻下黏滞，体态消瘦时常配伍使用，其消积导滞之力实非他药可比，亦能开胃健脾，使患者食欲大增；以其外用于臁疮破溃，去腐生肌效果也堪为满意。

煨 姜

系多年生草本植物姜的根茎炮制品。与生姜、干姜、炮姜乃是一物多用。虽源自同一植物，但因其炮制不同，所具功效亦有差别。生姜，气重于味，辛散之力较强，偏于发表，走而不守；干姜，气走味存，辛散之力减弱，长于温中回阳、祛在里之寒邪，守而不走；炮姜，专于摄血，为治中焦虚寒、脾不统血之要药；煨姜是将鲜生姜洗净，用草纸包裹，放在清水中浸湿，直接放在火中煨，待草纸焦黑，姜熟为度，或直接放火中烤熟。其性味辛温，具有温中止呕、止泻作用。《本草从新》曰："煨姜，和中止呕，用生姜惧其散，用干姜惧其燥，惟此略不燥散。凡和中止呕，及与大枣并用，取其脾胃之津液而和营卫，最为平妥。"故其性温而不燥，用以暖胃，既不若生姜辛温宣散，又不如干姜温热伤阴，于"肝胆郁热，脾胃虚寒"者最宜，常配以蒲公英寒热并用，虚寒重者配伍沉香，温中散寒止痛之力更宏，治疗胃脘痛症疗效颇佳。《会约医镜》曰："煨姜，治胃寒，泄泻，吞酸。"临床运用煨姜配伍肉豆蔻、木香可治疗脾胃虚冷，脘腹疼痛，大便泄泻；与当归、白芍同用可治疗妇女月经不调，具有调和气血的作用。但量不宜重，一般入煎剂5g为宜。

人中黄

性味甘寒，功专清热凉血、泻火解毒，善疗热毒斑疹、丹毒、疮疡等，徐经世先生临床用于治疗发热、口疮、荨麻疹等热性病。另有一味人中白，《本草经疏》曰："伤寒瘟疫非阳明实热着不宜用，痘疮非火热郁滞因而紫黑干陷而倒满者不宜用。"

对于此两味药，徐经世先生有两点体会：一则用药不可拘泥于药之来源，只要临床有效果即可使用，不要因患者嫌其秽浊而弃之不用，实则可惜，但是要与病人沟通；二者用药必须对症对病，不可求怪异之药之方。

（施　美）

第二节　常用对药

葛根与代赭石

葛根原为解肌退热、透发升阳之品，但尚具有醒脾和胃、除烦止呕之用，配赭石取以入肝胃而重镇降逆，二者相伍则一升一降，俾使脾升胃降胆汁顺应而不逆流，则胃部炎性症状即可得解。这正是按照互行生克之理，其病虽在胃，治当抑肝，以御木乘，方可使胃和而安，若以胃治胃则焉能安矣！用葛根时必以煨之，如《本经逢源》有云："葛根轻浮，生用壮阳生津，熟用（煨）鼓舞胃气"，且用量可大为25~50g，看来已超过教科书中常用量的2~3倍。未见任何不良反应，只要配伍得当，则平药亦可见奇功。

黄连与红豆蔻

在临床上治疗慢性胃炎、消化性溃疡等疾病，若患者出现呕逆或吐酸水之症，徐经世先生喜用黄连配红豆蔻。《素问·至真要大论》云："诸逆冲上，皆属于火""诸呕吐酸，暴注下迫，皆属于热"，可见，呕逆吐酸症皆为火热上冲所致。黄连性味苦寒，入心、肝、胃、大肠经。红豆蔻辛温，归脾、胃经，《名医别录》载其"主温中，心腹痛、呕吐、苦口臭气"。假借左金之意，取红豆蔻散寒燥湿，醒脾和胃，佐黄连以辛通苦降，抑制肝木，如是寒相配，则呕逆吐酸可止。临证中凡遇到患者因胃热出现呕逆吐酸之症，用红豆蔻10g、黄连3g，疗效胜于左金。当然，须配其他药物辨证施治。

薏苡仁与蒲公英

蒲公英性寒，味苦甘，能清热解毒、散结消痈、利尿。《本草新编》载："亦泻胃火之药，但其气甚平，既能泻火，又不损土，可以长服久服而无碍。"薏苡仁健脾渗湿、清热排脓、除痹。《本草纲目》有云："薏苡仁，阳明药也，能健脾，益胃。"二者相合，最善清热利湿，消痈排脓，祛湿而不生热，清热而不伤脾胃。临证中常取蒲公英与薏苡仁相配，用于治疗证属湿热蕴结胃肠而致胃肠溃疡，获效良多。早在《金匮要略》一书中，仲圣就用薏苡附子败酱散以治疗阴证肠痈，遂仿其意，选用具有清热解毒、消肿利湿之蒲公英与薏仁相配，以清热利湿，消肿止痛。因薏苡仁效力缓和，用30g的生薏苡仁配伍20g的蒲公英，则足以见其功效。

杏仁与桃仁

桃仁味苦甘而性平，入心、肝、大肠经，擅破血行瘀，润燥滑肠。杏仁味苦，微温，而入肺、脾、大肠经，擅止咳平喘，润肠通便。《本草便读》云："桃仁、杏仁，其性相似，一入肝经血分，一入肺经气分。"可见桃仁入血分，偏活血；杏仁入气分，偏行气，相配伍，一气一血，气血皆得行矣。二者皆为辛润苦降之品，可润腑通窍，调畅气血，下气通便。对于临床上常见的肠枯便燥、气血瘀滞诸证时，常用桃仁、杏仁各10g，每每用之，收效显著。

黄芪与仙鹤草

黄芪乃治虚证之要药，擅补气升阳，以阳求阴，补土生金，以滋养化源，其补气之功非其他药所能替代。仙鹤草又名脱力草，如《滇南本草》有云："治贫血衰弱，精力委顿。"用之既可补虚回力；又其味酸、性涩，功善收涩止血，用之以收止血之功，一药两用。黄芪补气，佐以仙鹤草以养血，二者合用，气血皆得补，则："气中有血，血中有气，气血相依，循环不已。"黄芪在临床上使用时宜生用，不宜炙取。因生用则补而不滞，补中有消，炙则滞之，有碍于脾，对肿瘤术后调治更应以生用为宜。一般在治疗"虚损"诸证时，用生黄芪30g，仙鹤草20g，药虽平淡，而收效颇著。

麻黄与熟地

在临床上治疗"阴疽""鹤膝风"诸证时，可用麻黄配伍熟地来进行治疗。麻黄入肺经，有发汗、平喘、利水之功；熟地入肾经，有养血滋阴，补益精髓之效；二者一肺一肾，肺肾兼补。且麻黄乃辛温发散之品，熟地乃味厚滋腻之品，但二者相制而用，既制约了麻黄的温燥又制约了熟地的厚腻，如《外科证治全生集》中所述："麻黄得熟地而不表，熟地见麻黄而不腻。"由此可见二者配伍可以制其短而展其长，有补而不滞，温散而不伤正的效果。在临床应用时，因麻黄发汗力较强，为防其伤正，用量不宜过大，一般用麻黄3g，熟地 12g，即可达到温经养血，散寒通脉的治疗效果。

第三节　脏腑用药方队

本节所收录的方剂均为徐经世先生临床运用效果较好的验方，部分为传世名方，部分为徐经世先生的自拟方。其中传世名方部分为徐经世先生在原方基础上根据经验加减而成，但收录时方名未作改变，同时保留原出处，以便读者查阅。

一、肝病方队

1. 四逆散（《伤寒论》）

【组成】柴胡 10g，枳实 12~15g，芍药 20~30g，甘草 5g。

【功效】透邪解郁，疏肝理脾。

【主证】肝郁脾虚、阳郁不达之四逆证。症见肢冷无寒热，或咳，或悸，或小便不利，或腹痛，或泄泻。

【主病】①肋神经痛；②肋骨软骨炎；③胆道蛔虫症；④慢性胰腺炎，慢性胆囊炎。

2. 加味逍遥散（《太平惠民和剂局方》）

【组成】柴胡 10g，当归 10~15g，白芍 15~30g，白术 15g，茯苓 20g，黄芩 10g，郁金 10~15g，杭菊花 15g，寄生 20g，丹参 15g，甘草 5g。

【功效】疏肝解郁，健脾养血。

【主证】脘胁胀痛，肢体疼痛，头目昏眩，食减嗜卧，寒热如虐，月经不调等。

【主病】①眩晕；②慢性肝炎；③慢性胆囊炎。

3. 痛泻药方（《丹溪心法》）

【组成】白术 15g，陈皮 10g，防风 10g，白芍 15~20g。如腹泻无里急现象，加焦山楂 15g，炒诃子 15g，煨果肉 10g，陈石榴皮 10g，煨葛根 15g，甘草 5g；若有里急，便带有黏液，宜在原方中加马齿苋 15g，炒川连 3g，杏仁 10g，桃仁 10g，枳壳 15g，木香 9g，谷芽 25g，甘草 5g；而小儿多动症在本方中加姜竹茹 10g，清半夏 10g，蒲公英 15g，紫花地丁 15g，夜交藤 15g，远志 10g，乌梅 10g，甘草 5g 等。

【主证】肠鸣腹痛，泄泻。

【主病】①急性肠炎；②结核性肠炎；③小儿多动症等。

4. 温胆汤（《三因极一病证方论》）

【组成】竹茹 10g，枳壳 15g，陈皮 10g，姜半夏 12g，茯苓 20g，杭白芍 20g，车前草 15g，绿梅花 20g，川连 3g，谷芽 25g 等。

【功效】理气化痰，清胆和胃。

【主证】肝胃不和，痰热内扰（或眩晕，或呕吐、呃逆，或癫痫）。

【主病】①神经性官能症；②美尼尔综合征；③胆汁反流性胃炎等。

5. 燮枢汤（《验方秘方》）

【组成】柴胡 10g，黄芩 10g，半夏 12g，姜黄 10g，川楝子 10g，蒺藜 15g，刘寄奴 15g，红花 10g，焦四仙各 10g，泽泻 12g，皂刺 6~10g。

【主证】胁痛腹胀，纳少便滞，溲黄等。

【主病】①迁延性肝炎；②慢性肝炎；③早期肝硬化等。

6. 化瘀逐水汤（自拟方）

【组成】当归 12~15g，赤芍 10g，桃仁 10g，鳖甲 15~30g，三棱 10g，莪术 10g，白花蛇舌草 15~30g，车前草 10g，车前子 10g，泽泻 10g，牵牛子 3g。

【功效】活血化瘀，利水消胀。

【主证】鼓胀。

【主病】肝硬化腹水。

7. 一贯煎（《续名医类案》）

【组成】北沙参 20g，杭白芍 20g，石斛 15g，甘枸杞 15g，炒川楝子 12g，杭麦冬 15g，川连 3g，甘青果 15g，柴胡 10g，天麻 15g，甘草 5g。

【功效】滋阴疏肝，润燥生津。

【主证】脘胁疼痛，寒酸口苦，咽干口燥，舌红少津。

【主病】①慢性肝炎；②胸膜炎；③慢性胃炎；④胃溃疡；⑤高血压；⑥慢性睾丸炎。

8. 五个阴煎（《景岳全书》）

（1）一阴煎

【组成】生地、熟地各15g，芍药20g，麦冬15g，丹参15g，甘草5g。

【功效】滋补肝肾，养血清热。

【主证】阴虚发热之吐血、衄血；阴亏津伤，烦渴不止，潮热不退，脉虚弦。

【主病】①肺结核；②糖尿病；③甲状腺功能亢进症。

（2）二阴煎

【组成】生地10g，麦冬15g，枣仁25g，玄参15g，茯苓20g，川连3g，木通5~10g，灯心草3g，竹叶10~20片。

【功效】滋阴降火，安神定志。

【主证】消渴，不寐。

【主病】糖尿病。

（3）三阴煎

【组成】当归10g，芍药15~20g，熟地15~25g，西洋参10g，枣仁25g，甘草5g。

【功效】补益肝脾，养气血，益阴精。

【主证】肝肾阴虚，阴精不足，消渴。

【主治】①慢性肝炎；②糖尿病；③神经衰弱。

（4）四阴煎

【组成】生地18g，麦冬15g，芍药20g，百合15g（改用石斛15g），沙参20g，茯苓20g，甘草5g。

【功效】滋阴生津，保肺生津。

【主证】阴虚劳损，津枯烦渴，咳嗽，吐衄，发热。

【主治】①肺结核；②支气管扩张。

（5）五阴煎

【组成】熟地15~25g，芍药20g，山药20g，扁豆15~30g，五味子10g，茯苓20g，甘草5g。

【功效】益阴健脾。

【主证】肾虚，劳淋，下消。

【主病】①慢性肾炎，慢性肾盂肾炎；②糖尿病。

9.新加补肝汤（原方来源于《医宗金鉴》）

【组成】针对肝病的特征，在药物组成中四物去川芎，加柴胡、石斛和原方枣仁、木瓜、麦冬、甘草、绿梅花、五味子。

【功效】养血安神，和胃调肝。

【主证】胁肋肿痛，失眠。

【主病】慢性肝炎。

10. 大黄䗪虫丸（《金匮要略》）

【组成】大黄 5g，黄芩 10g，杏仁、桃仁各 10g，赤芍 10g，生地 15g，干漆 15g，虻虫 5g，水蛭 5~10g，蛴螬 5g，土鳖虫 10g，甘草 5g。

【功效】缓中补虚。

【主证】气血亏损，兼有瘀血者。

【主病】①肝硬化，脾肿大；②子宫肌瘤，卵巢囊肿等。

【注意】肝硬化为标实本虚——实中有虚，行实当顾虚、补虚毋忘实的治疗原则。

11. 抵当汤（《伤寒论》）

【组成】水蛭 10g，虻虫 5g，桃仁 10g，大黄 5g。

【功效】破血逐瘀。

【主证】瘀热互结。

【主病】①重症肝炎出血；②中风后遗症；③子宫肌瘤；④癫狂。

12. 血府逐瘀汤（《医林改错》）

【组成】桃仁 10g，红花 10g，当归 10g，生地黄 10g，川芎 10g，赤芍 10g，牛膝 9g，桔梗 5g，柴胡 5g，枳壳 12g，甘草 3g。

【功效】活血祛瘀，行气止痛。

【主证】肝血瘀滞证。

【主病】①肝硬化；②胆囊炎；③肋间神经痛。

13. 桃红四物汤（《医宗金鉴》）

【组成】熟地 12g，当归 12g，川芎 12g，白芍 15g，桃仁 10g，红花 10g。

【功效】补血，活血，调经。

【主证】营血虚滞。

【主病】胁痛。

14. 天麻钩藤饮（《杂病证治新义》）

【组成】天麻 15g，钩藤 12g，石决明 30g，栀子 10g，黄芩 10g，川牛膝 12g，茯神 5g，杜仲 15g，益母草 12g，桑寄生 15g，夜交藤 25g。

【功效】平肝息风，清热活血，补益肝肾。

【主证】肝阳偏亢，肝风上扰。

【主病】①高血压；②脑出血、脑梗死；③更年期综合征。

15. 半夏白术天麻汤（《医学心悟》）

【组成】半夏 10g，天麻 15g，茯苓 20g，橘红 10g，白术 15g，甘草 3g。

【功效】燥湿化痰，平肝息风。

【主证】风痰上扰证。症见眩晕头痛、胸闷呕恶等。

【主病】①耳源性眩晕；②神经性眩晕；③高血压。

16. 人参养荣汤（《太平惠民和剂局方》）

【组成】生黄芪 30g，太子参 15g，白术 12g，茯神 20g，陈皮 10g，当归 15g，白芍 20g，远志 10g，五味子 10g，甘枸杞 15g，山茱萸 12g，肉桂 3g，炙甘草 6g。

【功效】益气养血，和络止痛。

【主证】气阴两虚。

【主病】①眩晕；②头痛。

17. 龙胆泻肝汤（《医方集解》）

【组成】龙胆草 5~10g，黄芩 10g，栀子 10~15g，白通草 5g，车前草 10~15g，泽泻 10~15g，金钱草 15~30g，龙葵 5~10g，茵陈 15~30g。

【功效】清泻肝胆湿热。

【主证】肝胆湿热下注。

【主病】①急性黄疸型肝炎；②急性胆囊炎。

18. 大柴胡汤（《伤寒论》）

【组成】柴胡 15g，黄芩 9g，半夏 10g，芍药 15g，大黄 6g，枳实 12g，大枣 4枚，生姜 15g。

【功效】和解少阳，内泻热结。

【主证】少阳阳明同病。症见往来寒热，胸胁苦满，郁郁微烦，呕不止，心下满痛，大便不解等。

【主病】①急性胰腺炎；②阻塞性黄疸；③急性胆囊炎。

19. 小柴胡汤（《伤寒论》）

【组成】柴胡 12g，黄芩 9g，人参 10g，半夏 10g，生姜 3 片，大枣 4 枚，甘草 5g。

【功效】和解少阳。

【主证】少阳证。症见往来寒热，胸胁苦满，默默不欲饮食，心烦喜呕，口苦咽干，目眩。

【主病】①慢性肝炎、肝硬化；②胆囊炎、胆结石；③胰腺炎。

二、心病方队

1. 桂枝甘草龙牡汤（《伤寒论》）

【组成】桂枝 6g，炙甘草 5g，龙骨 20g，牡蛎 20g。

【功效】温阳定悸，摄敛心神。

【主证】心阳虚衰，形寒肢冷，心中空虚，烦躁，舌质淡红，脉虚弱。

【主病】神经衰弱。

2. 安神定志丸（《医学心悟》）

【组成】红参 5~10g，茯苓、茯神各 15g，远志 10g，石菖蒲 12g，龙齿 30g，朱砂 3g。

【用法】研末蜜丸，朱砂为衣，一日 3 次，每次 5g。

【功效】益气宁心，镇静安神。

【主证】心悸不寐。

【主病】①神经衰弱；②心律失常。

3. 酸枣仁汤（《金匮要略》）

【组成】枣仁 30g，知母 10g，茯苓 15g，川芎 10g，甘草 5g。

【用法】水煎服，1 剂服 2 次，日服 2 剂。

【功效】养血安神，清热除烦。

【主证】心悸盗汗，眩晕，咽干口燥，脉弦数。

【主病】①神经衰弱；②失眠；③慢性肝炎。

4. 甘麦大枣汤（《金匮要略》）

【组成】甘草 5g，小麦 30~50g，大枣 5 枚。

【用法】水煎 2 次作 2 日服，2 日 1 剂。

【功效】养血安神，和中缓急。

【主证】脏躁。症见精神恍惚，善悲欲哭，不能自主，欠伸，舌红少苔，脉细数。

【主病】①癔症；②神经衰弱；③精神分裂症；④更年期综合征；⑤窦性心律过速。

5. 柏子养心丸（《体仁汇编》）

【组成】柏子仁 25g，枸杞 15g，玄参 15g，熟地 15g，麦冬 9g，当归 9g，菖蒲 9g，茯神 15g，甘草 5g。

【功效】补肾滋阴，养心安神。

【主证】精神恍惚，怔忡惊悸，睡眠多梦，健忘盗汗，舌质淡红，苔薄，脉细稍数。

【主病】①神经衰弱；②心动过速；③心律不齐。

6. 珠母补益方（《临证见解》）

【组成】珍珠母 30~40g，龙骨 20~40g，枣仁 25~30g，五味子 6~10g，女贞子 15g，熟地 15g，白芍 15~20g。

【功效】育阴潜阳，养血安神。

【主证】不寐，心悸，头晕头痛，舌红，苔薄，脉细数。

【主病】①神经衰弱；②更年期综合征。

7. 归脾汤（《济生方》）

【组成】白术 12g，茯神 15g，龙眼肉 12g，黄芪 15~20g，酸枣仁 15~25g，人参 10g，木香 6g，炙甘草 5g，当归 9g，远志 10g。

【功效】益气补血，健脾养心。

【主证】心脾气血两虚证。症见心悸怔忡，健忘失眠，体倦食少，面色萎黄。

【主病】神经衰弱症。

8. 安神补心丹（《沈氏尊生书》）

【组成】当归 10g，生地 15g，茯神 20g，黄芩 10g，川芎 10g，白芍 20g，白术 15g，枣仁 25g，远志 10g，麦冬 12g，玄参 15g，甘草 6g。

【用法】加倍研末蜜丸，一次服 10g，日 3 次。

【功效】滋阴养血，宁心安神。

【主证】心血不足，头晕心悸，心烦不寐，口干不饮，舌淡红，苔薄白，脉细稍数。

【主病】①神经衰弱；②更年期综合征。

9. 四物安神汤（《万病回春》）

【组成】生地 15g，当归 10g，白芍 15~20g，熟地 15g，麦冬 12g，枣仁 15~30g，黄连 3~5g，茯神 15g，栀子 10g，飞辰砂 1~3g，乌梅 10g，竹茹 10g。

【功效】滋阴清热，养血安神。

【主证】心悸，心烦不寐，五心烦热，脉细数。

【主病】①更年期综合征；②神经衰弱。

10. 益寿汤（《世医得效方》）

【组成】人参 5g，黄芪 15~30g，远志 10g，茯神 15g，枣仁 15~30g，木香 10g，白芍 15~30g，当归 12g，紫石英 15g，甘草 6g，大枣 5 枚。

【功效】补脾益气，养血安神。

【主证】气血不足，心脾两虚。症见面色㿠白，头晕心悸，倦怠食少，不寐多梦，舌淡，脉弦细。

【主病】①失眠；②神经官能症。

11. 七福饮（《景岳全书》）

【组成】人参 5~10g，白术 15g，远志 10g，当归 12g，熟地 15g，枣仁 15~25g，甘草 6g。

【功效】补气养血，宁心安神。

【主证】面色不华，头晕心悸，怔忡不寐，舌淡红，苔薄白，脉细弱。

【主病】①失眠；②贫血；③神经官能症。

12. 宁志丸（《证治准绳》）

【组成】人参 5~10g，茯神 15g，茯苓 15g，远志 10g，柏子仁 12g，枣仁

12~25g，当归 9g，石菖蒲 10g，乳香 6g，琥珀 3g，朱砂 2g（冲）。

【用法】加倍研末为丸，一次 10g，日 3 次。

【功效】益气养心，祛瘀宁神。

【主证】血虚挟瘀之心悸怔忡，胸闷不舒，心痛偶作，脉弦细。

【主病】①神经衰弱；②血管神经性头痛；③癔症；④脑动脉硬化；⑤老年性痴呆。

13. 桂枝生姜枳实汤（《金匮要略》）

【组成】桂枝 10g，生姜 5g，枳实 15g。

【用法】上 3 味，煮用，分温 3 服。

【功效】温通阳气，平冲降逆。

【主证】寒饮上逆心痛。心中痞，诸逆，心悬痛。

【主病】心痛。

14. 心肾两交汤（《辨证录》）

【组成】人参 5~10g，当归 10g，熟地 15g，山茱萸 10g，麦冬 12g，枣仁 15~30g，肉桂 3g，白芥子 6g，黄连 3~5g，甘草 5g。

【功效】交通心肾，安神定志。

【主证】心肾不交，水火不济证。症见健忘，头晕耳鸣，腰酸，舌红，苔薄，脉细数。

【主病】①神经衰弱；②癔症。

15. 神交汤（《辨证录》）

【组成】人参 5g，麦冬 12g，巴戟天 15g，柏子仁 15g，山药 20g，芡实 10~15g，玄参 15g，丹参 15g，茯神 15g，菟丝子 15g。

【功效】调理阴阳，安神定志。

【主证】阴阳两虚之健忘，心悸气短，腰酸腿软，脉细数，舌苔薄白。

【主病】①失眠；②神经衰弱；③动脉硬化。

16. 朱砂安神丸（《兰室秘藏》）

【组成】黄连 5g，辰砂 3g（水飞），生地 10g，当归身 6g，炙甘草 6g。

【用法】研末制丸，一次服 5g，日 3 次。

【功效】镇心安神，清热养血。

【主证】心神不安，烦热不寐，脉细数。

【主病】①神经衰弱；②癔症。

17. 磁朱丸（《备急千金要方》）

【组成】神曲 120g，磁石 60g，朱砂 10g。

【用法】蜜制小丸，一次服 5g，日 3 次。

【功效】摄纳浮阳，镇心明目。

【主证】水火不济证。症见心悸失眠，头晕眼花，耳聋耳鸣，癫痫，脉细数。

【主病】①癫痫；②神经性耳聋；③精神分裂症；④痴呆。

18. 孔圣枕中丹（《备急千金要方》）

【组成】龟板 15~30g，龙骨 30g，远志 10g，菖蒲 10g。

【用法】研末蜜制小丸，每次 5g，日 3 次。（以上是汤剂的量如作丸拟加剂即可）

【功效】宁心安神，益肾健脑。

【主证】心肾不交证。症见失眠，多梦，健忘，心悸，精神恍惚，神志不宁，舌嫩红，脉细数。

【主病】①神经衰弱；②癔症。

19. 龙齿镇心丹（《太平惠民和剂局方》）

【组成】龙齿 30g，远志 10g，天冬 12g，熟地 15g，山药 15g，茯神 15g，麦冬 12g，车前子 10g，桂心 5g，五味子 9g，地骨皮 12g。

【用法】研末蜜制小丸，每次服 10g，日 3 次，亦可为煎剂，作 2 次服，一日服 2 剂。

【功效】滋养心阴，镇心安神。

【主证】心阴亏虚证。症见心悸易惊，心烦不寐，梦多，口渴盗汗，舌红，苔薄黄，脉细数。

【主病】①神经衰弱；②更年期综合征。

20. 琥珀养心丹（《证治准绳》）

【组成】琥珀 3g，龙齿 30g，石菖蒲 10g，远志 10g，茯神 15g，枣仁 15~25g，人参 6g，当归 9g，生地 12g，黄连 5g，朱砂 2g，黑豆 15g，柏子仁 15g，犀牛黄 3g，甘草 6g。

【用法】制小丸，一次 10g，日 3 次。

【功效】益气养心，镇静安神。

【主证】心阴虚证。症见心悸，心烦易惊，入寐易醒，多梦，舌质红，苔白，脉细数。

【主病】①神经衰弱；②癔症；③精神分裂症；④老年性痴呆。

三、脾胃病方队

1. 理中丸（《伤寒论》）

【组成】白术 15g，煨干姜 5 片，党参 12g，甘草 5g。

【功效】温中祛寒，健脾补气。

【主证】脾胃虚寒，阳虚失血证。症见脘腹疼痛，喜温喜按，畏寒肢冷，食少纳呆或呕吐，自利不渴，或见便血、吐血、崩漏等，血色暗淡，质清稀。

【主病】①慢性胃炎、胃及十二指肠溃疡；②慢性肠炎。

2. 黄芪建中汤（《金匮要略》）

【组成】黄芪 15g，饴糖 30g，桂枝 10g，芍药 15g，大枣 6 枚，甘草 5g。

【功效】温中补气，和里缓急。

【主证】虚劳里急，诸不足证。症见形体羸弱，面色无华，里急腹痛，喜温喜按，心悸气短等。

【主病】胃肠炎。

3. 连理汤（《张氏医通》）

【组成】白术 15g，煨姜 5 片，党参 12g，甘草 5g，黄连 3g，茯苓 20g，马齿苋 15g，扁豆花 15g。

【功效】温中祛寒，兼清郁热。

【主证】外受暑邪，内伤生冷，泄泻次数甚多，心烦口渴，肛门灼热，小便赤涩者。

【主病】①泄泻；②痢疾。

4. 六君子汤（《医学正传》）

【组成】白术 15g，云茯神 20g，党参 12g，广陈皮 10g，姜半夏 12g，甘草 5g。

【功效】益气健脾，燥湿化痰。

【主证】脾胃气虚兼痰湿证。症见面色萎白，气短乏力，食少便溏，胸脘痞闷，呃逆等。

【主病】①慢性胃炎、胃及十二指肠溃疡；②慢性肠炎。

5. 补中益气汤（《脾胃论》）

【组成】生黄芪25g，炒潞党参12g，焦白术15g，茯苓、茯神各15g，广陈皮10g，柴胡梗6g，炒升麻5g，陈枳壳12g，佛手柑15g，宣木瓜15g，香谷芽25g，鲜生姜3小片，大红枣3枚。

【功效】补中益气，升阳举陷。

【主证】脾胃虚弱，失其健运，升降失常。症见饮食少进，胃脘作胀等。

【主病】①胃炎；②慢性肠炎；③内脏下垂、脱肛等。

6. 参苓白术散（《太平惠民和剂局方》）

【组成】太子参25g，焦白术15g，怀山药20g，广陈皮10g，远志10g，首乌藤25g，酸枣仁30g，建莲子15g，马齿苋15g，炒川连3g，杏仁10g，桃仁10g，五谷虫15g。

【功效】理脾和胃，调节气机。

【主证】脾胃虚弱，运化不良兼有气阴两虚之象。症见饮食不化，胸脘痞闷，肠鸣泄泻，四肢乏力，形体消瘦等。

【主病】①慢性胃肠炎；②小儿消化不良。

7. 苍白二陈汤（《杂病源流犀烛》）

【组成】苍术15g，白术15g，陈皮10g，姜半夏12g，砂仁10g，藿香梗10g，苏梗10g，绿梅花20g，川朴10g，良姜6g，制香附15g，煨姜5g，谷芽25g。

【功效】燥湿散寒，行气止痛。

【主证】寒湿内侵，胃阳受遏。症见胃脘冷痛，痛势剧烈，伴有呕心欲吐，大便溏泻，头身困重，身软无力。

【主病】急、慢性胃肠炎。

8. 葛枳二仁汤（自拟方）

【组成】煨葛根25g，陈枳壳12~15g，陈皮10g，苍术15g，焦山楂10~15g，马齿苋15g，杏仁、桃仁10g，桔梗10g，槟榔10g，五谷虫10~15g，姜竹茹10g，薏苡仁15~30g。

【功效】理脾和胃，利湿止泻。

【主证】肝郁脾虚，湿浊阻滞之象。

【主病】①慢性结肠炎；②溃疡性结肠炎等。

9. 黄芪桂枝五物汤（《金匮要略》）

【组成】黄芪 25g，桂枝 10g，白芍 20g，白术 15g，陈皮 10g，山药 20g，砂仁 10g，绿梅花 20g，炙甘草 10g，煨姜 5g。

【功效】益气和血止痛。

【主证】气血不畅之疼痛。

【主病】①慢性胃炎胃脘痛；②血痹。

10. 解痉止痛散（自拟方）

【组成】香附 15g，广陈皮 10g，高良姜 5~10g，延胡索 10~15g，蒲公英 15~20g，沉香 5~10g，煨姜 3~5g。

【功效】调中和胃，理气止痛。

【主证】胃气壅滞，胃脘胀痛。

【主治】胃脘痛。

11. 丹七和络饮（自拟方）

【组成】炒丹参 15g，炒白术 15g，姜竹茹 10g，陈皮 10g，姜半夏 12g，五灵脂 10g，乌贼骨 15g，川朴 10g，田三七 6g，檀香 6g，枳壳 12g。

【功效】燥湿理气，通络止痛。

【主证】脾虚湿滞，胃络瘀阻。症见胃脘胀痛，痛有定处，嗳气吞酸等。

【主病】①慢性胃炎；②胃及十二指肠溃疡。

12. 胃痛散（自拟方）

【组成】延胡索 15g，陈皮 15g，沉香 10g，蒲公英 30g，干姜 3g。

【用法】共研粉末冲服，2 小时一次。

【功效】缓急止痛。

【主证】胃脘部疼痛。

【主病】胆胃痉挛性和非痉挛性的疼痛。

13. 消化复宁汤（自拟方）

【组成】竹茹 10g，苍术 15g，柴胡 10g，黄芩 9g，枳壳 12g，郁金 10g，延胡索 12g，白芍 20g，山楂 15g，蒲公英 20g，金钱草 15g，谷芽 15g，麦芽

15g。

【功效】宽中理气，疏肝利胆，健脾和胃，升降平衡。

【主证】以胆腑气机通降功能失常为主的胆胃不和。

【主病】①胆囊炎；②胆石症；③慢性胃炎；④胆汁反流性胃炎。

14. 舒肝和胃煎（自拟方）

【组成】竹茹 10g，代赭石 12g，白芍 20g，白术 15g，砂仁 10g，香附 15g，炒诃子 10g，绿梅花 20g，八月扎 12g，枳壳 12g，谷芽 20g。

【功效】疏肝和胃，理气止痛。

【主证】肝气犯胃证。

【主病】①胃痛；②胁痛。

15. 益胃汤（《温病条辨》）

【组成】北沙参 15~20g，石斛 15~20g，白芍 20~30g，花粉 10~15g，鲜生地 15~20g，麦冬 10~15g，玉竹 15g。

【功效】养阴益胃。

【主证】胃阴损伤证。症见胃脘灼热隐痛，饥不能食，咽干口燥，舌红少苔，脉细数等。

【主病】①胃炎；②糖尿病；③小儿厌食症。

16. 竹叶石膏汤（《伤寒论》）

【组成】竹叶 15g，石膏 30g，半夏 9g，人参 6g，甘草 6g，麦冬 15g（去心），粳米 15g。

【功效】清热和胃，益气生津。

【主证】余热未清，津气两伤证。症见虚羸少气，气逆欲吐等。

【主病】①暑温；②小儿夏季热。

17. 半夏泻心汤（《伤寒论》）

【组成】半夏 12g，干姜 9g，人参 9g，黄芩 9g，黄连 3g，大枣 4 枚，炙甘草 9g。

【功效】寒热平调，消痞散结。

【主证】寒热互结之痞证。症见心下痞，满而不痛，或呕吐，肠鸣下利等。

【主病】①胃肠炎；②胃肠神经症。

18. 旋覆代赭汤（《伤寒论》）

【组成】半夏 9g，生姜 15g，人参 9g，旋覆花 9g，代赭石 3g，大枣 4 枚，炙甘草 6g。

【功效】降逆化痰，益气和胃。

【主证】胃虚痰阻气逆证。症见心下痞硬、噫气不除等。

【主病】①神经性呃逆；②胃下垂；③胃神经症；④消化性溃疡。

19. 吴茱萸汤（《伤寒论》）

【组成】吴茱萸 9g，生姜 18g，人参 9g，大枣 4 枚。

【功效】温中补虚，降逆止呕。

【主证】肝胃虚寒，浊阴上逆证。症见食后欲呕，胸膈满闷，胃脘疼痛，吞酸嘈杂等。

【主病】①慢性胃炎；②神经性呕吐；③神经性头痛。

20. 良附丸（《良方集腋》）

【组成】高良姜 6g，香附 15g。

【功效】温胃理气。

【主证】寒凝气滞，脘痛吐酸，胸腹胀满。

【主病】胃痛。

21. 枳术丸（《内外伤辨惑论》）

【组成】枳实 30g，白术 60g。

【功效】健脾消痞。

【主证】脾胃虚弱，食积气滞证。脘腹痞满，不欲饮食。

【主病】①慢性胃炎；②胃下垂。

22. 平胃散（《太平惠民和剂局方》）

【组成】苍术 15g，厚朴 9g，陈皮 9g，甘草 6g。

【功效】燥湿运脾，行气和胃。

【主证】湿困脾胃证。

【主病】消化道溃疡。

23. 升阳益胃汤（《脾胃论》）

【组成】人参 15g，黄芪 30g，白术 9g，茯苓 9g，陈皮 12g，半夏 15g，羌活 15g，防风 15g，柴胡 9g，泽泻 9g，黄连 3g，甘草 3g。

【功效】升阳益胃。

【主证】脾胃虚弱，湿热滞留中焦。症见怠惰嗜卧，四肢不收，体重节肿，口苦舌干，饮食无味，食不消化，大便不调，小便频数；兼见肺病，洒淅恶寒，惨惨不乐，面色恶而不和者。

【主病】①腹泻；②萎缩性胃炎；③慢性胆囊炎；④荨麻疹；⑤溃疡性结肠炎。

四、肺病方队

1. 桂枝汤（《伤寒论》）

【组成】桂枝（去皮）9g，芍药 9g，炙甘草 6g，生姜（切）9g，大枣（擘）12 枚。

【功效】解肌祛风，调和营卫。

【主证】营卫不和。啬啬恶寒，淅淅恶风，翕翕发热，鼻鸣干呕者。

【主病】①感冒；②内伤发热；③失眠；④汗证。

2. 小青龙汤（《伤寒论》）

【组成】炙麻黄 3g，炒白芍 4.5g，干姜 3g，五味子 2.5g，制半夏 4.5g，细辛 1.5g，炙甘草 3.5g。

【功效】解表散寒，温肺化饮。

【主证】外寒内饮证。症见咳喘，痰多而稀，胸痞，或痰饮喘咳，不得平卧，或身体疼痛，头面四肢浮肿等。

【主病】①慢性支气管炎；②支气管哮喘。

3. 荆防败毒散（《摄生众妙方》）

【组成】荆芥 4.5g，牛蒡子 4.5g，柴胡 4.5g，银花 4.5g，桔梗 4.5g，鲜公英 3 棵，蝉蜕 3g，黄芩 4.5g，茯苓 6g，人中黄 3.6g。

【功效】发汗解表，解毒止痒。

【主证】外邪袭表。

【主病】①上呼吸道感染；②过敏性皮炎、荨麻疹、湿疹；③螳螂毒。

4. 柴葛解肌汤（《伤寒六书》）

【组成】柴胡 10g，葛根 15g，白芷 10g，羌活 10g，桂枝 9g，黄芩 10g，

防风 10g，藁本 10g，陈皮 10g，桔梗 10g，甘草 5g。

【功效】解肌清热。

【主证】三阳合病，头痛发热，恶寒无汗。

【主病】①感冒及流行性感冒；②三叉神经痛；③牙龈炎。

5. 杏苏散 (《温病条辨》)

【组成】苏叶、苏梗各 6g，荆芥穗 10g，炒杏仁 10g，信前胡 10g，广陈皮 10g，姜半夏 10g，炙麻黄 3g，炙桔梗 10g，金沸草 10g，蝉蜕 5g，粉甘草 5g。

【功效】疏解散寒，宣肺止咳。

【主证】风寒束肺，失其宣肃，邪逗于表之证。症见头痛，恶汗无汗，咳嗽痰稀，鼻塞咽干等。

【主病】①流行性感冒；②慢性支气管炎；③肺气肿。

6. 麻杏甘石汤 (《伤寒论》)

【组成】炙麻黄 3g，生石膏 15g，炒杏仁 10g，粉甘草 5g。

【功效】辛凉宣泄，清肺平喘。

【主证】外感风热，肺热咳喘证。症见身热不解，有汗或无汗，咳逆气急，甚则鼻翼煽动等。

【主病】①上呼吸道感染；②支气管炎；③大叶性肺炎；④支气管哮喘。

7. 九仙散 (《卫生宝鉴》)

【组成】人参 10g，款冬花 10g，桑白皮 10g，桔梗 10g，五味子 10g，阿胶 10g，乌梅 10g，贝母 5g，罂粟壳 6g。

【功效】敛肺止咳，益气养阴。

【主证】久咳肺虚证。症见久咳不已，甚则气喘自汗等。

【主病】①慢性支气管炎；②肺气肿；③肺结核；④支气管哮喘。

8. 补肺汤 (《云岐子保命集》)

【组成】桑白皮 12g，人参 12g，黄芪 6g，五味子 6g，紫菀 6g，熟地 12g。

【功效】补肺益肾，清火化痰。

【主证】肺肾两虚之劳嗽。症见日晡发热，自汗盗汗，痰多喘逆；虚劳短气自汗，时寒时热，易于感冒，舌色淡，脉软无力等。

【主病】喘证。

9. 清金化痰丸（《统旨方》）

【组成】黄芩 10g，射干 10g，贝母 10g，瓜蒌皮 10~15g，桑白皮 10g，鱼腥草 10~15g，芦根 15~20g，白茅根 15~30g，猫爪草 10g。

【主证】风热犯肺证。症见咳嗽，痰黄，咳痰不爽等。

【主病】①支气管炎；②支气管扩张；③肺炎。

10. 定喘汤（《摄生众妙方》）

【组成】麻黄 9g，白果 9g，款冬花 9g，杏仁 9g，桑白皮 6g，半夏 9g，苏子 9g，黄芩 9g，甘草 3g。

【功效】宣肺降气，清热化痰。

【主证】哮喘。症见喘咳气急、痰多黄稠等。

【主病】①支气管炎；②肺气肿；③支气管哮喘。

11. 小陷胸汤（《伤寒论》）

【组成】黄连 6g，半夏 12g，瓜蒌实 20g。

【功效】清热化痰，宽胸散结。

【主证】痰热互结之小结胸证。症见胸脘痞闷，按之则痛，或咳痰黄稠，脉滑数。

【主病】①急性支气管炎；②胸膜炎；③胸膜粘连。

12. 藿香正气散（《太平惠民和剂局方》）

【组成】藿香 10g，香薷 10g，紫苏叶梗 10g，白芷 10g，桔梗 10g，苍术 15g，陈皮 10g，姜半夏 10g，川朴花 10g，川连 3g，扁豆花 15g，甘草 5g。

【功效】解表化湿，理气和中。

【主证】外感风寒，内伤湿滞证。症见憎寒壮热、头痛头重、胸膈满闷、呕吐腹泻等。

【主病】①夏秋季节感冒；②胃肠型感冒；③急性胃肠炎。

13. 二陈汤（《太平惠民和剂局方》）

【组方】清半夏 10g，橘红 10g，茯苓 20g，粉甘草 5g。

【功效】燥湿化痰，理气和中。

【主证】湿痰证。症见咳嗽痰多，色白易咯，胸膈痞闷等。

【主病】①慢性支气管炎；②肺气肿。

14. 三子养亲汤（《韩氏医通》）

【组方】白芥子 15g，莱菔子 15g，苏子 10g。

【功效】降气化痰止咳。

【主证】痰浊蕴肺证。症见咳逆痰涌，胸满气急，苔浊腻等。

【主病】①支气管炎；②支气管扩张。

15. 沙参麦冬汤（《温病条辨》）

【组成】北沙参 15~20g，麦冬 10~15g，天冬 10~15g，阿胶 15~30g，石斛 15~20g，芦根 15~20g，花粉 15g，百合 15g，玉竹 15g，黄精 15~25g。

【功效】养阴清热，润肺止咳。

【主证】肺阴亏耗之咳嗽。

【主病】①上呼吸道感染；②支气管炎；③肺炎。

16. 养阴清肺汤（《重楼玉钥》）

【组成】生地 12g，麦冬 9g，生甘草 3g，玄参 9g，贝母 5g，丹皮 5g，薄荷 3g，白芍 5g。

【功效】养阴清肺，解毒利咽。

【主治】白喉。症见咽喉间起白如腐，不易拭去，咽喉肿痛，或咳或不咳，呼吸有声。

【主病】①白喉；②急性扁桃体炎；③急性咽喉炎。

17. 百合固金汤（《慎斋遗书》）

【组成】百合 12g，熟地 9g，生地 9g，当归 9g，白芍 3g，甘草 3g，桔梗 3g，玄参 3g，贝母 9g，麦冬 9g。

【功效】滋肾保肺，止咳化痰。

【主证】肺肾阴亏，虚火上炎证。症见咳嗽气喘，痰中带血，咽喉燥痛，午后潮热等。

【主病】①肺结核；②慢性支气管炎；③支气管扩张。

18. 玉屏风散（《丹溪心法》）

【组成】生黄芪 30g，焦白术 15g，关防风 10g。

【功效】益气固表止汗。

【主证】卫表不固，肺失肃降，虚人外感证。

【主病】①体虚感冒；②慢性鼻炎；③过敏性鼻炎。

19. 苓桂术甘汤（《伤寒论》）

【组成】茯苓 12g，桂枝 9g，白术 9g，甘草 6g。

【功效】温化痰饮，健脾利湿。

【主证】中阳不足痰饮证。症见心下逆满，气上冲胸，起则头眩等。

【主病】①慢性支气管炎；②心源性水肿。

20. 苍耳子散（《济生方》）

【组成】苍耳子 10g，辛夷花 10~15g，白芷 10g，细辛 3~5g，鹅不食草 15g。

【功效】疏风止痛，通利鼻窍。

【主证】风邪上攻之鼻渊。

【主病】①急慢性鼻炎；②鼻窦炎；③过敏性鼻炎。

五、肾病方队

1. 五苓散（《伤寒论》）

【组成】猪苓 15g，泽泻 10~15g，白术 15g，云苓 15~30g，桂枝 6~10g。

【功效】利水渗湿，温阳化气。

【主证】蓄水证；水湿内停；痰饮。

【主病】①肾炎；②心性水肿；③肝硬化腹水；④尿潴留；⑤急性肠炎等属水湿内停者。

2. 猪苓汤（《伤寒论》）

【组成】猪苓 9g，茯苓 9g，泽泻 9g，滑石 9g，阿胶 9g。

【功效】利水渗湿，清热养阴。

【主证】水热互结证。症见小便不利，发热，渴欲饮水，心烦不寐等。

【主病】①泌尿系感染；②肾炎。

3. 真武汤（《伤寒论》）

【组成】茯苓 9g，芍药 9g，白术 6g，生姜 9g，附子 1 枚。

【功效】温阳利水。

【主证】脾肾阳虚水泛证。症见小便不利，四肢沉重，甚则腰以下浮肿，畏寒肢冷，或腹痛下利。

【主病】①慢性肾炎；②心性水肿；③甲状腺功能低下症；④慢性肠炎。

4. 利水通窍汤（自拟方）

【组成】黄芪15~30g，当归10~15g，杏仁10g，茯苓15~30g，白术15~30g，桂枝5~10g，猪苓15g，泽泻10~15g，皂刺6~10g，甘草5g。

【功效】温化水湿，利水消肿。

【主证】产后排尿困难。

【主病】产后尿潴留。

5. 泽泻汤（《金匮要略》）

【组成】白术15~30g，泽泻10~15g。

【功效】利水除饮，健脾制水。

【主证】水停心下证。症见清阳不升，浊阴上犯，头昏目眩等。

【主病】耳源性眩晕。

6. 六味地黄丸（《小儿药证直诀》）

【组成】北沙参20g，干生地18g，净萸肉12g，云茯苓20g，熟女贞15g，海金沙30g，西滑石15g（布包），西琥珀6g，大沉香9g，川杜仲20g，建泽泻12g，车前草15g。

【功效】温阳益肾，滋养肾阴，泻邪利窍。

【主证】下元不足，肾气不固，阴虚挟湿，下窍失利之证。症见腰膝酸软，耳鸣耳聋，小便淋沥等。

【主病】①泌尿系感染；②泌尿系结石。

7. 八正散（《太平惠民和剂局方》）

【组成】车前草10g，车前子10g，木通10g，茵陈15~30g，萹蓄10g，瞿麦10g，赤茯苓15g，萆薢15~30g，泽泻10~15g，防己10~15g，地肤子10~15g，鸭跖草15g，玉米须15~30g。

【功效】清热泻火，利水通淋。

【主证】湿热淋证。症见尿频、尿急、尿痛，淋沥不尽，甚则不通等。

【主病】①泌尿系感染；②泌尿系结石。

8. 复方二草颗粒（自拟方）

【组成】凤尾草 20g，柴胡 10g，黄芩 10g，车前草 15g，川楝子 10g，延胡索 12g，琥珀 10g，杜仲 20g，甘草 5g。

【用法】上方制成颗粒剂，每包 6g，每服 1 包，日 2~3 次，开水冲下（空腹服用为宜）。

【功效】和解寒热，清利湿热，疏肝理气，通淋止痛。

【主证】淋证，劳淋，石淋。

【主病】①急、慢性肾炎；②尿路感染；③泌尿结石。

9. 二加龙骨汤（《小品方》）

【组成】芍药 24g，生姜 30g，甘草 12g，大枣 12 枚，龙骨 12g，牡蛎 18g，白薇 18g，附子 18g。

【功效】滋养下元，平衡阴阳。

【主证】下元不足，阴阳失衡，阳浮于上之清谷、亡血、失精等虚劳症。症见心悸失眠，五心烦热，出汗等。

【主病】①更年期综合征；②阳痿早泄；③脱发。

10. 益气聪明汤（《东垣试效方》）

【组成】煨葛根 25g，桂枝 6g，杭白芍 20g，远志 10g，山药 20g，柴胡 10g，防风 10g，升麻 3g，生黄芪 30g，陈皮 10g，竹茹 10g，谷芽 25g，鲜荷叶 1 张为引。

【功效】健脾升清，聪耳明目。

【主证】中气不足，清阳不升之耳鸣者。

【主病】耳鸣。

11. 地黄饮子（《黄帝素问宣明论方》）

【组成】熟地黄 15g，巴戟天 10g，山茱萸 10g，麦冬 10g，五味子 5g，肉苁蓉 10g，金石斛 15g，炮附子 10g，肉桂 5g，茯苓 15g，石菖蒲 5g，远志 10g，薄荷 3g。

【功效】滋肾阴，补肾阳，化痰开窍。

【主证】风痱。症见舌强不语，足废不能用，口干不欲饮，足冷面赤等。

【主病】中风后遗症。

12. 大补阴丸（《丹溪心法》）

【组成】炙龟板 15g，鲜生地 18g，丹皮炭 10g，黄柏炭 15g。

【功效】滋阴降火。

【主证】阴虚火旺证。症见骨蒸潮热，盗汗遗精，咳嗽咯血，心烦易怒，足膝疼热等。

【主病】①甲状腺功能亢进症；②肺结核；③肾结核；④骨结核。

13. 二至丸（《医方集解》）

【组成】熟女贞 15g，旱莲草 15g。

【功效】补益肝肾，滋阴止血。

【主证】肝肾阴虚。症见眩晕耳鸣，咽干鼻燥，腰膝酸痛，月经量多等。

【主病】①耳鸣；②月经不调。

14. 补天大造丸（《医学心悟》）

【组成】大黄芪 30g，野白术 30g，高丽参 18g，白茯苓 30g，怀山药 24g，杭白芍 24g，枸杞子 24g，熟地黄 30g，炒酸枣仁 18g，鹿角胶 30g，龟板胶 30g，远志肉 30g，紫河车 1 具（焙，研末）。

【用法】共研细末蜜丸如梧子大，每日早晚空腹进 6g，开水送下。

【功效】温补脾肾，滋阴养血。

【主证】补五脏虚损。

【主病】①肺结核；②肾结核。

15. 肾气丸（《金匮要略》）

【组成】地黄 24g，山药 12g，山茱萸 12g，泽泻 9g，茯苓 9g，牡丹皮 9g，桂枝 3g，附子 3g。

【功效】补肾助阳。

【主证】肾阳不足证。症见腰膝酸软，身以下常有冷感，少腹拘急，小便不利或小便反多，入夜尤甚等。

【主病】①慢性肾炎；②醛固酮增多症；③肾上腺皮质功能减退症。

第四节　验方举要

扶正安中汤

【组成】生黄芪 20~30g，仙鹤草 10~20g，怀山药 15~20g，橘络 10~20g，石斛 10~20g，灵芝 5~10g，绿梅花 5~10g，无花果 5~10g，酸枣仁 20~30g，姜竹茹 5~10g，谷芽 15~25g。

【功效】扶正安中，滋养化源。

【主治】各种恶性肿瘤术后及后期调治。

【用法】水煎服，日 1 剂。服药可不拘时间，以饭后半小时服药为佳，每服以 150~200ml 为宜，一次药量不宜过大。

【方解】本方以黄芪为君，用以补气升阳，以阳求阴；补土生金，以滋养化源。而其补气之功非他药所能代替。且宜生用，不宜炙取。因生用则补而不滞，补中有消，炙则滞之，有碍于脾，对肿瘤术后调治更应以生用为宜。仙鹤草用于养血，且在养血中调血，具有双向调节的作用，佐以补益气血之品，提升血小板之效更彰。怀山药以产自河南焦作（古怀庆府）为佳，系四大怀药（山药、地黄、牛膝、菊花）之首，被誉为怀参，国内名贵道地中药材，素有滋养珍品之称，其味甘性平，有健脾固肾润肺、益脑、填精、养颜、补阳消肿、补气除滞、抗肿瘤、增强免疫功能、调节内分泌、调节心肾功能、调节肠胃功能)，降低血糖等功效，对心脑血管疾病、糖尿病、神经衰弱、健忘、虚劳久咳、慢性肠炎、痢疾等起到治疗作用。在治疗糖尿病方面，黄芪、山药配伍为我国已故老中医施今墨治疗糖尿病的有效配伍，能较好地改善症状，降低血糖。石斛，六安霍山所出最为上品，按其性轻清和缓，有从容分解之妙，主以生津止渴、补虚除烦、调节免疫、抑制病邪，兼有开胃健脾、厚理肠胃之用。并以绿梅花、谷芽芳香开郁、醒脾和胃，直以安中。无花果润肠通便、收涩止泻，据现代药理研究证明其具有抗癌作用，故用之于中。取以灵芝，更可领悟其在抗肿瘤方面确有扶正祛邪、提高免疫力、增效减毒的作用。运用酸枣仁意在宁心而安五脏，加强覆盖面，更有助于"安中"。橘络以和络护胃、降逆和中。并以竹茹清化痰热、宁神开郁的独特作用协调诸药，使胃受纳，临床用之，功过甘草。临证取方，注意应变，若病位在胃，而出现肝气横犯，嗳气、呃逆及咽膈不利等症状，当加代赭石以增强降逆和胃之力，并配用诃子以收纳，二药相伍，使降不过位，升降平衡；如肠腑有变，大便阻滞不畅，可加杏仁、桃仁、炒大黄宽肠导滞，以通为顺；若泻下稀溏，又当止泻，药用山药、莲子、山楂、川连、马齿苋、扁豆花、炒苡仁之类以固涩而通顺。若病位在上，予以清宣肃降、滋养化源；病位在下宜当变通，清利下窍。肿瘤术后常以此方加减化裁，治以扶正安中。方药虽平淡，但治养结合，紧慢有序，临床运用多能切中病机，可收佳效。

消化复宁汤

【组成】竹茹 5~10g，苍术 10~15g，柴胡 5~10g，黄芩 6~9g，枳壳 10~15g，郁金 10~15g，延胡索 10~15g，白芍 20~30g，山楂 10~15g，蒲公英 15~20g，车前草 10~20g，谷麦芽各 15~25g。

【功效】宽中理气，疏肝利胆，健脾和胃，平衡升降。

【主治】胆囊炎、胆石症、慢性胃炎、胆汁反流性胃炎等以胆腑气机通降功能失常为主的胆胃病。症见脘胁痛胀，善太息，口苦纳呆，嗳气腹胀，大便干稀不一，小溲偏黄，苔薄或滑腻或质红少苔，脉细弦等。

【用法】每日 1 剂，水煎 2 次，共取汁 400ml 左右，分 3~4 次服下。

【方解】临床所见胆胃病多与肝胃不和、脾失健运、湿浊中蕴和疏泄失利有关，中医认为，胆既属于六腑，又为"奇恒之腑"，其功能是贮藏和排泄胆汁，与肝同主疏泄以助消化，故有"禀受于肝，乘之于胃"的协调与制约作用。《神农本草经百种录》云：柴胡，味苦平。主心腹，去肠胃中结气，轻扬之体，能疏肠胃之滞气。饮气积聚，疏肠胃之滞物。寒热邪气，驱经络之外邪。推陈致新。柴胡肠胃之药也。观经中所言治效，皆主肠胃，以其气味轻清，能于顽土中疏理滞气，故其功如此。其柴胡、郁金入肝经，疏肝理气，助肝脏疏泄功能正常；延胡索、白芍养阴柔肝，配伍柴胡、郁金具有理气止痛之效；苍术、枳壳合用可健脾、燥湿、行脾胃之气，使脾健胃降，湿邪得以祛除，与柴胡相伍，还有疏肝利胆之功；竹茹、黄芩、车前草同伍可以清热、燥湿、利下，引热下行，使热有去处，而竹茹更具协同诸药、引药入胃，使胃受纳之功；蒲公英清热利胆、消炎健脾；山楂、谷麦芽化食消积，帮助脾胃运化，使湿邪不能内蕴化热。用药寒热不偏，针对性强。全方合力，利胆调腑、消炎止痛、健脾和胃，具有调中有利、通调结合的作用，为阴阳转枢之剂。现代药理研究亦证明，方中药物具有利胆、镇痛等作用，可使药达病所，共奏修复消化之功。本方配伍灵活，加减随症变化，要深知"药有定性，有不可拘泥，知常达变，活法在人"。

加减运用：湿浊不化，阻滞中焦，脘闷纳呆，去白芍、黄芩，加厚朴花、绿梅花、建曲，以化湿健脾，理气和胃；湿邪热化，胃脘饱闷、大便不通，去白芍、山楂，加大黄、蒲公英重用，以清热导滞，通腑畅中；肝气犯胃，嗳气吞酸较甚，去车前草、黄芩、山楂，加法半夏、乌贼骨、代赭石以降逆止呕；胆汁反流而致口泛苦水，去柴胡、黄芩、山楂，加葛根、代赭石、黄连以镇逆和胃，顺气利胆；出现黄疸，加茵陈以淡渗利湿，利胆退黄；舌红少苔，重用石斛，以益胃养阴，救护化源；有结石者可加沉香、玄明粉，以利胆排石。

本方运用之时，应充分注意调护，嘱病人做到劳逸结合，主动适应寒温变化，避免情志刺激和不舒，勿使过度劳累，保持大便通畅，寐时多取左侧卧位，禁食油腻肥厚之品，少进辛辣、煎炸、生冷之食，配合药疗，常可起到事半功倍的作用。

葛枳三仁汤

【组成】煨葛根 20~30g，竹茹 5~10g，苍术 10~20g，枳壳 10~20g，陈皮 10~15g，焦山楂 10~20g，槟榔 10~15g，杏仁、桃仁各 10~20g，马齿苋 10~20g，五谷虫 5~10g，薏苡仁 20~30g。

【功效】理脾和胃，利湿止泻。

【主治】慢性结肠炎、溃疡性结肠炎等慢性腹泻性疾病。

【用法】每日 1 剂，水煎 2 次，共取汁 400ml 左右，分 2~3 次服下。

【方解】临床所见慢性结肠炎、溃疡性结肠炎等病，从症状分析，既似脾虚泄泻，又合里急后重的疾病体征。系属脾虚湿滞、腑气失利的虚实夹杂证。按其病证治不宜偏。既要健脾和胃、收敛止泻，又要化湿导滞、清理肠垢。若偏于收敛则邪留于内，导滞过极，又伤脾胃，所以治需掌握适中，切勿泛用苦寒坠下之品，以伤胃损脾。自拟本方意在如此。方中葛根为君，《长沙药解》云：葛根，味甘、辛，性凉，入足阳明胃经。解经气之壅遏，清胃腑之燥热，达郁迫而止利，降冲逆而定喘。楼英在《医学纲目》中用苍术、陈皮配伍主治失饥伤饱，肚痛不食。苍术苦温香燥，燥湿健脾，陈皮理气健脾，二药合用主治湿困脾胃，气滞不通，恶心呕吐，泄泻，复中焦脾胃运化升降之职。槟榔，《药鉴》云："气温，味苦辛，无毒，降也，阴也。坠诸药下行，故治里急后重如神，取其坠也，必兼木香用之。《本草纲目补遗》谓：破滞气，泄胸中至高之气，由其性沉重，坠气下行，则拂郁之气散，至高之气下矣。又曰能杀寸白虫者，非能杀虫也，以其性下坠，故能逐虫下行也。"桃仁、杏仁更是妙诀，上海民国名医章次公先生喜用二药治疗胃脘痛、溃疡性胃脘痛。二药可以促进溃疡病灶的修复，止痛功效较好，尤其是对于胃脘痛已久者，疗效明显。马齿苋，酸，寒。具有清热利湿、凉血解毒之功效。用于细菌性痢疾、急性胃肠炎、急性阑尾炎、乳腺炎、痔疮出血等。五谷虫，咸，寒。归脾、胃经。具有清热解毒、消积滞之功效。现代药理研究表明其对肠平滑有作用，五谷虫乙醇提取物和五谷虫总氨基酸粗提取物对组胺所致离体家兔和豚鼠的回肠平滑肌痉挛均有明显的解痉作用。所取药物皆平和多效之品，兼顾升提醒脾、启发脾机、燥湿运脾、和胃培土、宽肠导滞、推陈出新、清热解毒、健脾消积、理脾和胃、利湿止泻。全方升降有序，寒温得当，润燥适度，攻补兼施，方用切题，用之良可。

迪喘舒丸

【组成】生黄芪30g，熟女贞15g，五味子10g，冬白术15g，广橘红10g，怀山药20g，甜杏仁10g，川贝母10g，车前草10g，鹅管石10g，补骨脂15g，仙灵脾15g，煅磁石30g，胡桃肉10g，皂荚10g，田三七6g，粉甘草5g，姜竹茹10g。

【功效】补肾纳气，祛痰化瘀，益气固表。

【主治】慢性咳喘。症见咳喘不已，疲乏无力，身无寒热，咳嗽少痰，久恋不已，舌暗红苔薄，脉沉细数。

【用法】上方15剂，配用蛤蚧5对，共研细末以水泛丸或以胶囊装入。每服10g，每日3次。

【方解】哮喘之病，日久则耗气伤阴，易生瘀滞，治本之中，常寓活血通络。磁石，陈士铎在《本草新编》中云：磁石能治喉痛者，以喉乃足少阳、少阴二经之虚火上冲也，磁石咸以入肾，其性重坠而下吸，镇潜收纳、生化肾水、引火归原，配五味子以酸甘化阴，滋上补下，调节循环，平衡气机；取黄芪、女贞子益气养阴、固表护卫、补肾填精，两味同用，更胜一筹；白术、山药、橘红则健脾理气、补土生金，且山药还有固肾益精、益气补虚、润养肌肤、聪耳明目之功；贝母、杏仁、车前草化痰肃降、清上利下；配用鹅管石以温化痰浊、壮阳通痹；鹅管石又名钟乳石，《本草崇原》云：气味甘温，无毒。主治咳逆上气，明目，益精，安五脏，通百节，利九窍，下乳汁。石钟乳乃石之津液融结而成，气味甘温。主滋中焦之汁，上输于肺，故治咳逆上气。中焦取汁奉心，化赤而为血，故明目。流溢于中而为精，故益精。精气盛，则五脏和，故安五脏。血气盛，则百节和，故通百节。津液濡于空窍，则九窍自利。滋于经脉，则乳汁自下。以补骨脂、蛤蚧、胡桃仁三味并用，可收到补下治上、母子同疗之效，陈士铎在《本草新编》中对核桃与补骨脂的关系解说尤妙"或问补骨脂无胡桃，犹水母之无虾，然否？嗟乎。补骨脂何藉于胡桃哉。补骨脂属火，收敛神明，能使心包之火与命门之火相通，不必相桃之油润之，始能入心入肾也。盖补骨脂，自有水火相生之妙，得胡桃仁而更佳，但不可谓补骨脂，必有藉于胡桃仁也。或疑补骨脂阳药也，何以偏能补肾？夫肾中有阳气，而后阴阳有既济之美。补骨脂，实阴阳两补之药也，但两补之中，补火之功多于补水，制之以胡桃仁，则水火两得其平矣。或问补骨脂补命门之火，然其气过燥，补火之有余，恐耗水之不足。古人用胡桃以制之者，未必非补水也。不知胡桃以制补骨脂者，非制其耗水也，乃所以助肾中之火也。盖肾火非水不生，胡桃之油最善生水，肾中之水不涸，则肾中之火不寒，是补骨脂得胡桃，水火有两济之欢也。"皂荚、田七活血化瘀，病从络治；竹茹、甘草则以清化痰浊，调药入胃，使胃受纳，促其吸收。诸药合力，可标本兼施，缓解症状，调节整体，扶正固本。诸药合用，共奏补肾纳气、祛痰化瘀、益气固表之功。

解郁安眠方

【组成】炒白芍 20~30g，姜竹茹 5~10g，绿梅花 10~20g，合欢皮 10~30g，酸枣仁 15~30g，远志 5~10g，珍珠母 20~30g，琥珀粉 5~10g，炒黄连 3~5g，淮小麦 30~50g，生甘草 5~10g。

【功效】调肝解郁，养心安眠。

【主治】失眠。

【用法】水煎服，珍珠母布包先煎 30 分钟，每剂 2 煎，每煎 200ml，口服，每日 2~3 次。

【方解】失眠，属中医"不寐"范畴，是指经常不能获得正常睡眠，或入睡困难，或眠浅梦多，或醒后难再入睡。导致失眠的原因很多，现代社会中，生活节奏快、压力大，情志难舒、肝气郁滞者极为普遍，由此而致心神受扰，不得安卧者不在少数，其治疗应重在调肝养心，安神定志，交通心肾；本方即是依此而设。调肝疏肝，用药宜于滋养肝阴之中寓有开郁疏滞之味，方中炒白芍养血调肝；绿梅花、合欢皮、竹茹以疏肝解郁；酸枣仁补肝养心；远志交通心肾；琥珀粉、珍珠母镇心安神；淮小麦以养心阴、除郁烦，合甘草寓《金匮》甘麦大枣汤之意；黄连、竹茹并用，仿黄连温胆汤之法，而竹茹、甘草则又可调药入胃，使胃受纳，促其吸收。加减运用：嗳气不舒者，加赭石、清半夏以降逆和胃；咽中不适者，加甘青果、木蝴蝶以清润咽喉；口渴明显者，加石斛、北沙参以养阴止渴；烘热汗出者，加生龙骨、生牡蛎，或磁石，或青龙齿，以重镇敛汗。

复方二草颗粒

【组成】 凤尾草 20g，柴胡 10g，黄芩 10g，车前草 15g，川楝子 10g，延胡索 12g，琥珀 10g，杜仲 20g，甘草 5g。

【功效】 和解寒热，清利湿热，疏肝理气，通淋止痛。

【主治】 急、慢性肾盂肾炎，尿路感染，泌尿结石等。

【用法】 上方制成颗粒剂，每包 6g，每服 1 包，日 2~3 次，开水冲下。

【方解】 本方以凤尾草为君,《全国中草药汇编》载其性寒味苦，具有清热利湿、解毒止痢、凉血止血之功。用于痢疾、胃肠炎、肝炎、泌尿系感染、感冒发烧、咽喉肿痛、白带、崩漏、农药中毒；并以柴胡、黄芩和解少阳，扭转热邪，并佐以金铃子散疏肝泄热、行气此痛，特别是延胡索实为一味止痛良药，其入血分；又入气分，即能行血中之气，又能行气中之血；气畅血行，通则不痛。二药合用又组成名方"金铃子散"，所以，不论是气是血，瘀而不散、滞而不行所引起的一身上下诸痛，均可应用。方中取用车前草直入下窍，以清利通淋，而和黄芩相伍更有清上利下、通调水道之效；取琥珀以散瘀通淋、调和阴络；另用杜仲辛温通降、强腰益肾，以泄中有补，得以反佐，而善其后。若本方用于泌尿结石；拟加滑石 15g，海金沙 15~20g，取其滑利之力，以资排石。

临证之时既要整体考虑，又要注意病位的情况，同时还要掌握发病季节，如炎夏时急性发作，高热不解，又需辨明偏重于暑，还是湿重于暑。如暑重当以清暑，方用白虎；湿重又应以化湿清利为宜，药取香薷三仁之类。时至秋冬及春之际，按季节所主之气，结合体征，有针对性地用药，一般只要辨证明确，选方得当，二草寓于其中，无不收效。

徐氏健脾消瘅汤

【组成】太子参25g，煨葛根25g，苍术15g，姜竹茹10g，怀山药20g，石斛15g，灵芝10g，甘枸杞15g，炒丹参15g，泽泻12g，酸枣仁25g，炒桑枝20g。

【功效】益气养阴，健脾化湿，活血化瘀，消瘅止渴。

【主治】脾虚湿盛所致的糖尿病前期脾瘅。

【用法】每日1剂，水煎2次，共取汁400ml左右，分2~3次服下。

【方解】苍术性味辛、苦，温。归脾、胃经。其辛温发散，苦温燥湿，外能祛风除湿，内能健脾燥湿，凡湿邪为患，不论内外，均可使用。苍术用于治疗糖尿病时，适用于湿滞型糖尿病。施今墨云：用苍术治糖尿病以其有"敛脾精"的作用，湿热壅盛型或脾虚寒湿型患者均可配伍使用苍术。姜竹茹清热化湿；葛根轻扬升发，能解肌退热，生津止渴，滋润筋脉，扩张脑、心血管，改善血液循环，降低血糖；丹参活血祛瘀，化瘀生新，凉血消痈，镇静安神，降低血糖。二药参合，相互促进，活血化瘀、去瘀生新、降低血糖的力量增强。这是名老中医祝谌予治疗糖尿病的常用对药。太子参、枸杞、山药益气养阴，生津止渴；炒桑枝则活血利水，使气健湿祛；酸枣仁、灵芝宁心安神。方取四君、六味之意。方中太子参、煨葛根、怀山药、甘枸杞、石斛、灵芝组合，健脾化湿，益气养阴。现代药理亦证明，以上这些药物均具有降糖的作用，可使药达病所；全方合力，健脾益气化湿，具有调理脾胃的作用，为阴阳转枢之剂，共奏修复胰腺之功。加减口干口渴较甚者，加北沙参、麦冬；多尿者，加浮小麦、车前草、芦根；气滞不畅者，加炒黄连、柴胡、绿梅花；多食易饥者，加生地、黄连；纳差或食后饱胀者，加鸡内金；腰膝酸软者，加杜仲、熟女贞；大便溏薄者，加白术、陈皮；短气乏力者，加黄芪、太子参等。合并高血压，加天麻、钩藤、菊花、龙齿、代赭石等。合并血脂异常，加山楂、陈皮、茯苓、薏苡仁、合欢皮等。

（叶英发）

降酶退黄合剂

【组成】杭白芍20g，垂盆草15g，北五味10g，绿梅花20g，茵陈15g，赤小豆30g，车前草15g，生大黄3g，甘草5g。

【功效】利湿退黄降酶。

【**主治**】各种转氨酶升高症。

【**用法**】每日 1 剂，水煎 2 次，共取汁 400ml 左右，分 2~3 次服下。

【**方解**】本方以芍药调肝为君，配垂盆草、车前草以泄利下窍，司邪外出，并以五味之酸收敛阴，使二火潜藏，归于原位；方取茵陈、赤小豆以苦通辛降，制服相火，泻而不腾。若湿热蕴于肌肤，出现黄疸，以生大黄助茵陈为仲景退黄首方，清利导热，收效快捷。再言赤小豆味甘性平，其形小质坚，动力较强，具有利水排毒之卓效。方用绿梅花意在芳香化浊，醒脾和胃，扶护中州，邪去正安。而芍药配甘草，谓之芍药甘草汤，亦是仲景之方，二药相伍可有酸甘敛阴、固护肝体、促进制化、和煦肝脾之功，方之组合，妙在配伍，全方合力以达到降酶退黄的双重作用，施于临床，疗效确切。

第五节　成方心悟

一贯煎

本方出自《续名医类案》，为魏之琇所创著名方剂，从人参固本丸、集灵膏脱化而来。由北沙参、麦冬、当归身，生地黄、枸杞子、川楝子 6 味合制而成。功效滋阴疏肝。此方虽与人参固本丸、集灵膏同出一源，皆可补肝肾之阴，然则独加一味川楝，使肝气调达，无后两方滋腻碍胃遏制气机之虞。适用于阴虚肝郁所致胸胁脘腹疼痛，尤善肝阴虚所致肝胃不和、吞酸吐苦诸证。

肝藏血，主疏泄，丹溪有云"司疏泄者，肝也"。肝气郁结不舒，上犯胃脘，横逆胁痛，下聚小腹，因此胁痛、吞酸、吐苦、疝气、瘕聚诸症皆由此而来，而以胁痛为最重要的症状。《素问·至真要大论》曰："诸冲上逆，皆属于火"，但徐经世先生认为一贯煎所治胁痛吞酸不同于左金丸，左金丸所治胁痛吞酸为肝火旺盛所致，此为实火，以辛开苦降为主，而一贯煎所主为阴虚，以养阴行气，柔肝解郁为要，临床运用自当明辨虚实。此方以"一贯"为名，围绕肝为核心，针对肝阴不足证，采取滋水涵木、佐金制木、培土益木三法调补肝阴。大队养阴药配少量行气药，既体用并调，又补而不滞。用川楝子既能够清肝，清肝郁所化之火，又能够行气，还能止痛，防止滋腻碍胃。所以既是佐助药，又是佐制药，可谓点睛之笔。

此方临床运用甚广，治疗慢性肝炎、慢性胃炎、胃及十二指肠溃疡、肋间神经痛等证属阴虚肝郁者。近年来也广泛应用于经前期紧张综合征、更年期综合征、带状疱疹等症。曾用此方治疗小柴胡汤疏肝太过，损及肝阴者。徐经世先生认为：小柴胡汤以理气疏肝为主，善治肝气不舒如舟行暗礁之间，梳理则一帆风顺。一贯煎养阴疏肝解郁，善治肝阴虚如舟行旱地，补阴液则如鱼得水，来去自如。辛芳疏肝之法多损及肝阴，故用滋水涵木，使肝木逢春霖，其弊自除。治甘阴不足，常加郁金、玫瑰花、白芍、绿梅花等滋水涵木、芳香开郁之品。若胃气上逆加陈皮，在行气的基础上，又理气化湿，使肝胃同治相得益彰。如治疗肝阴虚之梅核气，加桔梗、甘草利咽喉，有时加陈皮、竹茹祛痰，都有很好的效果。如果不仅仅是肝虚，若脾也虚了还要加补气健脾药，如山药。

二至丸

此方出自于明·吴旻辑的《扶寿精方》。此方出处素有争议，然同仁考证出《扶寿精方》（刊于1530年著），原名女贞丹，二至丸则以《医便》（1569年著）。《医方集解》《证治准绳》皆为其薪火相传，此明其源为知其意。本方由熟女贞子、旱莲草2味药组成，可用桑椹子与旱莲草适量同熬制，浓缩后加入熟女贞粉，和蜂蜜为丸。原文谓"女贞甘平，少阴之精，隆冬不凋，其色青黑，益肝补肾；旱莲甘寒，汁黑入肾补精，故能益下而荣上，强阴而黑发也"。功效补肾养肝，滋阴凉血。用于肝肾阴虚、虚火上炎所致的骨蒸潮热、盗汗、咳嗽、咯血、吐血；或烦热易饥、足膝疼痛、舌红少苔、尺脉数而有力等症。后世在原方基础上，加以补肝肾、益阴血、强筋骨之药，多有阐发，然删繁就简，以二药为核心的小方得以沉淀流传。

此方加减，广泛应用于临床各种疾病，如阴虚，阴虚火旺、气阴两虚等证，无论肝肾虚损、脾胃虚弱，还是肺部疾病、心脑疾病、男科伤精、女科不孕、老人体弱、幼儿不足都可以此为基础方，在益精填髓基础上，加用与各证相结合的药物进行医治。徐经世先生常用此方治疗绝经前后诸症，盖因妇人七七前后，冲任渐虚，天癸将竭，经亏血少，阴不敛阳，加之妇人多忧愁思虑，每见情志郁结，久而化热，致使龙雷之火失于潜藏，而诸症丛生，每治此病，肝肾之阴为其用药关键。丹溪常言："阴常不足而阳常有余"，肾阴为一身之阴，为肝血之来源，可滋养肝木，同时肾阴借肝气升发，故肝肾之阴常相互影响。女贞子冬至之日采，旱莲草夏至之日收，二药伍用为君，有交通季节，顺应阴阳之妙用。同时辅以潜阳、清泄、开郁、通络之法，滋阴潜阳、调节内环，屡屡见效。又因此方小而精，多与他方合用，取之"补左制肝"之效，可治疗木火刑金、络伤咳血之证。《血证论·咳血论治》有云"凡病血者，虽有五脏之辨，然无不由水亏，水亏则火盛，火盛则刑金，金病则肺燥，肺燥则络伤而咳血……此其病标因在肺而病本则在肾也"。故徐经世先生常用补左制右之法止咳血，滋阴润燥、直折肝火，使水济火降则咳血自止。以此方配伍北沙参、麦冬、石斛、白芍等诸药，加以代赭石镇火降逆止血，可收良效。

逍遥丸

此方出自于《太平惠民和剂局方》。原剂型为散剂，现在还有丸剂、口服液、合剂或改为汤剂。方含柴胡、当归、白芍、白术、茯苓、生姜、薄荷、炙甘草八味。此方源于仲景之四逆散、当归芍药散，其组成为四逆散易枳实，合当归芍药散去泽泻、川芎，加薄荷、生姜组成。功用疏肝解郁，健脾和营。逍遥散中含有生姜，但后世成方制剂——逍遥丸却有两种处方，一种含有生姜，一种不含生姜，但功能主治相同。生姜的存在是否对逍遥丸治疗肝郁脾虚证有影响呢？有学者进行相关行为学实验及结果表明，逍遥丸对肝郁脾虚证有较好的治疗作用，是否含有生姜对其整体疗效无显著影响。

逍遥丸的主证既有肝郁，又有脾虚，还有血虚。临证时务必辨明是血虚导致肝郁，还是肝郁导致血虚，随证加减。在治疗一些内科杂症，常规方法取效不显著时，当以疏肝为先，理脾为主，正如《素问·至真要大论》所言，"疏气令调"，此论不仅对治疗肝脏病症有指导意义，对于治疗其他脏腑病症同样具有意义，如眩晕、不寐，及其他疑难杂症皆以疏肝解郁为先。曾治疗美尼尔综合征女性患者，症见头晕目眩，泛泛欲吐，动则欲仆，心悸自汗，月事血紫兼有血块，脉象弦涩，舌见瘀斑。治以逍遥丸加减，此乃肝郁而气逆，升降失衡未患，何以用逍遥丸治之？《内经》云："诸风掉眩，皆属于肝。"此患者既有清阳不升，又有气血失调的征象，以逍遥丸疏肝开郁，调气和血，重用葛根、赭石平衡升降，佐以泽泻、竹茹、天麻、茺蔚子诸药祛风活血、调和经脉，疗效较为显著。今人也用此方治疗更年期综合征、乳腺增生、高泌素血症、黄褐斑等内分泌紊乱疾病，现代研究表明逍遥散选择性地作用于中枢儿茶酚胺神经系统，这种作用与其可治疗神经、精神疾病及内分泌功能失调关系密切。

后世使用逍遥丸有了极大拓展，最著名的就是加味逍遥丸，加用丹皮和栀子以治疗血热相搏、月经不调。血热中有血虚和肝郁化火的两个问题，肝郁化火的问题就隐藏在血热相搏中，此热不是外来的，不能理解为外邪引起的热，或像小柴胡汤所治的"热入血室"，所以用丹皮凉血散血，用栀子清二焦之火，引其下行。栀子的特点就是清三焦之火和心包各之火，可以清胸膈之热，引火、引热下行，从小便而出，对月经不调而确实属于血虚肝郁脾虚的见症可以应用。逍遥散的作用虽较平和，但理气之品较多。性多辛散香燥，重用久用多用，在不同程度上有破气、耗气，进而有耗伤阴液之弊，因此在使用本方时应中病即止。

安宫牛黄丸

该方出自于清代吴瑭所著的《温病条辨》，是中医治疗高热症的"温病三宝"之一，素有"救急症于即时，挽垂危于顷刻"之美誉。具有醒脑开窍、清热解毒、芳香开郁、透邪外达之功。适用于热厥，如颅脑损伤、病毒性脑炎、脑缺血、脑出血损伤、中风及其所导致的高热昏厥之证。原文云："郁金草之香、梅片木之香，雄黄石之香，麝香精血之香，合四香以为用，使闭固之邪热温毒深在厥阴之分者，一齐从内透出"，此四香大大拓展了本方的临床应用范围。就其药理分析，其功效并有通行经络、解痉止痛之力。可见本方不仅局限于厥证，又可广泛用于临床其他疑难的功能性和实质性病证。临证发现其亦能治精神分裂、抑郁症、中毒性菌痢、败血症、不明原因低热等多种病症。

徐经世先生常用此方治疗抑郁症患者，症见哭泣、摔物、烦躁不安等实火扰心之象。郁证主要是以气机郁滞为主要病理变化的病症，《内经》有云："木郁达之"，世人多从行气解郁入手，然对于痰浊蒙窍、郁火扰神者，巧用安宫牛黄芳香开窍、清热散瘀、镇静安神，配合叶氏"苦辛凉润宣通"之旨，合以黄连温胆化痰热，甘麦大枣、酸枣仁汤养心神，诸法兼备，尊古不泥古，疗效甚佳。

作为救急常备药，它的制作及服用方法都是极为讲究的。用金箔包药丸，一方面可以增加坠痰镇固的效力，另一方面也可以抗氧化，让药丸的效力得到长久的保存。应用一般是口服，神昏者鼻饲，每次 1 丸，每日 1~3 丸，孕妇须谨慎使用。《温病条辨》用清宫汤送服，可加强清热解毒之力；若温病初起，逆传心包者，加银花连翘煎汤送服；若邪陷心包，兼有阳明腑实，加生大黄末共服，若热闭兼有脉虚，内闭外脱者，以人参汤送服用。

在使用之前一定要掌握安宫牛黄丸的适应证、禁忌及其他注意事项。热扰心神乃为其应用关键，如热入心包、中风阳闭等证，若寒闭证、中风脱证、中风后遗症的病人，服用则适得其反。另外由于其组方中含有朱砂、雄黄，主要成分为硫化汞和硫化砷，现代药理实验表明，硫化汞、硫化砷等在体内有不同程度的蓄积，主要分布于肝、肾、脑等组织，因此不宜长期服用，对于肝、肾功能不全者，更不宜服用，以免造成中毒而加重病情。同时，朱砂不宜与西药中的酶类制剂，或者具有还原成分的药物（如硫酸亚铁、亚硝酸钾等）合用，否则会产生有毒性的汞盐类化合物，而硫黄不宜与含硫酸盐、硝酸盐的药物合用，会生成剧毒的三氧化二砷。

桂枝汤

该方出自于东汉张仲景的《伤寒杂病论》，原文道："太阳病，头痛，发热，汗出，恶风，桂枝汤主之。"本方为治疗太阳中风表虚证的方剂，运用以发热，汗出，恶风，苔白滑，脉浮缓为其要点，由桂枝、芍药、生姜、大枣、炙甘草5味药组成，功效解肌发表，调和营卫。柯琴在《伤冷附翼》中赞桂枝汤道："仲景群方之冠，乃滋阴和阳，调和营卫，解肌发汗之总方也。"此方虽为太阳中风所设，在阳明、太阴、厥阴病兼有表证之时多有应用，可见此方之灵活多变，不仅是一解表方、汗方，也是一补方、和方。《金匮心典》曰："桂枝汤，外证得之，解肌和营卫；内证得之，化气调阴阳。"

在《伤寒论》和《金匮要略》中仲景方约二百余首，桂枝汤及其加减变化而出者，有三十方左右。徐经世先生临床应用中常以此方加减治疗自汗、盗汗、虚虐、虚痫者，效果甚佳。桂枝加龙骨牡蛎汤原为虚劳证而设，故可治疗男子遗精之病，如《金匮要略》曰："夫失精家，少腹弦急，阴头寒，目眩，发落，脉极虚芤迟，为清谷、亡血、失精，脉得诸芤动微紧，男子失精，女子梦交，桂枝加龙骨牡蛎汤治之。"对于临床阴虚盗汗之人，属阴虚阳浮之象者，亦可重用龙骨牡蛎以滋阴潜阳，佐少量桂枝、芍药，且芍药用量倍于桂枝，以和营敛汗，此即《金匮要略》中桂枝加龙骨牡蛎汤之妙用。黄芪桂枝五物汤原治伤风血痹，徐经世先生投之治疗痛痹者，二诊时症见四肢关节疼痛已去，只有肢体麻木者，用此方以益气温经、和血痛痹。对于糖尿病神经病变者，也常用此方温经通脉，效果甚佳。临证中以桂枝汤为主方，略加化裁，可用于治多种病症并取得显著效果，虽所治病类众多，病候表现不一，但其最根本的一条，必须符合桂枝汤的机制和方义，同时还要把握所治病证的机制与桂枝汤的内在联系，在同一个框架内进行药物加减变化换言之，必须在桂枝汤方证的范围内随兼症表现而灵活地配方遣药，决不可脱离桂枝汤方证这一主题。

痛泻要方

该方最早载于《丹溪心法》，又名白术芍药散，由炒白术、炒白芍、炒陈皮、防风四味药组成。方中炒白术为君，健脾燥湿利水；炒白芍为臣，养血柔肝止痛；陈皮为佐，理气醒脾助运；防风为使，散肝舒脾胜湿，四药共奏补脾柔肝、除湿止泻之功，主治脾虚肝旺之"痛泻"。《医方考》言："泻责之脾，痛责之肝；肝责之实，脾责之虚，脾虚肝实，故令痛泻。"张景岳云："凡遇怒气便作泄泻者，必先怒时挟食，致伤脾胃，故但有所犯，即随触而发，此脾胃二脏之病也。盖以肝木克土，脾气受伤而然。"也有人认为本方证"多见于脾虚肝郁而性情急躁的患者，每因情绪影响而发作……若脾气虚弱，肝气不达，肝脾必不和谐，则脾之升降运化，小肠之受盛，大肠之传导均失之以常，脾虚故泻，肝郁故痛"。由此可见"痛泻"之证是由土虚木乘、肝脾不和、脾运失常所致，故白术、白芍一对药物配伍则是该方的核心药组。本方主证为肝旺脾虚，其临床表现为肠鸣腹痛，大便泄泻，泻必腹痛，泻后痛减，舌苔薄白，两关不调，脉左弦右缓。综观其症，肠鸣腹痛，泻必腹痛为肝克脾土，肠胃气机不调所致；大便泄泻是脾虚，湿滞肠道，传导失职，泻后痛减是泻后湿停气滞得到暂时缓解。所以痛多因肝旺克脾；泻则因脾虚湿盛，故治疗肝旺当泻之、抑之；脾虚湿阻则补之、燥之。从用药的角度来看，方中仅有一味白术有补脾之效，其他三味均为柔肝散肝之品。方中白术苦甘而温，长于补脾虚、燥湿土以治土虚湿盛，为君药；白芍味酸性寒，柔肝抑肝，缓急止痛，与白术相配，为土中泻木，为臣药。故白芍、白术合用共达补脾抑肝、祛湿止泻的功效；而陈皮、防风通过理气行气在方中主要起到加强白术健脾燥湿和白芍止痛的功效，为方中的佐使药。如汪昂《医方集解》中载："此足太阴、厥阴药也。白术苦燥湿，甘补脾，温和中；芍药寒泻肝火，酸敛逆气，缓中止痛；防风辛能散肝，香能舒脾，风能胜湿，为理脾引经要药。"

现代研究痛泻要方有镇痛止泻、抗炎、抗胃溃疡、抗肿瘤等药理作用，临床常用于治疗肠易激综合征、溃疡性结肠炎、慢性泄泻等消化系统疾病。近年广泛应用于除消化系统以外的疾病，如呼吸系统、妇科、儿科、耳鼻喉科，用于防治药物不良反应、过敏性疾病等方面，均取得满意疗效。

甘麦大枣汤

该方出自《金匮要略》，张仲景云："妇人脏躁，喜悲伤欲哭，象如神灵所作，数欠伸，甘麦大枣汤主之。"原方剂量甘草三两，小麦一升，大枣十枚，有养心安神、和中缓急之功，亦可补脾气。主治脏躁，症见精神恍惚，悲伤欲哭，睡眠不安，呵欠频作，甚则言语失常，舌红少苔等。本病的发生多为忧愁思虑、情志郁结或劳倦过度，使心脾受损、精血化源不足；或大病久病伤及阴津，产后失血过多致精血内亏，五脏失濡，五志之火内动，上扰心神而成。本方不仅可用于女性，而且还可用于男性，对情志不遂、心情抑郁及思虑过度，心脾两伤所导致的脏阴不足，虚躁若狂，不能静止的许多疾病，都有较好的疗效。运用本方时，必须结合病人的脉、舌、色、证的不同，加减用药，才能达到愈病的目的。如以肝热为主时，必须先泄其标热；有痰气郁结者，俟郁结除，再应用本方；如食火停滞，要先治其食火与积滞，切不可热、食、痰、郁未除，即用本方，否则疗效不佳。对于甘麦大枣汤中小麦的用量，一般医家多主张大剂量使用，但究竟用多少为宜，则仁者见仁。

临床上常将其用于更年期妇女出现之失眠、心悸、烦躁易怒等更年期综合征，西医学认为更年期妇女失眠主要是由于妇女在更年期卵巢雌激素分泌呈不断减少的趋势，而垂体促性腺激素不断增多，从而形成内分泌失调，造成神经系统功能紊乱，由此产生抑郁、焦虑等症状，导致产生失眠症状。中医认为本病由肾精亏虚或心虚肝郁所致。由于脏躁的病机也多与心虚肝郁有关，加之更年期综合征患者常有情绪波动，与脏躁"喜悲伤欲哭，象如神灵所作，数欠伸"类似，故后世医家亦常用甘麦大枣汤加减治之。此外甘麦大枣汤还可治疗汗证、崩漏、皮疹、胃痛等多种病证属肝郁气滞、心脾两虚型，每获良效。由此可见甘麦大枣汤多作为心脾两虚加血虚肝郁型精神类疾病的基础方，可随证加减：肝郁加柴胡、白芍、郁金、合欢皮等；痰湿盛加陈皮、半夏、茯苓等；失眠加枣仁、柏子仁、龙骨、牡蛎等；阴虚合百合地黄汤、百合知母汤、阿胶鸡子黄汤等；气虚加党参、黄芪等；血虚加黄芪、当归、熟地等。

徐经世先生使用甘麦大枣汤旨在柔肝养心，但因考虑大枣有助肝火之弊，所以常舍大枣不用，仅取淮小麦和甘草，以养心安神，和中缓急，这也是徐经世先生尊古而不泥古，用经方善于应变的领悟所在。

交泰丸

该方出自《韩氏医通》，谓："黄连生用为君，佐官桂少许，煎百沸，入蜜，空心服，能使心肾交于顷刻。"但并未载方名。直至清·王士雄《四科简效方》一书始为该方命名，谓："生川连五钱，肉桂心五分，研细，白蜜丸，空心淡盐汤下。治心肾不交，怔忡无寐，名交泰丸。"后世医家据《周易》六十四卦泰卦"天地交而万物通也"之论，在"天地交泰"理论基础上，引申出"交通心肾"之说。交泰丸中黄连苦寒入心，清降心火以下交肾水；肉桂辛热入肾，温升肾水以上济心火。合调阴阳，能使心肾水火阴阳二气相交。阴主夜息，阳主昼作。阳入于阴则夜暝而息，阴入于阳则昼精而作。治疗因心肾水火阴阳不交而致的昼不精夜不暝的失眠不寐，使心肾相交。中医对失眠的辨证，多认为是心神失养或心神不安所致，选药组方多从养心安神或重镇安神入手。而交泰丸方中无一味安神之品，"生川连五钱，肉桂心一分"，两药用量比例为 10∶1，黄连为清热药，肉桂为温里药，但两药配伍确可以治失眠，此为其独到之处。

西医学对交泰丸进一步研究分析，发现其临床除可应用治疗多种失眠外，还可用于治疗各种心律失常、各种口腔疾病等等。药理研究证实：黄连中的主要成分小檗碱具有广谱抗心律失常作用，动物实验中发现黄连能防治各种药物及冠脉结扎所诱发的动物室性心律失常，临床研究也证明了小檗碱对多种原因引起的室性及房性心律失常有效。交泰丸组方即重用黄连，少佐肉桂，一寒一热，一阴一阳，使阴阳相济，心主血脉功能复常，恰对惊悸、怔忡之病因病机，故在临床运用获效。对于口腔溃疡，中医讲心开窍于舌，手少阴心经从心系分出，挟食道上行。若心经火热循经上炎于口舌，热蒸肉腐，则见口舌生疮。舌根属肾，足少阴肾经直行者，从肾上行……进入肺，沿喉咙，到舌根两旁。肾脏相火旺盛，虚热循经上行，亦致口舌生疮，治宜以泻火为主。交泰丸方重用黄连清心泻火，少佐肉桂引火归原，以祛致病之因，故临床应用效佳。

（徐清华）

验案撷英

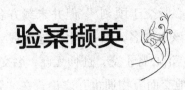

第一节　心脑系疾病

心　悸

案例 1　杨某某，男，9 岁。初诊时间：2008 年 12 月 5 日。

病史：患者自 4 年前出现心悸、头晕、胸闷、汗多、腹痛，到当地医院就诊，西医诊断为心律不齐，心肌炎，频发室早，呈二联律、三联律等，窦性心动过速。平时多动，但极易疲劳。不时觉肚脐周围疼痛，反复发作。家长陈述，患儿早产，有宗先天不足，故至 4 岁时发生哮喘，经治疗后好转，今年（2008 年）春，又因养蚕采桑叶致过敏哮喘发作。在 2005 年治喘时查出患有心脏室早等。给予西药及中药参麦散合炙甘草汤治疗，效果不佳。今来门诊求治，察其面色苍白，舌红苔薄黄，现有虫斑，脉象细弦，至数不齐。按其病症，乃系木贼土虚，心脾积热，久之乃成气阴两虚，心失所养；多动、乏力疲劳、食多而消化不良等主症，责之肝强脾弱；化源不足，心失所养，阴不足而生内热，故出现心悸、胆怯等症，而绕脐疼痛与舌有虫斑乃是肝脾不调的见症。

治则：扶土泻木，安神定志。

处方：痛泻要方加减。

北条参 18g	杭白芍 15g	陈皮 10g	防风 10g
乌梅 10g	首乌藤 15g	炒川连 2g	苦参 6g
酸枣仁 12g	远志 10g	浮小麦 30g	甘草 5g

水煎服，日1剂，连服7天。

二诊：药后诸症改善，腹痛好转，盗汗已愈，惟室早偶现，易胆怯，脚汗多，乏力、疲劳较明显，口腔不时出现溃疡。故以上方加减继以调之。上方去苦参、首乌藤、北条参、甘草，加太子参15g、白术12g、灯心草1g、石斛12g、酸枣仁由12g加至20g。水煎服，日1剂，连服10天。

三诊：药后诸症悉减，惟易感冒，感冒则又加重室早。按其病症，故以上方加减继以调之。上方去灯心草，加竹茹10g，水煎服，日1剂，连服30天。

按：本案虽然未能纠正室早，但在短短40多天的治疗里，能改善患儿所有症状，祛除其不适感觉可属成功！治疗的成功，正是从肝论治，调和肝脾的结果。在整个治疗过程中，始终坚持以扶土泻木为主轴。初诊方中所用炒川连、苦参清心热、调心律、泻心火，消炎解毒，以疗心悸，在此亦有驱虫之效；北条参、杭白芍、石斛滋阴柔肝以养心体；杭白芍在此有养血泻肝以治肝强之意；防风散肝舒脾；陈皮理气醒脾；乌梅敛肺止咳，涩肠止泻，生津止渴，和胃安蛔；首乌藤养心安神，通络祛风；酸枣仁、远志、浮小麦养心安神止汗；甘草强心解毒调和诸药。药后诸症改善，腹痛好转，盗汗已愈，惟室早偶现，易胆怯，脚汗多，乏力、疲劳较明显，口腔不时出现溃疡。故以上方去苦参、首乌藤、北条参、甘草，加太子参、白术、灯心草、石斛、酸枣仁。太子参益气养阴以增加心脏原动力，白术健脾以增化源，灯心草清心除烦，以引热下行以除口腔溃疡之苦。药后性情急躁、遇事易发脾气、多动的症状大为改善，绕脐痛基本消除，胆怯、脚汗多也大为好转，口腔溃疡基本消除。按其病证，肝脾不调的情况已大为改善，但体质较弱，余邪未尽，故以上方加减继以调之。上方去灯心草，加竹茹10g以清心化痰而和胃。药后心悸、乏力等诸症都基本消除，饮食消化、睡眠都良好，易感冒的情况也得少迁。因不愿喝药，故停药观察，后如愿继续治疗，有望修复室早。

案例2 凌某某，女，35岁，合肥人。初诊时间：2010年11月15日。

病史：2009年产前出现阵发性心慌、胸闷、气短、头晕，产后稍遇劳累则心慌、气短、头晕，现正值月经来潮，诸症较为明显，夜眠欠佳，动则多汗，舌淡红，苔薄白，脉沉细无力。

中医辨证：心脾两虚，气血不足。

处方：归脾汤加减。

生黄芪 30g	太子参 25g	白术 15g	茯神 20g
远志 10g	酸枣仁 25g	合欢皮 20g	熟女贞 15g
杭白芍 25g	淮小麦 50g	天麻 15g	灵芝 10g

10 剂，水煎服，日 1 剂。

二诊：前服中药，诸症得以缓解，但劳累后仍感心慌、胸闷、气短，头晕、睡眠等症改善明显，近日出现腰酸，左足跟疼痛，舌淡，苔薄白，脉弦细。治宜益气养血，温补脾肾。

处方：

生黄芪 30g	太子参 25g	白术 15g	远志 10g
酸枣仁 30g	肉桂 3g	炒当归 10g	杜仲 20g
杭白芍 25g	淮小麦 50g	天麻 15g	甘枸杞 15g
甘草 5g			

10 剂，水煎服，日 1 剂。

三诊：药后心慌、气短明显改善，腰酸、足跟痛等症亦减，嘱其原方加减制成膏方，调补心身，以复常态。

按：本案患者始由产前即出现心慌、头晕等虚象，产后气血大损，稍遇劳累则诸症即起，值经期则尤为明显。综合脉症，本案之心慌悸动显是由心脾两虚，气血不足所致，方选归脾汤加减最合法理。方中生黄芪、太子参、白术、茯神、熟女贞、杭白芍补益气血以治其本；远志、酸枣仁，一辛一酸，补通并用，以养其心安其神；小麦、合欢皮悦脾养心以开心志；灵芝补气安神，用其治疗气血不足，心失所养之失眠、惊悸者其效甚捷。二诊时，其气血亏损之象未见扭转，即仿人参养荣汤，取肉桂温补肾气以助气血生化。药后诸症见平，终以原方制膏以缓调之，望其恢复常态。

胸　痹

案例 1　周某某，女，61 岁，合肥人。初诊时间：2013 年 6 月 19 日。

病史：胸满、心悸、气短 1 年余，辅检：超声主动脉瓣钙化，左室顺应性下降，肝囊肿，胆囊息肉，肾错构瘤，心电图：T 波变化，胆固醇偏高。刻下：时有胸痛，头痛，头晕，口干苦，喜温饮，不耐寒热，眠差，多梦，易醒，醒后难寐，四肢麻木，抽搐，嗳气，多食即胀，大便日行 2~3 次，成形，小便调和，舌胖大，边有齿印，色暗红，苔薄黄，脉弦。

辨证：肝胃不和，气机逆乱。

治法：条达木郁，和胃安中。

处方：

姜竹茹 10g	枳壳 15g	茯神 20g	橘络 20g
清半夏 12g	绿梅花 20g	炒川连 3g	天麻 15g
炒丹参 15g	酸枣仁 25g	檀香 6g	

10 剂，水煎服，日 1 剂。

二诊：病史同前，药后症状无明显改善，心电图：早搏，T 波变化。刻下仍有胸闷、胸痛，心悸，气短，头晕，耳鸣，背痛，嗳气，少食即胀，口苦，口臭，睡眠欠佳，大便日行 2~4 次，不成形，小便调和，舌暗，舌体胖大，边有齿痕，苔薄黄，脉细弦，综合脉症考之乃系脉络瘀阻，平衡失调，证属胸痹，予以平衡升降，通络蠲痹为治。

处方：

煨葛根 25g	代赭石 12g	枳实 15g	竹茹 10g
橘络 20g	远志 10g	石斛 15g	佛手 15g
酸枣仁 25g	天麻 15g	琥珀 10g	

7 剂，水煎服，日 1 剂。

三诊：病史同前，药后症状明显减轻，惟活动后心悸加重，易疲劳，胸中似有物阻，偶口苦，大便日行 3 次，基本成形，睡眠一般，舌暗，苔薄，脉弦细，按其药后转归，继守原方出入为用，视情况转向再做应变用方。

处方：

煨葛根 25g	代赭石 12g	姜竹茹 10g	枳实 15g
丝瓜络 20g	远志 10g	酸枣仁 25g	炒川连 3g
合欢皮 30g	肉桂 1g	琥珀 10g	

7 剂，水煎服，日 1 剂。

四诊：病史同前，药后症状有所减轻，但仍有自觉心跳，胸中似有物阻，偶耳鸣，睡眠、纳食可，大便日行 2~3 次，基本成形，小便偶黄，舌暗胖，有齿印，苔薄，脉弦，证属胸痹，继进平衡升降，通络蠲痹之剂，症情有减，但仍不稳定，故再守方受之。

处方：

煨葛根 25g	枳实 15g	橘络 20g	姜竹茹 10g
远志 10g	酸枣仁 25g	代赭石（布包）15g	合欢皮 30g
炒川连 3g	桂枝 5g	琥珀 10g	灯心草 2g

7剂，水煎服，日1剂。

另：心宝丸两瓶，一次2丸，一日2次。

按：本案以胸闷、心悸为主症，乃由脉络瘀阻、平衡失调所致。拟先平衡升降，通络蠲痹之剂为宜。药用桂枝归经于心，为温通心阳的最佳药选，因为其色赤入血，而血之运行全赖气之推动，其动力非他药所能比，配枳实乃为《金匮》桂枝生姜枳实汤，专主心中痞痛和诸逆之症，取之于此则切中病机；并佐以竹茹、橘络、远志化痰和络，行气开胸，诸药协同更胜一筹。予以酸枣仁、合欢皮、琥珀等以宁心安神。而鉴于症情有减，但仍不稳定，从长考虑，拟用心宝丸缓以图之，实为长久之计。

案例2 檀某某，女，40岁，合肥人。初诊时间：2010年11月11日。

病史：胸闷，心慌2年，偶有心前区疼痛，心电图示：频发室早，服用稳心颗粒治疗，腰酸，下肢发凉不温，夜间上半身多汗，疲倦乏力，口腔溃疡反复发作，口干苦，喜饮，舌暗红，苔薄白，脉细少力。

辨证：冲任失调，阳浮于上。

治法：理血调冲，平衡阴阳。

处方：

西洋参10g	石斛15g	远志10g	合欢皮20g
枣仁25g	北五味10g	川连3g	桂枝6g
杭白芍20g	煅龙骨20g	煅牡蛎20g	熟女贞15g
竹茹10g			

10剂，水煎服，日1剂。

二诊：病史同前，仍有胸闷、心慌，时有双下肢酸胀，发凉不适，腰酸，晨起口干，口苦，易疲倦乏力，纳食少，睡眠调，有时上半身潮热，少量出汗，舌暗红，苔白腻，脉细少力，按其药后转归，系气阴两虚、脉络失养所致，拟炙甘草汤出入为用，视情况转向再做应变用方。

处方：

红参10g	桂枝6g	杭白芍30g	橘络20g
远志10g	枣仁25g	灵芝10g	石斛15g
川杜仲20g	熟女贞15g	甘草5g	

10剂，水煎服，日1剂。

三诊：前服中药有转，但停药后症状反复，舌暗红，苔白浊腻，脉细少力，此乃痰浊阻滞，脉络不仁之象，拟予清化痰浊，活血通络法为治。

处方：

北沙参 20g	竹茹 10g	远志 10g	橘络 20g
丹参 15g	桂枝 5g	合欢皮 30g	枣仁 25g
灵芝 10g	鸡血藤 20g	石斛 15g	炒川连 3g

按：本案患者年近四旬，虽有胸闷、心慌、胸痛。然其口干喜饮，汗多易出，疲乏困倦，舌暗红，苔白腻，脉细少力等诸症，皆系气阴两虚，脉络失养所致。故撷选仲圣炙甘草汤加减以益气养阴，活血通脉。药症相投，取效迅捷。胸痹一病，先哲强调此病症之机，乃胸阳不足，阴寒阻滞，如仲景《金匮要略》所述"阳微阴弦，即胸痹而痛……今阳虚知在上焦，所以胸痹心痛者，以其阳虚故也"，故古法皆以辛温通阳，温化痰浊为主治，而仲圣瓜蒌白酒半夏汤、枳实薤白桂枝汤及乌头赤石脂汤等均为医家所沿用。至明清医家，又主张活血化瘀之法以治之，王清任《医林改错》之血府逐瘀汤则堪称典范。然多年临床实践发现，随着时代的变迁，生活环境的改变，本病的致病因素又有所不同，除胸阳不足，阴寒凝滞，瘀血阻络外，气阴两伤，血不荣脉者亦为不少，特别是老年患者尤为多见，以上两案虽用药有所不同，但和血通络、益气养阴之法皆寓于其中。此外，本病总的病机乃属本虚标实，本虚为阴阳气血之不足，标实为阴寒、痰浊、瘀血之阻滞，治虽分清标本虚实，但临证所见多虚实夹杂，故当按虚实主次缓急而兼顾同治，并配合运用有效成药，方可取得较好效果。

不 寐

案例 1 李某某，女，44 岁。初诊时间：2012 年 9 月 13 日。

病史：反复失眠 10 年余，再发加重半月余，近半月因家庭变故彻夜难眠，服用安眠药无效，偶有浅睡眠伴胸闷，惊醒，月经后期，量中，经前乳房胀痛，大便日行一次，偶不成形，小便调和，饮食尚可，舌暗红，苔薄，脉弦细。

辨证：肝郁不达，郁火上炎，心神受扰。

治法：条达木郁，安镇心神。

处方：

北沙参 20g	杭白芍 30g	郁金 15g	龙胆草 6g
远志 10g	合欢皮 30g	酸枣仁 30g	代赭石 12g

青龙齿 40g　　　　竹茹 10g　　　　琥珀 10g

7剂，水煎服，日1剂。

二诊：病史同前，前药服后睡眠较前改善，夜间胸闷减轻，经前乳房胀痛消失，2012年9月20日检查示：双侧甲状腺低回声灶，双侧乳腺腺体增生，刻诊：眠浅易醒，平素畏寒，纳食可，二便调和，余无不适主诉，舌质淡红，边齿痕，苔薄滑，脉弦细，此乃肝郁气滞，心神受扰之象，予以条达木郁，安神定志为治。

处方：

淮小麦 20g　　　竹茹 10g　　　杭白芍 30g　　　合欢皮 30g
郁金 15g　　　　川芎 12g　　　酸枣仁 30g　　　远志 10g
夏枯草 15g　　　柴胡 10g　　　琥珀 10g　　　　甘草 5g

10剂，水煎服，日1剂。

按：本例患者所患不寐长达10余年，平素性情急躁，性格好强，10年前又因家庭变故，悲伤过度，情志不舒。肝喜条达，不达则郁，郁滞日久，血运不畅则血滞凝瘀，络脉瘀痹，心神失养。古人对气滞血瘀而致不寐者亦有所创见，如《血证论》云："不寐之证有二，一是心病，二是肝病。"又《医林改错》云："夜不能睡，用安神养血药治之不效者，用血府逐瘀汤若神。"方中柴胡、芍药、合欢皮、郁金以疏肝理气，青龙齿、琥珀、川芎、郁金以活血通络，酸枣仁以养心，代赭石、龙齿、琥珀以镇心，全方撷选四逆散、酸枣仁汤、甘麦大枣汤、补心汤等方，集"疏肝、活血、养心、镇心"四法于一炉，理正法合，10年顽疾，愈于顷刻。

案例2　洪某某，男，49岁，合肥人。初诊时间：2013年3月22日。

病史：反复失眠20余年，每晚服"安定"可睡4~5小时，刻下时有头昏沉，仍眠差，时有潮热感，心烦易怒，乏力，口干，喜热饮，动则汗出，耳鸣，纳谷不香，大便1~2次/日，不成形，小便调和，舌暗红，苔薄黄，脉弦。

辨证：肝郁脾虚，心肾失交。

治法：开郁醒脾，交通心肾。

处方：

煨葛根 25g　　　茯神 20g　　　淮小麦 30g　　　姜竹茹 10g
远志 10g　　　　绿梅花 20g　　　炒川连 3g　　　酸枣仁 30g

夜交藤 25g   灵芝 10g   琥珀 10g   肉桂 1g

石斛 15g   甘草 5g

10 剂，水煎服，日 1 剂。

二诊：药后患者述睡眠有所改善，但身体仍时有潮热感，心烦易怒，此乃肝肾阴虚，龙雷之火较盛，原法去远志，琥珀加炙龟板 30g、磁石 40g，再进 10 剂，以观其变。

三诊：睡眠改善明显，潮热，心烦，口干等症亦减，嘱其原方继服，以收全功。

按：《丁甘仁医案》述："不寐之因甚多，而大要不外乎心、肾……阳入于阴则为寐，阳出于阴则为寤，肾阴不足，水不济火，心火不能下通于肾，肾阴不能上济于心，阳精不升，水精不降，阴阳不交则为不寐，此不寐之本也。"本案患者年近五旬，精血衰耗，天癸将竭，肝肾阴亏，阳不入阴，心肾不交，心火亢盛，而不得安眠，治当泻南补北，引火归原。方中甘麦大枣汤合酸枣仁汤，开郁醒脾以治其本；心肾不交，虚火上扰，故用交泰丸，交通心肾，以治其标；二诊时，根据症情，虚火之势仍盛，故加以龟板、磁石等介石之类以潜镇；龟板滋阴潜阳、养血补心，其滋阴之功独强；肾阴不足、虚阳扰神之不寐者，用之最为稳妥。本案明晰病机，药正法合，故取效迅捷。

眩　晕

案例 1　王某某，男，75 岁，合肥人。初诊时间：2010 年 2 月 11 日。

病史：患者诉反复发作双目胀痛伴眩晕 20 余年，近半年症状加重，每因体位改变而致眩晕，下午及晚间尤甚，严重时可伴有恶心欲呕，半年来一直坚持服用中药治疗，但疗效甚微。观其口干欲饮，舌红少苔，舌中有裂纹，脉弦细数。

辨证：肝肾阴虚，内风上扰。

治法：柔养下元，平肝息风。

处方：

北沙参 20g   熟女贞 15g   石斛 15g   远志 10g

杭白芍 30g   生石决明 30g   天麻 15g   清半夏 12g

茺蔚子 15g   代赭石 15g   竹茹 10g

10 剂，水煎服，日 1 剂。

二诊：药后双目胀痛、口干等症有所减轻，眩晕如前，患者诉静坐不曾眩晕，惟活动后眩晕随起。原方去石决明、半夏、远志、茺蔚子，加用煨葛根 25g、山萸肉 15g、五味子 10g、炙龟板 20g、覆盆子 15g。再进 10 剂，水煎服，日 1 剂。

三诊：患者诉药后眩晕大减，偶有发作，双目胀痛、口干等症有明显好转，嘱其原方制以膏方继服，加以巩固。

按：本案患者年近八旬，肾阴渐衰，加之操劳过度，耗伤精液，遂致水不涵木，龙相之火妄动，蒙生内风，而见眩晕、双目胀痛；前医虽以滋阴、活血、化痰、息风等法治之而罔效。先以柔养下元、平肝息风之法调之，其双目胀痛虽有转愈之势，然眩晕如前未减；二诊时，加入山萸肉、五味子、龟板等酸敛滋阴之品，药后症情即大有转归。方中另有葛根配用赭石，两药合用，取其一升一降、调节内环、平衡升降之功，法取"升清可以降浊，欲降必先升之"之意。

案例 2 胡某某，女，61 岁，合肥人。初诊时间：2011 年 9 月 23 日。

病史：有"美尼尔综合征"病史 40 余年，长期耳鸣，听力渐下降，近半年因劳累，焦虑后再发眩晕，如坐舟船，近 20 天发作频繁，有时一天发作 3 次，伴恶心欲吐，大汗淋漓，四肢冰凉，睡眠差，口干略苦，纳食可，大便便秘，小便尚调，面色萎黄，舌暗淡，苔白略黄腻，脉弱。肝气上逆，平衡失调，虚象在肾，水不涵木，导致诸症丛生。考之乃辨证为肝郁不达，风痰上扰，胃失和降，平衡失调。由于病史多年，所以呈本虚标实，痰浊瘀滞之象。

治法：清上补下，逐痰通脉。

处方：

煨葛根 25g	橘络 20g	姜竹茹 10g	远志 10g
茯神 20g	合欢皮 30g	代赭石 15g	天麻 15g
清半夏 12g	杏仁 10g	桃仁 10g	淮小麦 50g

7 剂，水煎服，日 1 剂。

二诊：病史同前，服上方后至第 5 天头晕如坐舟船改善，今日午后头重减轻，项颈部麻木感，食后小眩晕短暂发作，纳食可，二便调，睡眠稍改善，舌暗淡，苔薄黄滑，脉弱略数，证析如前，按其体征，治守原意药稍更删以资调节。

处方：

煨葛根 25g	姜竹茹 10g	枳壳 15g	橘络 20g

| 清半夏 12g | 天麻 15g | 川芎 10g | 炒丹参 15g |
| 代赭石 15g | 合欢皮 30g | 泽泻 12g | 枣仁 25g |

10 剂，水煎服，日 1 剂。

三诊：病史同前，服上方后症情减轻，近 1 周症情出现反复，头重，头昏头晕，纳食可，二便调，睡眠时好时差，此乃由肝肾阴虚，平衡失调所致，证属眩晕范畴，当以清上纳下，平衡内环，方取温胆合半夏天麻白术加代赭石合磁石以资镇纳，从而达到平衡目的。

处方：

煨葛根 25g	姜竹茹 10g	枳壳 15g	清半夏 12g
橘络 20g	天麻 15g	合欢皮 30g	酸枣仁 25g
磁石 30g	代赭石 12g	泽泻 10g	琥珀 6g

10 剂，水煎服，日 1 剂。

四诊：病情同前，服药后症状有减，如坐舟船明显缓解消失，症晨重，午后减轻，头仍感昏沉，睡眠差，难入寐，易醒，纳食一般，二便调，舌暗淡，苔薄白，脉细略数，按其症情转向好转，饮食、二便正常，惟上午昏沉现象仍较明显，午后则转好，从时间学来分析，乃系清阳不升，血络阻滞，故治守原方稍事出入为用。

处方：

煨葛根 25g	姜竹茹 10g	橘络 20g	姜半夏 12g
天麻 15g	酸枣仁 30g	合欢皮 30g	磁石 40g
柴胡 10g	代赭石 12g	泽泻 10g	琥珀 10g

10 剂，水煎服，日 1 剂。

五诊：前药服后症状有所减轻，刻下在活动过程中仍有眩晕感，晨重暮消的症状有所缓解，睡眠亦较前有所改善，双耳耳鸣，闭气感，饮食尚可，二便调，口干，不欲饮，舌暗淡，苔薄，脉细，考之药进多剂，症情得以改善，惟平衡尚未复原，故遵守原意药稍更删缓以调之而善其后。

处方：

煨葛根 25g	橘络 20g	姜半夏 12g	姜竹茹 10g
磁石 40g	柴胡 10g	天麻 15g	杜仲 20g
合欢皮 30g	酸枣仁 30g	泽泻 12g	琥珀 10g
杭白芍 30g	远志 10g		

10 剂，水煎服，日 1 剂。

六诊：药后症减，眩晕明显减轻，仍有耳鸣，睡眠亦有所改善，口干，不欲饮，偶有盗汗，饮食尚可，二便调和，舌暗淡，苔薄白，脉弦细，按其病症转归，趋向好转，舌脉相应，故再守原方出入以资调节。

处方：

煨葛根 25g	姜竹茹 10g	橘络 20g	姜半夏 12g
磁石 40g	远志 10g	天麻 15g	酸枣仁 30g
合欢皮 30g	川芎 10g	浮小麦 30g	琥珀 10g
杜仲 20g	石斛 15g		

10剂，水煎服，日1剂。

按：眩晕一证，致病因素众多，各种致病因素可单独致眩，也可相兼为病，大多与机体正气亏虚这一病本有关，风、痰、火、瘀等病邪多是在机体脾土虚弱，肝肾不足基础上产生。故临床辨证多虚实并见，以虚为主，兼挟他证。虚则有阴阳气血之分，实乃有痰、涎、风、火之辨，往往以虚实互见、下虚上实为基本特征，而下虚不外气与血，上实不外风、痰、火；下虚是本，上实是标，故图本为主，辅以治标，是治疗本病的基本原则。临床要分清寒热，偏于寒者当以温化，热变者则清而化之。《内经》曰"诸风掉眩，皆属于肝"，揭示了肝肾亏虚，风阳上扰致眩的发病机制。此外，尚有"上气不足，脑为之不满""髓海不足"等原因所造成的头晕目眩。后世刘完素则认为因火致眩，因风木旺，金衰不能制木，风与火两阳相搏则为旋转，清·何书田在《医学妙谛》中补充说："精液有亏，肝阴不足，血燥生热，则风阳上升，窍络阻塞，头目不清，眩晕跌仆。"指出风、火是致眩之标，而肝虚、阴精不足才是致眩之本，使"因火致眩说"更切合临床实际。然张仲景认为，痰饮亦是眩晕的重要致病因素之一，丹溪、景岳亦推崇此说,《丹溪心法》云："无痰不作眩。"《景岳全书·眩晕》指出："无虚不能作眩。"

第二节　肺系疾病

咳　嗽

案例1　缪某某，女，32岁，巢湖中庙镇人。初诊时间：2002年11月6日。

病史：咳嗽年余，畏寒无汗，鼻流清涕，咳痰稀白，前胸片提示右肺纹理增多，其他未见异常，舌淡苔薄，脉来浮缓。

辨证：风寒束肺，失其宣肃，邪逗于表。

治法：疏解散寒，宣肺止咳。

处方：杏苏散加减。

苏叶梗各 6g	荆芥穗 10g	炒杏仁 10g	信前胡 10g
广陈皮 10g	姜半夏 10g	炙麻黄 3g	炙桔梗 10g
金沸草 10g	蝉蜕 5g	粉甘草 5g	

7剂，水煎服，日1剂。

自述药进3剂后咳嗽减轻，将余剂服后好转如常，要求再方巩固，故用六君合杏苏加味，嘱其连服数剂，如无不适即可停药。

按：本案咳嗽虽缠绵年余，仍责之风寒客表、束肺不宣而致咳嗽、鼻流清涕等表寒之症，痰涎稀白亦属寒象，故用杏苏散以外散风寒，内化寒痰，而一举收效。再投六君杏苏以健脾化痰，宣肃肺气，增强护卫能力，防御外邪再侵。可见只要辨证准确，取方用药得当，虽轻平之剂，也可收全功。

案例2 管某某，男，4岁，合肥双岗人。初诊时间：2009年12月25日。

病史：患儿母亲代述，其自幼体弱多病，易于感冒，感冒后即病发咳嗽，且经久不愈，以冬春季节为重，每因受凉或饮食生冷食物而诱发，咳嗽痰多，质稀色白，咽痒不适，平时易自汗出，形体瘦弱，饮食无规律，二便正常，西医诊断为："上呼吸道感染""支气管炎"，经多种抗生素治疗，疗效不显，察其舌淡，苔薄白，脉弦细。

辨证：卫阳不固，风邪袭肺，肺失宣降。

治法：益气固表，宣肺止咳。

处方：玉屏风散合三拗汤加减。

生黄芪 12g	防风 10g	杏仁 10g	炙桔梗 10g
炙麻黄 2g	陈皮 6g	清半夏 5g	蝉蜕 3g
五味子 5g	谷芽 15g		

7剂，水煎服，日1剂。

二诊：服药3剂，咳嗽即减，连服7剂咳嗽停止，其他如常，惟易汗出，嘱其再进10剂，以图其本。

按：经言："邪之所凑，其气必虚"，患儿自幼体弱，易自汗出，卫气不固，肺主气而应于皮毛，卫阳不固则肌表疏松，外邪易于侵袭，肺脏受扰，失其宣降，遂致咳嗽经久不愈。其治惟有益气固表，兼以宣肺止咳，本案若专于祛邪止咳，咳虽止而易复发，若专于益气固表，恐于止咳无益。方中玉屏风散益气固表，祛风止汗；三拗汤宣肺止咳，仅得 7 剂而顽咳即止。

小结： 肺之生理特性善宣通，而恶壅塞。其为玲珑通彻，阖辟之机，主司呼吸的清虚之脏，位居最高，又为五脏之华盖，其生理平衡既依于本身功能之转化，又赖于脾肾的滋养。一旦产生病理变化，不仅要从病位考虑，而且要着眼脾肾及肝脏的生化及抑制的影响。咳嗽一证是肺系中的一种常见病，其致因不出外感内伤，外感不出六淫，而内伤则由五脏六腑功能失调所见及，经谓："五脏六腑皆令人咳，非独肺也"，但不论是外感还是内伤，总因肺失宣降而起，故在本病的治疗过程中，应处处着眼于"阖辟"两字，恢复肺脏宣发肃降的生理功能。以上各案中，因风寒袭肺而致咳嗽者，主以杏苏散，苦辛宣降而咳止；因肝阴不足，木火刑金者，进以养阴清肃、镇逆肝气之剂而咳平；其他如痰热壅肺则重以清痰，卫表不固则重以益气固卫，更有感染螳螂毒者，又需超越常规，别出心裁，以荆防银翘祛风透邪，清热解毒而安。此外，值得注意的是，某些感冒病人在疾病发展的后期，惟咳嗽频作，且多干咳无痰，此外邪已尽，但因肺气不降所致，常以自制止咳宁加代赭石一味，加强其降气止咳之功，不过数剂即气降咳止。

哮　证

案例 1　方某某，男，78 岁，合肥人。初诊时间：2000 年 7 月 5 日。

病史： 患者年事已高，患哮喘病已有 10 多年，病延日久，抗病能力渐次下降，卫表不固，易于外感，近年来发作频繁而常发于五、六月间，每作时只得对症处理，但夙根难除，一触即发。诊时小作，咳喘不已，身无寒热，舌淡苔薄，脉象虚滑。

辨证： 卫表不固，脾虚痰浊，肺失肃降。

治法： 益气固表，化痰平喘。

处方：

生黄芪 30g	焦白术 15g	广陈皮 10g	关防风 10g
炙桔梗 10g	炙五味 10g	川干姜 3g	炙麻黄 3g
蝉蜕 6g	夜交藤 25g	粉甘草 5g	

7剂，水煎服，日1剂。

二诊：药后咳喘得以缓解，惟感疲倦乏力，舌苔薄滑，脉象如前，故守原方出入再投。

处方：

生黄芪 30g	焦白术 15g	橘络 20g	炙桔梗 10g
杏仁 10g	姜半夏 10g	佛手柑 15g	炙五味 10g
川干姜 3g	川贝母 9g	车前草 12g	粉甘草 5g

7剂，水煎服，日1剂。

三诊：连诊2次，体倦少力得以改善，惟阵发性咳喘未肃，眠、食、二便如常。舌现黯淡，苔滑，脉转虚缓，拟用黄芪建中加味从中调之。

处方：

生黄芪 30g	桂枝尖 6g	杭白芍 15g	冬白术 15g
广橘红 10g	炒叭杏仁 10g	炙五味 10g	川干姜 3g
川贝母 10g	冬瓜仁 30g	苏卜子各 10g	粉甘草 5g

10剂，水煎服，日1剂。

四诊：药尽缓解，可停服汤剂，予以迪喘舒丸（自拟方）而缓以调之。

处方：

生黄芪 30g	熟女贞 15g	五味子 10g	冬白术 15g
广橘红 10g	怀山药 20g	杏仁 10g	桃仁 10g
川贝母 10g	车前子 10g	鹅管石 10g	补骨脂 15g
淫羊藿 15g	煅磁石 30g	胡桃肉 10g	皂荚 10g
田三七 6g	粉甘草 5g	姜竹茹 10g	

上方以10~15剂配用蛤蚧5对，共研细末，以水泛为丸，或以药用胶囊装入。每服10g（如以胶囊则每次服5粒），每日3次，温开水送下。

按：本案患者年近八旬，所患哮病已有十余载，其病可谓根深蒂固，加之病延日久，元气亏虚，卫表不固，外邪易干，治之极为棘手，故先以益气固表、化痰平喘法为治，选用玉屏风散益气固表，疏风祛邪，小青龙汤以温肺散寒，化痰平喘；西医学认为哮喘之病多因过敏物刺激呼吸道，以致呼吸道组织痉挛、黏膜水肿所致，方中蝉蜕、夜交藤有较好的抗过敏作用。按法治之，喘哮得平，然哮证宿根难除，故终以自制丸剂缓调之，以善其后。

案例2 周某某，女，29岁，合肥人。初诊时间：2000年4月26日。

病史：哮喘病史数年，每遇风寒或刺激性食物则发作，西医拟诊为过敏性哮喘。今又复起，喉中痰鸣，痰多色黄，五心烦热，舌红苔薄，脉来弦数。

辨证：痰浊壅塞，肺失肃降。

治法：清化痰浊，肃肺平喘。

处方：

南沙参 12g	杏仁 10g	炙桔梗 10g	瓜蒌皮 15g
葶苈子 15g	卜子 10g	苏子 10g	蝉蜕 6g
夜交藤 25g	炙麻黄 3g	车前草 15g	粉甘草 5g

7 剂，水煎服，日 1 剂。

二诊：自进药后症状缓解，热痰已除，转偏寒象，大便偏稀，舌淡苔薄，脉象缓滑，仿甘桔二陈加味为法。

处方：

炙桔梗 10g	广橘红 10g	姜半夏 10g	炙五味 10g
炙麻黄 5g	川干姜 3g	蝉蜕 6g	夜交藤 25g
金沸草 10g	车前草 12g	粉甘草 5g	

10 剂，水煎服，日 1 剂。

三诊：经诊 2 次，服药 10 余剂咳喘已平，夜能平卧入寐，饮食、二便如常。拟方以图其中，扶土泻木，着眼抗敏。

处方：

生黄芪 25g	关防风 10g	焦白术 15g	广橘红 10g
炙桔梗 10g	叭杏仁 10g	炙麻黄 3g	川干姜 3g
蝉蜕 6g	夜交藤 25g	炙五味 10g	粉甘草 5g

10 剂，水煎服，日 1 剂。

药后病已缓解，注意生活起居，避免过敏诱发，如有不适再药投之。

按：本案西医拟诊为过敏性哮喘，察其症脉，乃责之痰浊壅塞，肺失肃降。初诊主以化痰浊，肃肺平喘为治，药以南沙参、桔梗、杏仁、卜子、苏子合葶苈子、车前草等；二诊证减，易以甘桔二陈法，药后喘平安食；三诊标实诸症已缓，则治之从本，扶土图中，以防其复作，以玉屏风散加味处治。哮证者，其宿根深固，图治颇为棘手，徐经世先生多年临症之得，认为一些幼年患者，随着年龄增长，肾气日盛，肺气渐旺，若能及时辨治，加之平时注意避免各种诱发因素，往往可获痊愈。然一些成年患者，哮证反复发作，迁延日久，肾气衰弱，本虚难复则不易根除，论其治法，张景岳在《景岳全书》

中论之最精。其云："未发时以扶助正气为主，既发时以攻邪为主，扶正者须辨阴阳，阴虚者补其阴，阳虚者补其阳，攻邪气者，须分微甚，或散其风，或温其寒，或清痰火，然发久者，气无不需，故于消散中酌加温补，或于温补中酌加消散，此等证候，当惓惓以元气为念。"

喘　证

案例 1　吕某某，女，5 岁，合肥人。初诊时间：2009 年 7 月 9 日。

病史：喘促 1 年半，活动后加重，感冒后痰多，曾在省立医院检查示："闭塞性细支气管炎"，纳差，大便时干时稀，小便正常，曾屡用中西医治疗，未见疗效，舌淡，苔薄白，脉弦细。

辨证：木贼土虚，痰浊壅肺。

治法：扶土泻木，化痰平喘。

处方：

白术 10g	陈皮 6g	炒白芍 15g	防风 10g
蝉蜕 3g	夜交藤 15g	桔梗 10g	杏仁 6g
金沸草 6g	炙麻黄 2g	甘草 3g	

10 剂，水煎服，日 1 剂。

二诊：喘促时好时坏，活动后加重，纳食，睡眠尚可，易烦躁不安，现咳嗽好转，拟守原方加味。

处方：

白术 10g	橘红 10g	防风 10g	炒白芍 15g
乌梅 10g	夜交藤 15g	磁石 15g	炙桔梗 10g
麦冬 10g	远志 10g	甘草 3g	

10 剂，水煎服，日 1 剂。

另以琥珀 10g 用两层纱布袋封口，置入脐中穴，用胶布固定，晚上放置，早起取下。

三诊：喘促好转，烦躁不安，喜动不静现象亦减，其他如常，再继前法出入。

处方：

竹茹 10g	石斛 10g	白术 10g	橘红 10g
蝉蜕 3g	夜交藤 15g	炒白芍 15g	防风 10g
远志 10g	乌梅 10g	灯心草 3g	

10 剂，水煎服，日 1 剂。

四诊：喘促已平，前服中药有效，但活动剧烈后仍有喘息，其他如常。经诊 3 次，服药月余，喘症已平，小儿年幼，各脏气未充，服药不可过于频多，待到冬令，再继膏方以缓调之。

按：本案患者，年龄尚幼，所患喘促一症已有 1 年有余，迭用中西疗法未见其效，虽经西医检查提示为：闭塞性细支气管炎，已然有器质性病变。但不应为病名其所限。根据中医理论辨证施治，抓住患儿喜动易躁、活动后喘促加剧之特征，可判断为肝风内动、木贼土虚、痰浊壅滞所致，巧取痛泻要方以治其喘，琥珀外敷脐穴镇静、息风、安神，以平其躁动不安。考之古今医籍未见有此用药以治咳喘，痛泻要方虽为肝强脾弱、木贼土虚之痛泻而设，徐经世先生据多年临床实践认为此方不但可以治疗木贼土虚之痛泻，其他如荨麻疹、哮喘、小儿虫积症、抽动症等，只要其病症病因病机为肝郁脾虚者，皆可灵活施用之。本案之治验，即为其佐证。

案例 2 张某某，男，56 岁，合肥人。初诊时间：2013 年 10 月 16 日。

病史：患者形体丰满，惟咳喘有年，血压居高，饮食且可，大便偏干，

检查：高血压，肺气肿。用药后血压相对稳定，但喘促，随着年龄症情渐次加重，动则气喘，脉象弦数。

诊断：喘证。

辨证：下虚上实，肺失肃降。

治法：清上补下，纳气平喘。

处方：膏缓以调之较为妥善。

生黄芪 250g	绞股蓝 150g	熟女贞 150g	石斛 150g
远志 100g	橘络 200g	磁石 400g	蛤蚧 3 对
鹅管石 150g	酸枣仁 300g	田三七 100g	天麻 150g
杜仲 200g	炒瓜蒌皮 120g	干地龙 100g	肉苁蓉 150g
川贝母 100g	炙桔梗 100g	北五味 100g	杏仁 100g
桃仁 100g	甘草 50g		

上药熬尽汁加龟板胶 300g、核桃仁 150g，以蜜 600g 收膏。每服 1 汤勺，日 2 次（早晚各 1 次），开水冲下。

另：金水宝胶囊 5 瓶，每服 5 丸，早晚用温开水送下。

二诊：证属脾肾阳虚，肝胃不和，今值冬令，治以膏剂图之为宜。

处方：

红参 150g	生黄芪 300g	白术 150g	陈枳壳 150g
橘络 200g	绿梅花 200g	远志 100g	石斛 150g
川连 50g	木蝴蝶 100g	桂枝 100g	杭白芍 200g
清半夏 120g	仙灵脾 150g	巴戟天 150g	甘枸杞 150g
酸枣仁 250g	竹茹 100g	甘草 50g	龟板胶 150g
鹿角胶 150g	核桃仁 300g	鹿茸 30g	

上药熬尽汁化二胶以蜜 600g 收膏，服法同上。

三诊：药后睡眠改善，惟咳喘胸闷依存，有时加重，舌红，苔薄，脉弦数，拟方为膏继以调之。

处方：

生黄芪 300g	熟女贞 150g	川贝母 100g	炙桔梗 100g
干地龙 100g	蛤蚧 5 对	鹅管石 150g	橘络 200g
远志 100g	北五味 100g	田三七 100g	天麻 150g
杜仲 200g	磁石 400g	酸枣仁 300g	肉苁蓉 150g
石斛 150g	杭麦冬 120g	龟板胶 300g	核桃仁 300g
炒卜子 150g	杏桃仁各 100g	甘草 50g	

上药熬尽汁化龟板胶以蜜 600g 收膏，服法同上。

按：哮喘之病，日久则耗气伤阴，易生瘀滞。治本之中，常寓活血通络。方中磁石镇潜收纳、生化肾水、引火归原，配五味子以酸甘化阴、滋上补下、调节循环、平衡气机；取黄芪、女贞子益气养阴、固表护卫、补肾填精，两味同用，更胜一筹；白术、橘络则健脾理气、补土生金；贝母、杏仁化痰肃降、清上利下，配用鹅管石以温化痰浊、壮阳通痹；以蛤蚧、核桃仁并用，可收到补下治上、母子同疗之效；干地龙、田七活血化瘀、病从络治；而竹茹、甘草则以清化痰浊、调药入胃，使胃受纳，促其吸收。诸药合力可标本兼施、缓解症状、调节整体、扶正固本。

小结：喘证于呼吸系疾病中较为常见，而又属顽疾，临床常与哮证并提。所谓"喘以气息言，哮以声响言"，而哮必兼喘、喘未必兼哮。然哮的宿根是痰浊，故"专主于痰"；喘为短气，不能接续，因气为病，治以纳气。因肺主气，肾纳气，即使喘见于多种急、慢性疾病过程中，但应属肺、肾二脏病变。不过在转归中，如新感宿邪相引，痰气相击，哮鸣有声，即由喘而发为哮。

如张景岳说"喘有宿根，遇寒即发，或遇劳即发者，亦名哮喘"。可见两者实存有内在的演变，久喘既伤肺气，又可影响脾肺功能而致脾虚生痰，肾不纳气，由实转虚。总之哮喘的发生及发展的过程可分为四个阶段，即肺气虚→脾阳虚→肾阳虚→阴阳两虚，是由阳虚转向逐渐深化，最终阳损及阴，导致阴阳俱虚的病理过程。而治疗拟分急性发作期和缓解期，发作以治其标，缓解图之其本，但所用方药颇多，能获一效则难以寻求。对此应抓住缓解立足于本，主以三脏同治，宣上纳下，化痰和络，扶正固本的治则，可收到良好效果。至于过敏性哮喘，系由风寒束肺，或外寒与伏邪所致，而病因病机在肝脾。治以宣肺肃降，开郁理脾，使肺之清肃治节有权，则可恢复常态。

痤 疮

案例1 万某某，女，22岁，合肥人。初诊时间：2009年2月10日。

病史：面部痤疮，反复发作多年，经多次治疗无效。也曾听别人所言，用避孕药治疗，但疗效不佳。前些天在针灸医院行放血疗法，稍有效果，但过后尤甚。且手足心出汗，夜间易燥热，月经提前3~7天，量少色粉红。有鼻炎、咽炎病史，小时曾出现面瘫，经治痊愈。舌红以尖为甚，苔黄腻，脉细微弦。

诊断：痤疮。

辨证：少阳不和，郁热不宣，郁于面部皮肤腠理。

治法：清宣透热，和解少阳。

处方：小柴胡汤加减。

南沙参12g	生桔梗10g	板蓝根10g	黄芩12g
辛夷花15g	杭菊花15g	延胡索15g	柴胡梗10g
苍耳子15g	炒丹皮10g	代赭石12g	甘草5g

10剂，水煎服，日1剂。

二诊：药后痤疮减少，手足心出汗，夜间易燥热等症状都减轻。说明上药切对病机，症状减轻，但未根除。按其病症，当继以清宣透热、和解少阳法为治。

三诊：药后诸症皆有改善，故仍拟予清宣透热、和解少阳法为治，以收全功。

按：本案患者面部痤疮，反复发作多年，经多次治疗无效。察其舌红苔黄，脉细微弦。综合脉症，拟予清宣透热、和解少阳法为治。方中柴胡乃为少阳专药，轻清升散，疏邪透表，故为君药；黄芩苦寒，善清少阳相火，故为臣药，配合柴胡，一散一清，共解少阳之邪；板蓝根清热解毒，杭菊花清肝明目共助黄芩清少阳相火；辛夷花通鼻窍也宣肺气；炒丹皮清血热以治燥热，茺蔚子调气血走上尤佳；延胡索活血理气，代赭石镇肝潜阳使肝火不上炎而痤疮无因起，此乃釜底抽薪之举；南沙参滋胃养阴以制火；甘草解毒和诸药，药仅 12 味，配伍精当，疗效卓著，药后诸症悉减，痤疮消除，故录于此，可为效仿。

案例 2 侯某某，男，19 岁，六安人。初诊时间：2010 年 7 月 8 日。

病史：面部痤疮反复发作，两颊为甚，色红，有时瘙痒，面部潮红，皮肤油腻，纳、便、眠皆调。舌红，苔黄微腻，脉弦数。

辨证：肝经郁热，湿热蒸腾。

处方：丹栀逍遥散加减。

炒山栀 10g	杭白芍 20g	柴胡 10g	黄芩 10g
杭菊花 15g	冬桑叶 10g	佩兰梗 10g	茺蔚子 15g
干生地 18g	生苡仁 40g	甘草 5g	

10 剂，水煎服，日 1 剂。

医嘱：嘱其平时用温开水洗脸。

二诊：药后面部痤疮好转，未见新发痘疹，面部潮红，瘙痒均减轻，皮肤较为油腻，他症如常，舌暗，苔薄黄，脉弦微数，前法得效，宜守之。

处方：

炒山栀 10g	柴胡 10g	黄芩 10g	杭菊花 15g
冬桑叶 10g	蒲公英 20g	茺蔚子 15g	车前草 15g
炒丹皮 10g	干生地 18g	生苡仁 40g	生甘草 5g

15 剂，水煎服，日 1 剂。

三诊：药后症状改善明显，面部痤疮大为减少，偶有新发痘疮，但较前减少，肤质转好，舌暗苔白，脉弦，继守原方加减进退再进 15 剂，以善其后。

按：先贤云："头病多风火"，本案痤疮反复发作，时有瘙痒，面部潮红、油腻，舌红，苔黄腻，脉弦数，显是肝经风火挟湿热之邪上蒸所致。主以丹栀逍遥散加减，正切病机，方中丹皮、山栀、菊花、桑叶轻清上扬，专清肝经风热，柴胡、白芍、黄芩解郁清热，生苡仁、佩兰梗宣化湿热，更以生地凉血息风以止痒，药后诸症有减，但湿热未除，故又以蒲公英、薏米清热、解毒、除湿。此外，公英与薏米相伍为用，乃治疗湿毒疮疡之妙品；车前草清肝利湿，方证相合，用药丝丝入扣，药后效显，诸症大为改观。

案例3 李某某，女，25岁，合肥人。初诊时间：2011年5月27日。

病史：患者痤疮8年余，加重1周，以前额、口周为甚，疮面硬，新出者多有痛痒感，溃后有脓样液体，时有心烦，月事来时小腹胀痛，大便干，2~3日一行，小便正常，纳眠皆可，舌红，苔黄，脉弦数。

辨证：肝经郁热，阳明火盛。

治法：清解郁热，泻火通腑法。

处方：

干生地 18g	金银花 15g	野菊花 15g	蒲公英 20g
皂角刺 10g	酒大黄 10g	茺蔚子 15g	生石膏 15g
赤芍 10g	丹皮 12g	生山栀 10g	生甘草 5g

10剂，水煎服，日1剂。

二诊：药后症情稳定，未出现新痘疮，疮面局部痒痛减轻，大便较前通畅，1~2日一行，偶有心烦燥热，纳、眠可，舌红，苔薄黄，脉弦数，拟予前法加减续进。

处方：

干生地 18g	金银花 15g	野菊花 15g	蒲公英 20g
皂角刺 20g	龙胆草 6g	生石膏 15g	赤芍 10g
连翘 10g	生甘草 5g	芦荟（后下）3g	

10剂，水煎服，日1剂。

三诊：药后症状明显减轻，痘疮消减，局部痛痒消失，未见新发，大便通畅，1~2次/日，他症如常，但脸上疤痕明显，舌暗红，苔薄黄，脉弦，拟守原方稍加更删为宜。

处方：

干生地 18g	麦冬 12g	石斛 15g	生石膏 15g
赤芍 10g	茺蔚子 15g	皂角刺 10g	连翘 10g
炒丹皮 15g	酒大黄 3g	炒丹参 15g	生甘草 5g

15剂，水煎服，日1剂。

另：逍遥丸2盒，每服8丸，日2次。

按：痤疮俗称"青春痘"，中医所谓"粉刺"，多见于青春期女性。考其致病因素有异，用药有别，但皆不离从心、肝、肺、胃论治，中间或兼以活血化瘀、清化湿热、宣通肺气、通腑泻下、滋阴养血，皆为随证应变之举，殊途同归，最终都达到了满意的效果。如本案痤疮较为严重，考其症情乃由厥阴、阳明热盛所致，故重用清热凉血解毒之法方见其效。本病虽为小恙却影响美观，往往会给患者带来思想负担，甚至由此产生悲观情绪，为此患者常常会花费大量的精力、金钱去治病，但收效甚微，今以有效之例，有供借鉴。

湿 疹

案例1 王某某，女，59岁，合肥人。初诊时间：2010年7月8日。

病史：患者无诱因下出现全身性皮疹2年，粟粒样水泡，瘙痒难耐，经西医治疗后症状时有反复，现胃脘时有胀痛，嗳气，食量减少，大便微溏，睡眠尚可，舌质红，苔白微腻，脉细弦。

辨证：系肝胃不和，湿邪阻滞。

治法：扶土泻木，调和中州。

处方：

苍术 15g	枳壳 15g	陈皮 10g	防风 10g
炒白芍 20g	蝉蜕 10g	首乌藤 25g	生苡仁 40g
炒川连 3g	川朴花 15g	姜半夏 12g	生甘草 5g

10剂，水煎服，日1剂。

二诊：病史同前，胃脘胀痛有减，嗳气减少，大便转常，偶有皮疹出现，伴瘙痒，纳食一般，眠可，舌红，苔白微腻，脉弦细，拟予扶土泻木，清利湿热为治。

处方：

苍术 15g	枳壳 15g	陈皮 10g	姜半夏 12g
防风 10g	荆芥 10g	炒川连 3g	赤白芍各 10g
野菊花 15g	川朴花 15g	生苡仁 40g	生甘草 5g

10剂，水煎服，日1剂。

三诊：病史同前，胃脘胀痛已除，偶有皮疹，粟粒样水泡，局限于手足，他症如常，舌红，苔薄白微腻，脉弦细，拟予前法稍加更删为宜。

处方：

苍术 15g	陈皮 10g	荆芥 10g	防风 10g
赤芍 10g	刺蒺藜 15g	蝉蜕 10g	野菊花 15g

苦参 10g　　　　生苡仁 40g　　谷芽 25g

15 剂，水煎服，日 1 剂。

按：湿疹为患实，由肝郁脾虚、湿邪阻滞所致，病由内生，当从内治，故巧取痛泻要方扶土泻木，祛风除湿，然诸病有专药，如治疟青蒿有特效，此症亦然，蝉蜕、野菊花、夜交藤、蒺藜皆为祛风止痒专药，故辅以用之。而苦参一味则在此必用，概本病致病之邪有责于湿热，苦参性味苦寒，功专清热除湿，祛风杀虫，用之此证乃有特效。

案例 2　罗某某，男，7 岁，合肥人。初诊时间：2009 年 11 月 10 日。

病史：全身皮疹近半年，瘙痒不适，西医诊断为湿疹，其素有过敏性鼻炎史，前曾中西医治疗，但疗效不显，纳眠可，二便畅，舌红，苔薄白，脉弦数。

辨证：湿热。

治法：清热解毒。

处方：

①内服方：连翘散。

金银花 12g　　　　连翘 6g　　　　干生地 10g　　蝉蜕 3g

野菊花 10g　　　　刺蒺藜 10g　　生苡仁 15g　　生甘草 3g

10 剂，水煎服，日 1 剂。

②外洗方：

金银花 15g　　　　黄柏 10g　　　　野菊花 10g　　蝉蜕 5g

竹叶 10g

5 剂，煎汤熏洗，3 日 1 剂。

二诊：病史同前，药后皮疹减少，瘙痒减轻，他症如前，继守前法，前方加夜交藤 15g、紫花地丁 10g。15 剂，水煎服，日 1 剂。

三诊：药后来诉，痒疹已平，嘱其少食辛辣刺激及海鲜类食物。

按：湿疹是皮肤科最常见的病症之一，已故名医赵炳南先生曾谓："善治湿疹者，当可谓善治皮肤病之半。"湿疹古谓"浸淫疮"，病如其名，其致病因素可责之为外因、内因，但从临床见之，本病多以内因为常，外因致病多急发易治，内因致病多缠绵而难治，以上所举之案，其病症缠绵难愈，皆由内因使然，故其治皆从内因为治。以清热解毒、祛风除湿为要法，或重以除湿，或重以清热，或重以祛风，视其孰多孰寡而取舍，如此用药，理当药进而效显。然外科之病，虽详于内治，亦须明于外疗，故用药又集清热解毒，祛风止痒之药以外洗，内外结合，药后不日即病除痒止。

第三节　消化系（肝胆脾胃）疾病

胃脘痛

案例1　王某某，女，46岁，合肥人。初诊时间：2011年3月31日。

病史：上腹烧灼不适感，嗳气，偶有泛吐胃内容物，反酸，胸胁部刺痛偶发，眠差多梦，耳鸣如蝉，月经先后不定期，量或多或少，2010年5月19日胃镜示：反流性食管炎，浅表性胃炎。舌暗红，苔薄黄，脉弦。

辨证：肝气横逆，胃失和降。

治法：镇逆和胃。

处方：

姜竹茹10g	枳壳12g	橘络20g	清半夏12g
绿梅花20g	炒川连3g	石斛15g	红豆蔻10g
枣仁25g	代赭石15g	谷芽25g	

10剂，水煎服，日1剂。

二诊：病史同上，药进平善，但症状未见缓解，舌红苔薄，脉来细弦，拟仿代赭合温胆加减为用。

处方：

姜竹茹10g	代赭石15g	陈皮10g	姜半夏12g
绿梅花20g	炒丹参15g	炒川连3g	千张纸10g
红豆蔻10g	枣仁25g	檀香6g	公英15g

10剂，水煎服，日1剂。

三诊：病史同前，偶有胃脘烧灼感，仍有嗳气，胸胁部刺痛感，少有泛吐胃内容物，反酸，纳少，眠差，梦多，右耳耳鸣，听力下降，2011年6月8日胃镜示：浅表性胃炎。月经衍后，量时多时少，舌暗红，苔薄白，脉细弦，此乃肝气横逆，胃失和降为患，拟方以资调节。

处方：

姜竹茹10g	枳壳15g	橘络20g	绿梅花20g

| 炒川连 3g | 清半夏 12g | 酸枣仁 30g | 杭白芍 30g |
| 远志 10g | 代赭石 12g | 谷芽 25g | |

10 剂，水煎服，日 1 剂。

按：反流性食管炎属于中医"噎膈""胃脘痛""反酸""胃反"等范畴。或因情志不舒，或因刺激性食物、烟酒过度，或因郁热内蕴，以及长期胃气上逆等，使食管受损，脉络瘀滞，以致胸骨后灼热感与疼痛、嘈杂反酸等为主要表现的内脏瘅（热）类疾病。故本案中施以竹茹清胆和胃，石斛柔养胃阴，更以黄连温胆汤，辛开苦降，和胃降逆；绿梅花、千张纸疏肝理气，又以丹参饮活血化瘀，理气止痛，终以用黄连配红豆蔻假借左金之意，取红豆蔻散寒燥湿，醒脾和胃，佐黄连以辛通苦降，抑制肝木，如是寒温相配，则呕逆吐酸可止。诸药合用，使逆气得降，肝气俱舒，从而使痰热得清、胃气得和、疼痛得消、呕逆得止。

案例 2 孙某某，女，45 岁，初诊时间：2010 年 4 月 20 日。

病史：经常性呃气，胃脘刺痛感，饱胀 3~4 年，纳食一般，口不干，偶有剑突下烧灼感，夜间胃脘刺痛较白日为甚，眠差，二便如常，脉细，舌暗淡，苔薄黄，平素遇寒则胃脘发凉、疼痛。2009 年 11 月 12 日胃镜示：慢性浅表性胃炎伴隆起糜烂。经射频治疗，2010 年 4 月 14 日。C14- 呼气试验：Hp（+），月经量偏多，月经期间易外感。

辨证：木乘土位，湿热中蕴。

治法：扶土抑木，化浊畅中。

处方：

姜竹茹 10g	枳壳 15g	陈皮 10g	姜半夏 12g
绿梅花 20g	炒川连 3g	公英 20g	川朴花 10g
甘松 10g	炒丹参 15g	檀香 6g	

10 剂，水煎服，日 1 剂。

二诊：服前药后经常性呃气、饱胀等症好转，仍有胃脘刺痛感，饥饿时偶有烧灼感，纳食有增，遇寒则胃脘发凉、疼痛，舌淡暗，苔薄黄，脉细微弦，拟守原方出入为用。

处方：

| 姜竹茹 10g | 枳壳 15g | 陈皮 10g | 姜半夏 12g |
| 绿梅花 20g | 乌贼骨 15g | 川朴花 10g | 炒川连 3g |

木香 6g　　　　　炒丹参 15g　　　檀香 6g

10 剂，水煎服，日 1 剂。

三诊：服前方中药后诸症缓解，停药后仍有烧灼感，空腹明显，剑突下自觉痉挛不舒，难以缓解，眠差，纳食一般，大便成形，1 次 / 天，舌暗红，苔薄黄，脉弦细，按其症情，治法不更，药稍增删，继以图之。

处方：

姜竹茹 10g　　　陈枳壳 12g　　　苍术 15g　　　陈皮 10g

绿梅花 20g　　　佩兰梗 10g　　　川连 3g　　　石斛 15g

炒丹参 15g　　　红豆蔻 10g　　　枣仁 25g　　　檀香 6g

10 剂。

四诊：诸症悉减，考之入冬之际，拟方为膏继服月余而善其后。后来告之，复查结果满意。

按：胃脘痛是内科常见病之一，也是以中药治疗最多而疗效较好的一类疾病。元·朱丹溪云："六气之中，湿热为病，十居八九。"薛生白在《湿热病篇》中已提出"太阴内伤，湿饮停聚，客邪再至，内外相引，邪正相争，故病湿热。此皆先有内伤，再感客邪，非由腑及之谓。"徐经世先生认为，病初在气，进而则出现木郁土虚，湿热蕴结，治宜扶土抑木，化浊畅中。但要注意理气而不破气，燥湿而不伤阴的治疗原则，施于临床，收效良多。本例证属脾胃不和，湿邪阻滞，肝气横逆之候。脾病善胀，首当理气，故仿苍术二陈以理之；而配丹参、檀香理气活血，和络止痛。

吞　酸

案例　朱某某，女，50 岁，合肥人。初诊时间：2013 年 3 月 12 日。

病史：胃脘胀时痛，伴反酸，嗳气多年，加重两年，刻诊：夜间口干喜温饮，咽中似有物阻感，咯吐不爽，纳食尚可，大便干结，日一行，眠差易醒，月事周期紊乱，量少色淡，胃镜示：胆汁反流性食管炎，慢性浅表性胃炎。舌质红，苔黄稍干，脉细弦。

辨证：木贼土虚，胃失和降。

治法：降逆和胃，清化郁热。

处方：

姜竹茹 10g　　　枳壳 15g　　　橘络 20g　　　清半夏 12g

绿梅花 20g　　　炒川连 3g　　　红豆蔻 10g　　　公英 20g

代赭石 12g 　　　酸枣仁 25g 　　　炒谷芽 30g

10 剂，水煎服，日 1 剂。

二诊：药后嗳气吞酸减轻，惟饮食稍有不节仍反酸又见增多，其他无变，故守方增删继以调之。

处方：

姜竹茹 10g	枳壳 15g	橘络 20g	清半夏 12g
绿梅花 20g	红豆蔻 10g	代赭石 12g	炒川连 3g
川朴花 10g	酸枣仁 25g	公英 20g	炒谷芽 30g

7 剂，水煎服，日 1 剂。

三诊：病史同前，刻下偶有反酸，嗳气，胃脘胀满，晨起口干，大便干结，2~3 天一行，偶有溲黄，睡眠欠佳，舌红，苔薄黄，脉虚弦，右大于左，拟仿黄连温胆加味为用。

处方：

姜竹茹 10g	枳壳 15g	橘络 20g	绿梅花 20g
清半夏 12g	炒川连 3g	石斛 15g	红豆蔻 10g
酸枣仁 25g	代赭石 12g	檀香 6g	合欢皮 30g

7 剂，水煎服，日 1 剂。

四诊：患者嗳气吞酸症状消失，余无特殊不适，嘱其调情志，慎饮食，忌食辛辣刺激食物。

按：吞酸一症，昔者河间主热，东垣主寒，虽一言其因，一言其化，但主要仍因寒则阳气不舒，气不舒则郁而为热，热则为酸，所以酸者尽是木气郁甚，熏蒸湿土而成。由此可知其病因病机正由胃失通降，胆随胃降的机能失权，遂出现胆汁反流。《灵枢·四时气》有云："邪在胆，逆在胃……"后世也有"肝随脾升、胆随胃降"之理，均说明脾胃升降与肝胆有直接关系，所以治疗吞酸拟用镇逆和胃，转顺气机之剂较为切题。方取黄连温胆以清化痰热，并以红豆蔻散寒燥湿，醒脾和胃，佐黄连以辛通苦降，抑制肝木，而赭石与檀香同伍则可行气降逆，使胆胃和谐而收功。

腹　胀

案例　安某某，女，53 岁，安徽定远人。初诊时间：2011 年 12 月 28 日。

病史：反复脘腹胀满数 10 年，以夜间为甚，反酸嗳气，无饥饿感，口淡不渴，畏凉肢寒，以下肢为甚，腰膝酸软，睡眠差，多梦，胃镜示：胆汁反流性胃炎。胆囊已切除（胆囊息肉），绝经10年余，既往有"抑郁症"病史，二便调和，舌暗，苔薄黄，脉弦细。

辨证：木乘土位，营卫不和。

治法：扶土抑木，调和营卫。

处方：

姜竹茹 10g	枳壳 15g	陈皮 10g	姜半夏 12g
绿梅花 20g	佛手 15g	炒川连 3g	红豆蔻 10g
酸枣仁 25g	桂枝 6g	杭白芍 20g	甘草 5g

10剂，水煎服，日1剂。

二诊：病史同前，前药服至今，诸症较前减轻，刻诊：仍偶有脘腹胀满，夜间为甚，嗳气减少，晨起口苦，眼目视物不清，时有腰酸，食欲欠佳，大便不成形，小便尚调，时热，眠差，梦多，舌质红，苔白腻，脉弦稍细，抑郁症病史，胆囊切除病史，胆汁反流性胃炎，拟方继以调之。

处方：

姜竹茹 10g	枳壳 15g	陈皮 10g	姜半夏 12g
绿梅花 20g	合欢皮 30g	酸枣仁 25g	炒川连 3g
杭白芍 30g	桂枝 6g	炒谷芽 30g	甘草 5g

10剂，水煎服，日1剂。

按：本案中施以竹茹清胆和胃，白芍柔肝敛阴，更以黄连温胆汤，辛开苦降，和胃降逆；绿梅花、佛手、合欢皮疏肝理气，又以桂枝汤调和营卫，终以用黄连配红豆蔻假借左金之意，取红豆蔻散寒燥湿，醒脾和胃，佐黄连以辛通苦降，抑制肝木，如是寒温相配，则反酸嗳气可止。诸药合用，使肝气调达，脾胃调和腹胀缓解。

泄　泻

案例　孟某某，女，58岁。初诊时间：2010年11月26日。

病史：反复腹痛腹泻，肛门坠胀10余年。偶有大便夹白色冻样或黏液，泻后痛减一时，复后再痛伴腹胀，食欲时好时坏，时有呃逆，睡眠欠安，舌暗胖有齿印，苔薄黄，脉弦数。

辨证：肝郁脾虚，胃肠不和。

治法：调和胃肠，平衡升降。

处方：

煨葛根 25g	代赭石 12g	陈枳壳 15g	陈皮 10 g
姜半夏 10g	绿梅花 20g	姜竹茹 10g	炒诃子 15g
炒川连 3g	杏仁 10g	桃仁 10g	杭白芍 20g
炒谷芽 25g			

10 剂，水煎服，日 1 剂。

二诊：病史同前，仍感腹胀明显，腹痛泻后痛减，大便时有黏液胶冻，解胶冻大便时腹痛加剧，嗳气频多，嗳气后自觉腹部舒适，舌暗淡有齿印，苔薄黄，脉细弦。按其症情，乃系脾虚内湿，腑气失利之象，拟予调和中州，宽肠导滞法为治。

处方：

①内服：

竹茹 10g	陈枳壳 12g	陈皮 10g	姜半夏 12g
绿梅花 20g	杏仁 10g	桃仁 10g	代赭石 15g
槟榔 10g	木香 6g	炒川连 3g	炒谷芽 25g

10 剂，水煎服，日 1 剂。

②外用：

元明粉 15g   琥珀 10g

用纱布两层装入，敷腹部外以布裹之，以痛解为度。

三诊：病史同前，药后大便性状好转，日行 1~2 次，为黄色软便，但仍有腹胀腹痛，以脐周及少腹为甚，痛甚则伴有肛门坠胀感，呃逆频繁，口干不欲饮，食欲尚可，小便调，绝经 10 年，舌暗淡红，苔薄黄，脉细弦，此乃肝气横逆，胃肠不和之象，拟予扶土抑木，调和胃肠法继以调之。

处方：

苍术 15g	陈枳壳 15g	杭白芍 20g	防风 10g
陈皮 10g	绿梅花 20g	姜竹茹 10g	川连 3g
石斛 15g	代赭石 12g	酸枣仁 25g	谷芽 30g

10 剂，水煎服，日 1 剂。

按：本案初诊用煨葛根升清降浊，并兼有升阳止泻之功；枳、术、陈理气，疏肝健脾；白芍柔肝缓急止痛；杏仁、桃仁宣肺活血，润肠通便，因肺与大肠相表里，肺主宣通，便可使肠腑气机得以通顺。二诊中改用槟榔以推陈出新。其案中睡眠欠安是消化功能不好的表现，所谓"胃不和则卧不安"

是也，故用酸枣仁安五脏，谷芽调理脾胃。守治于中，而善其后。

便　秘

案例　张某某，女，78岁，合肥人。初诊时间：2011年5月24日。

病史：患者极度疲乏无力，行走困难，声音低微，少气懒言，大便干结难解，3~4日一行，小便黄，食欲正常，食量偏少，眠差，难以入睡，口干苦，夜间明显，舌质暗红，苔薄黄，脉弦细。

辨证：气阴两虚，肠腑失畅。

治法：益气养阴，助腑通便。

处方：

太子参 25g	竹茹 10g	杭麦冬 12g	远志 10g
石斛 15g	酸枣仁 30g	绿梅花 20g	炒丹参 15g
灯心草 15g	熟女贞 15g	谷芽 25g	

鲜荷梗1尺为引，10剂，水煎服，日1剂。

二诊：前服中药，大便已通畅，日一行，疲乏无力亦较前有改善，夜间口干苦有所减轻，纳食一般，舌质暗，苔薄微黄，脉弦细，拟守原法续进，另建议其住院治疗加强营养。

按：本案患者极度疲乏，声音低微，少气懒言，中气虚极，但大便干结，夜间口干苦，舌质暗红，苔薄黄，其阴液不足亦甚，气阴两伤是其本，腑气不通是其标，故虽有"急则治其标"之说，然病患年近八旬，中气虚极，若专以通腑，恐致脱症，急须益气养阴为先，待正气得复，肠腑推助有力，大便即通，故以生脉饮益气养阴。方中不用五味子，因五味子性擅收涩，于症情不利，遂以女贞子滋阴润肠易之；远志、酸枣仁养心安神，竹茹、灯心草清肝泻火，石斛养阴生津止渴，绿梅花、谷芽醒脾开胃，更以荷梗宽肠下气、助肠通便而不伤正，全方虽无泻下通便之药，却有扶正通腑之妙。

胁　痛

案例　陈某某，男，30岁，合肥人。初诊时间：2005年5月5日。

病史：自诉反复右胁隐痛3年余，伴有胸闷不舒，失眠多梦，口干、苦，时有呕逆反酸，纳谷不振，大便时干时稀，小溲黄。原罹患有慢性胆囊炎5年，曾经多次在其他医院进行中西医诊治，于2005年5月前来中医附院求治。刻下患者精神不振，时时显心烦意乱，体检除胆囊区有轻度压痛外，未发现有其他阳性体征，观舌质红，苔腻微黄，脉细弦。生化检查示肝功能正常，心电图示窦性心律，超声检查示慢性胆囊炎。

处方：消化复宁汤（自拟方）加减。

姜竹茹 10g	陈枳壳 12g	柴胡梗 10g	姜半夏 10g
绿梅花 20g	延胡索 15g	代赭石 12g	广郁金 12g
酸枣仁 25g	炒川连 3g	车前草 12g	炒二芽各 15g

10剂，水煎服，日1剂。

二诊：2005年5月18日。药用10剂后诸症缓解，余无他变，故继予上方再进。

药进旬日，症状消失。继用药2个月巩固疗效。停药随访至今，病情未再复发。

按：本案病属"胁痛"，其病机系肝气郁结，疏泄失常，胆腑不利，故有反复右胁疼痛，口苦；久病缠绵，气郁日久化火，扰动心神，阳不入阴，故有心烦，失眠；肝郁气滞，故有胸闷不适；肝胆气机不利，横逆犯胃，影响脾胃气机升降运行，故有呕逆，纳呆，大便时干时稀；肝强脾弱，故有反酸；郁久化火，耗气伤阴，故有口干，溲黄。其舌脉均为肝强脾弱，湿热内蕴之候，治予疏肝利胆，斡旋气机，清化湿热，和胃安神，本案予消化复宁汤加减治之。消化复宁汤是徐经世先生根据多年治疗经验所制而成。本方以柴胡、黄芩入肝经而和解少阳；用延胡、郁金疏肝利胆、理气止痛；半夏、枳壳、川连、绿梅、赭石相伍疏肝理气，降逆和胃，抑制胃酸；竹茹、车前草与黄芩合用，则清热利下，引热下行，而竹茹更具协同诸药引药入胃，使胃受纳之功；用酸枣仁以宁心而安五脏，使心宁则眠安；配谷麦芽化食消积，帮助脾胃运化，使消化功能得以修复。本方用药寒热不偏，针对性强，取之有效，在于加减。可见全方具有疏肝、理气、利胆、健脾、化湿、清热、消食、止痛之功效，临床用之不仅可治慢性胆囊炎，并可治急性胆囊炎、胆石症、胆汁反流性胃炎及胆心综合征等疾病。

积　聚

案例　孙某某，男，46岁，合肥人。初诊时间：2010年12月14日。

病史："乙肝"病史10余年，发现肝硬化半年，现患者全身无力，萎黄，两胁部疼痛，右侧为甚，偶有视物模糊，眠差，纳食可，小便黄，大便正常，辅检：2010年11月30日B超示：肝硬化，肝右叶钙化灶，胆囊息肉；2010

年12月1日肝功能示：谷丙转氨酶47U/L，谷草转氨酶43U/L。舌红苔薄黄，脉弦数。

辨证：木贼土虚，血脉瘀滞。

治法：扶土抑木，燮理阴阳。

处方：

北沙参20g	石斛15g	杭白芍30g	绿梅花20g
酸枣仁30g	佛手15g	茵陈30g	柴胡10g
炒丹参15g	车前草15g	炮山甲6g	醋制鳖甲15g

10剂，水煎服，日1剂。

二诊：服前中药，右上腹疼痛症状缓解，右侧胁肋部疼痛不适，小便黄，齿龈出血，口干咽燥，怕热，夜寐欠安，多梦，大便正常，舌暗红，有瘀斑，苔黄，脉细弦。此乃阴虚火旺，水不涵木之征，拟予滋水养木，燮理阴阳法为治。

处方：

北沙参20g	石斛15g	干生地15g	杭白芍30g
熟女贞15g	炙龟板25g	龙胆草6g	杭麦冬12g
酸枣仁30g	丹参15g	车前草15g	土鳖虫10g

15剂，水煎服，日1剂。

三诊：右胁痛症状缓解，齿龈出血止，口干咽燥，欲饮，手足发热，夜寐好转，小便黄亦减轻，舌质红，有瘀斑，苔黄微腻，脉细弦。

处方：

北沙参20g	石斛15g	生石膏15g	生地黄15g
炙龟板25g	公英20g	炒丹参15g	润元参12g
酸枣仁30g	白茅根20g	制鳖甲15g	车前草15g

15剂，水煎服，日1剂。

四诊：服前药后，胁部疼痛明显减轻，现口干咽痛，晨起明显，经常牙龈出血，咽部烧灼感，睡眠转好，小便微黄，大便偏干，纳食可，此乃肝病日久，阴火内动，上扰于心所致。

处方：

北沙参20g	石斛15g	生地18g	炙龟板20g
熟女贞15g	鳖甲15g	炒丹参15g	杭白芍30g
炒川连3g	肉桂1g	润元参12g	白茅根20g

15 剂，水煎服，日 1 剂。

五诊：服用前药，胁部疼痛未作，咽部烧灼疼痛明显好转，口干喜饮，牙龈出血少见，小便微黄，大便偏干，他症如常，治当续守原法加用大黄䗪虫丸。

按：本案患者宿有肝炎病史，发现肝硬化已有半年，刻下两胁疼痛，右侧为甚，未见腹水，证属"积聚"；然临床治疗此病不可为西医学所限，一味攻消，要根据本病的具体证候，坚持中医辨证思维，方能突显中医治疗此病的特色和优势。本案除有胁肋疼痛之外，尚有口干咽燥，牙龈出血，手足心热，小便黄，舌红少苔等诸多阴虚火旺之象，此乃肝病久延，肝阴受损，水不涵木所致。故总以滋水涵木、燮理阴阳之法贯穿始终，其中又以三甲软坚散结，通络止痛；车前、茵陈清利小便，泻热退黄；石膏、茅根凉血止血；川连、肉桂交通心肾，以安不寐；更以大黄䗪虫丸活血消癥，以治其本。其治法用药谨守病机，环环相扣，虽属顽疾，调理数月，诸症皆平。

黄 疸

案例 邓某某，男，出生日期：2012 年 9 月 12 日，合肥人。初诊时间：2012 年 11 月 22 日。

病史：患儿 70 天，系"先天性胆道闭锁"，刻下皮肤黄染，大便糊状，色黑，母乳喂养，吃奶尚可，不爱哭闹，考之其病由先天所致，又不具备手术条件，要求以中药治疗，但根据病症，临床少有经验可取，今只得按症情治疗，因婴儿过小，不主张内治方法，稍有不慎则有损脏器，故姑拟外治法试之，视情况如何再议。

处方：四逆散加减。

枳壳 12g	陈皮 10g	郁金 10g	柴胡 10g
延胡索 10g	琥珀（另包）10g	麝香（另包）1g	
冰片（另包）3g			

上 5 味药研粉末，将琥珀、麝香、冰片放入药粉中，用两层纱布袋装入敷于脐穴。

二诊：病史同上，外治旬日后面色及四肢皮色均有改善，腹胀减轻，大便色由白变黑，惟时见呕吐，考之仍由脐气不畅，胃失和降所致，故外仍以上方敷之并以小方煎水频饮以和之：

处方：

姜竹茹 10g　　　　枳壳 9g　　　　陈皮 10g　　　　姜半夏 6g

谷芽 15g

3 剂，煎水每隔 2 小时服 50ml，日 3~5 次。

三诊：患儿"先天性胆道闭锁"，遍体暗黄，巩膜黄染，前以外治法于药敷脐并少进通腑理气汤剂，刻诊：四肢皮色稍减，颜面及巩膜色仍晦黄，哺乳后易吐，大便糊状易稀溏，色灰白夹奶块，按其症情仍当以通为用，调和中州，方取消化复宁加减为用：

处方：

竹茹 10g　　　　橘白 5g　　　　枳壳 9g　　　　郁金 6g

杭白芍 10g　　　生山楂 10g　　　白通草 3g　　　绿梅花 10g

赤小豆 12g　　　内金 5g　　　　谷芽 10g　　　麦芽 10g

3 剂，水煎服，日 1 剂。

四诊：病史同前，前药服后患儿精神较前好转，仍有皮肤及巩膜黄染，大便糊状色黑，小黄，偶咳，盗汗，根据症情转向，从脏腑而论，病位在胆，而胆为腑，又为奇恒之腑，其功能主通，又为制化，故当通之，又需调节，今出现由先天而致疾因此本着通调的原则而顺应图之较为切题，有望转机为幸：

处方：

淮小麦 15g　　　碧桃干 15g　　　姜竹茹 6g　　　炙桔梗 5g

枳壳 9g　　　　橘红 5g　　　　绿梅花 10g　　　内金 6g

五谷虫 5g　　　赤小豆 15g　　　谷芽 10g　　　麦芽 10g

甘草 3g

5 剂，水煎服，日 1 剂。

五诊：病史同前，刻诊：颜面暗黄，巩膜黄染，腹胀仍有，右胁下硬肿，拒按，进食易吐，纳尚可，大便仍多，不成形，色较前稍深，排便则哭闹，夜眠多汗，舌质红，苔薄少，按其症情，当以顺应而治为宜。

处方：

竹茹 5g　　　　枳壳 6g　　　　炙桔梗 6g　　　橘红 6g

姜半夏 5g　　　绿梅花 10g　　　千张纸 3g　　　茵陈 10g

车前草 9g　　　炒谷芽 15g　　　甘草 3g

7 剂，水煎服，日 1 剂。

按：本例为先天性胆道闭锁，病发黄疸，谓之"阴黄"。症见颜面及巩膜色仍晦黄，哺乳后易吐，大便糊状易稀溏，色灰白夹奶块，施以消化复宁汤，以醒脾和胃，清化郁热，淡渗利湿，养阴生津，药后患儿精神较前好转。但先天性胆道闭锁是新生儿期一种少见的严重黄疸型疾病，需手术治疗，该患儿已不具备手术条件，预后较差，聊尽人事而已。

第四节　肾系疾病

水　肿

案例1　范某某，女，64岁，无为县人。初诊时间：2001年1月20日。

病史：患者年逾六旬，形体偏弱，但无特殊宿疾，惟饮食不振多时。刻下出现头面四肢浮肿，脘腹胀满，尿少，便溏。检查肝肾功能未见异常。舌淡苔薄，脉象虚缓。

诊断：脾水。

辨证：脾阳不振，饮食失调，气化不利，津液输布失常，导致水液潴留，泛于肌表而引起浮肿。

治法：崇土胜湿。

处方：五苓合五皮加减。

焦白术 15g	茯苓皮 15g	广陈皮 10g	大腹皮 15g
桑白皮 10g	生姜皮 10g	桂枝尖 10g	冬瓜皮 30g
汉防己 15g	建泽泻 12g	车前子 15g	炒苡仁 30g

鲜生姜5片，红枣5枚为引，7剂，水煎服，日1剂。

二诊：服上方1周，浮肿退半，惟小水仍感不多。故投实土泻水法，方更实脾饮加减为用。

处方：

①内服：

贡于术 15g	白云苓 30g	川厚朴 10g	广木香 6g
桂枝尖 10g	砂仁壳 10g	宣木瓜 15g	汉防己 10g
建泽泻 15g	车前子 15g	灯心草 3g	生苡仁 30g

7剂，水煎服，日1剂。

②外用：另用大田螺4个，大蒜子5瓣，车前子15g，甘遂3g。上药细捣如饼，贴脐（以布束之）得下利为度。

三诊：浮肿病服方10余剂，加以贴脐外治，肿势已消去十之八九，大便得实，小便通利，舌脉如前，惟下肢微浮。继当温阳实脾，原方稍事更删以善后。

处方：

贡于术 15g	白云苓 20g	熟附片 9g	川厚朴 10g
广陈皮 10g	西砂仁 10g	宣木瓜 15g	石斛 15g
冬瓜皮 15g	建泽泻 10g	生苡仁 30g	

鲜生姜3片、红枣3枚，10剂，水煎服，日1剂。

上方迭进月余，复诊浮肿全消，饮食转振，二便如常，形体有见康复，观察年余未见复发。

按：本案就临床证候而言，乃是由脾虚气化不利、营养障碍而导致的浮肿，证属"脾水"。治以五苓、五皮、实脾之剂化裁为用。方为古方，但今用于临床仍不逊色。五苓为温阳化气，五皮则为理气健脾，二方同伍则起到利水消肿作用；而实脾饮乃为补土利水之剂，如方以苓术补中，姜附温脾，茯苓配腹皮则除湿利水，用木香、川朴以行气散满，然土之不足，由于木之有余，故巧以木瓜酸温，能于土中泻木，兼能行水。使木不克土而肝和，则土能治水而实脾矣。喻嘉言云"治水以实脾为先"，此治脾水更应法之。

案例2 王某某，女，72岁，合肥人。初诊时间：2000年2月25日。

病史：素有高血压、哮喘病史。患者近日因感风寒，寒阻经脉，后背及四肢冷痛，下肢浮肿，纳食一般，二便尚可。舌红少津，脉弦缓。

治法：调和营卫，舒筋通络。

处方：

桂枝尖 9g	杭白芍 20g	车前子 12g	左秦艽 15g
丝瓜络 20g	干地龙 10g	建泽泻 15g	苡仁 30g
汉防己 15g	粉甘草 6g		

10剂，水煎服，日1剂。

二诊：药后疼痛好转，惟浮肿近日又复明显，动则喘促，舌红苔薄，脉弦。拟以温通血脉，通阳利水法为治。

处方：

桂枝尖 10g	杭白芍 30g	汉防己 15g	左秦艽 15g
豨莶草 20g	益母草 15g	桑寄生 30g	生龙骨 20g
生牡蛎 20g	苡仁 30g	建泽泻 15g	生甘草 6g

10剂，水煎服，日1剂。

三诊：病史同上，惟血压不稳，下肢浮肿早轻暮重，舌红，苔薄滑，脉细数。拟以潜阳和阴，健脾利湿为治。

处方：

杭白芍 30g	桂枝尖 6g	桑寄生 30g	煅龙骨 20g
煅牡蛎 20g	川杜仲 30g	益母草 20g	丝瓜络 20g
建泽泻 15g	宣木瓜 15g	苡仁 40g	鸡血藤 20g
粉甘草 6g			

10剂，水煎服，日1剂。

四诊：药后症情减轻，血压稳定，浮肿已除。惟胃脘胀痛，拟方继以调之。

处方：

杭白芍 20g	炒白术 15g	姜竹茹 10g	建泽泻 15g
广陈皮 10g	佛手柑 15g	陈枳壳 12g	丝瓜络 20g
生苡仁 30g	代赭石 15g	茯苓 15g	茯神 15g

10剂，水煎服，日1剂。

按：本案患者年高，因受风寒后出现后背及四肢冷痛，下肢浮肿诸症状，概后背、四肢冷痛是风寒袭表，营卫不和，经脉不通之象。下肢水肿随受邪而出现，考之亦此因引起。故拟调和营卫，疏通经络之法，表证见好，而水肿未减。再拟温通血脉、通阳利水法为治，亦不见明显效果，可见水肿之因并非经脉不通的缘故了。血压不稳，下肢浮肿早轻暮重，考虑证属阴水，是肝阳上浮，脾虚失运之证，继之以潜阳和阴，健脾利湿为治，10剂诸症皆除。

案例3 周某某，女，56岁，合肥人。初诊时间：2010年7月6日。

病史：反复双下肢浮肿10余年，发现血脂高3~4年，血压高10余年，经常性头眩目痛伴左侧头痛，自觉全身乏力，动则易汗出，口干、夜间口水多，眠可，二便尚正常，舌暗，苔薄白，脉弦细。2010年6月30日B超示：脂肪肝；2010年6月25日：餐后2小时血糖9.5mmol/L。

辨证：气阴两伤，内环失调。

治法：养益气阴，平衡内环。

处方：

煨葛根 25g	竹茹 10g	北沙参 20g	石斛 15g
浮小麦 50g	旱莲草 15g	熟女贞 15g	生牡蛎 30g
天麻 15g	泽泻 12g	丝瓜络 20g	

10 剂，水煎服，日 1 剂。

二诊：前服中药头晕头痛好转，乏力有增，汗出减少，惟双下肢浮肿未见减，二便可，眠安，饮食一般，舌暗红，苔薄微黄，脉弦细。拟守原法，稍加更删为宜。

处方：

煨葛根 25g	竹茹 10g	太子参 25g	石斛 15g
熟女贞 15g	旱莲草 15g	天麻 15g	泽泻 12g
丝瓜络 20g	杭白芍 30g	甘枸杞 15g	生牡蛎 30g

15 剂，水煎服，日 1 剂。

另：杞菊地黄丸，晨服，每次 8 丸。

三诊：前服中药，双下肢浮肿明显减退，偶感头晕乏力，但较前减轻，口干好转，眠可，大便正常，舌暗，苔薄黄，脉弦。气阴始恢，诸症有减，宜继守原法，以固全功。

处方：

太子参 25g	石斛 15g	熟女贞 15g	旱莲草 15g
甘枸杞 15g	白芍 30g	天麻 15g	泽泻 12g
丝瓜络 20g	仙鹤草 20g		

鲜荷叶 1 张为引。10 剂，水煎服，日 1 剂。

淋　证

案例 1 于某某，女，74 岁，合肥人。初诊时间：2003 年 9 月 10 日。

病史：年逾七旬，形体偏弱，不时出现尿路感染，尿频、尿急为之主症，拟诊为慢性肾盂肾炎。兹诊脉象虚细微数，舌淡红，苔薄。

辨证：下元不足，肾气不固，阴虚挟湿，下窍失利。

处方：六味地黄丸加减以标本兼施。

北沙参 20g	杭白芍 30g	云茯神 20g	怀山药 20g

| 熟女贞 15g | 干生地 18g | 蒲公英 20g | 川杜仲 20g |
| 凤尾草 15g | 车前草 15g | 生苡仁 30g | 建泽泻 10g |

7 剂，水煎服，日 1 剂。

二诊：药进 1 周后症情得减，惟感排尿少力，头晕腰酸，下肢浮肿，舌红，苔薄黄，脉来虚弦。改用升清降浊，固肾利窍之剂为治。

处方：

煨葛根 25g	北沙参 20g	淡竹茹 10g	远志筒 10g
石斛 15g	川杜仲 20g	覆盆子 15g	凤尾草 15g
杭菊花 15g	建泽泻 12g	车前草 15g	

10 剂，水煎服，日 1 剂。

三诊：药进 2 旬，症状消失，其他无变，故守原方连服 1 月（2 天 1 剂），恢复正常。后随访 2 年未见反弹。

案例 2 吕某某，男，58 岁，合肥人。初诊时间：2010 年 7 月 20 日。

病史：尿频急，淋漓不尽，劳累或休息不够时小腹发坠，小便无力，夜尿 1 次，眠可，腹股沟处汗多，舌质红，苔薄少，脉细弦，右手微颤。

辨证：肝郁脾虚，湿邪下注。

处方：

北沙参 20g	淮小麦 50g	熟女贞 15g	远志 10g
枣仁 25g	山药 20g	甘枸杞 15g	炒黄柏 12g
川杜仲 20g	灯心草 3g	杭麦冬 15g	

15 剂，水煎服，日 1 剂。

二诊：病史同前，仍有小便淋漓、灼热，久坐及食辛辣后股内外侧不适，肛门周围潮湿，小腹坠痛，舌淡红，苔薄黄，脉弦，此乃肝郁脾虚，湿邪下注之象，拟予调理肝脾，清利下窍法为治。

处方：

北沙参 20g	柴胡 10g	杭麦冬 15g	炒川连 3g
茯苓 20g	泽泻 10g	生薏米 30g	炒川楝 10g
炒黄柏 12g	灯心草 3g	甘草 5g	

10 剂，水煎服，日 1 剂。

三诊：药后小便灼热感减轻，偶有淋漓不尽感，小腹坠痛，肛周潮湿无改观，遗精 1~2 次 / 日，小便分叉，舌淡红，苔薄少，脉细弦，拟用知柏地黄加减为用。

处方：

干生地 18g	熟女贞 15g	净萸肉 25g	炒丹皮 10g
茯神 20g	炒知母 12g	炒黄柏 12g	杭麦冬 10g
远志 10g	炒川楝 12g	泽泻 10g	炒川连 3g

10 剂，水煎服，日 1 剂。

四诊：病史同前，药后小便淋漓不尽减轻，生殖器疼痛消失，仍有手足心出汗，双大腿外侧时有阵发性放射痛，多在下午、傍晚时出现，偶腰酸，纳食可，大便正常，睡眠正常，舌红，苔薄，脉细弦，按其症情转向，拟守原方不更为宜。

处方：

干生地 18g	怀山药 20g	熟女贞 15g	炒知母 12g
炒黄柏 12g	覆盆子 15g	远志 10g	炒川连 3g
杭麦冬 15g	炒川楝 12g	车前草 12g	琥珀 10g

15 剂，水煎服，日 1 剂。

五诊：病史同前，服前方后诸症均明显改善，大便日一行，不成形，纳食可，眠安，舌红，苔薄黄，脉左细弦，右滑，证析如前，迭进诸方，症情好转，故根据刻下主症拟方继以调之。

耳　鸣

案例 1　孙某某，男，48 岁，合肥人。初诊时间：2010 年 5 月 20 日。

症史：耳鸣，左耳听力下降 3 年，受凉后关节游走性疼痛，查血沉属正常范围，劳累后面色晦暗，食油腻及饮酒后出现腹泻，胆囊切除术史，肝囊肿病史，舌淡红，苔薄白微腻，脉弦细。

辨证：脾失健运，清阳不升，营卫不和。

治法：健脾升清，调和营卫。

处方：补中益气汤合益气聪明汤加减。

煨葛根 25g	桂枝 6g	杭白芍 20g	远志 10g
山药 20g	柴胡 10g	防风 10g	升麻 3g
生黄芪 30g	陈皮 10g	竹茹 10g	谷芽 25g

鲜荷叶 1 张为引，10 剂，水煎服，日 1 剂。

二诊：药后关节疼痛好转，耳鸣减轻，但仍较明显，以晨起为甚，纳食尚可，大便转常，精神有振，舌淡，苔薄白，脉弦细，前法得效，予原方稍加更删为宜。

处方：

生黄芪 30g	太子参 25g	煨葛根 25g	白术 15g
柴胡 10g	升麻 3g	菖蒲 10g	远志 10g
鹿角霜 15g	磁石 30g	竹茹 10g	谷芽 25g

15 剂，水煎服，日 1 剂。

三诊：前服中药，耳鸣大减，听力增加，惟食油腻及受凉后脘腹胀满不适，大便时干时稀，纳食、睡眠皆可，舌淡，苔白微腻，脉弦缓，拟予疏肝利胆，健脾和胃法为治。

处方：

姜竹茹 10g	枳壳 10g	陈皮 10g	清半夏 12g
绿梅花 20g	柴胡梗 10g	苍术 15g	川朴花 10g
煨葛根 25g	磁石 30g	谷芽 25g	

15 剂，水煎服，日 1 剂。

案例 2 陈某某，男，42 岁，合肥人。初诊时间：2009 年 11 月 6 日。

病史：耳鸣 3 年，左耳明显，傍晚及夜间加重，偶有头晕，头重，曾服中药 100 多剂，期间症状略有减轻，双手汗多，纳食可，睡眠受耳鸣影响，性功能下降，舌质红，苔薄少，脉弦细。腹部 B 超示：肝血管瘤，胆囊壁胆固醇结晶。

辨证：肝肾阴虚，血脉不和。

治法：柔养下元，调和血脉，通窍开闭。

处方：

①内服：

北沙参 20g	煨葛根 25g	竹茹 10g	净萸肉 15g
干生地 18g	杭白芍 30g	熟女贞 15g	旱莲草 15g
炙龟板 25g	磁石 40g	远志 10g	泽泻 12g

10 剂，水煎服，日 1 剂。

②外用：取葱管一小节，麝香 0.5g，冰片 1g，将麝香、冰片研末。灌入鲜葱管，后将葱管塞入耳内，晚上塞入，白天取出。

二诊：前药服后，耳鸣改善明显，头晕，头重亦有减轻，精神状态较好，惟性欲较低，舌暗红，苔薄白，脉弦缓，前法得效，稍加更删继服。

处方：

北沙参 200g	干生地 180g	杭白芍 300g	甘枸杞 150g
净萸肉 150g	熟女贞 150g	远志 100g	合欢皮 300g
旱莲草 150g	海马 100g	龟板胶 100g	鹿角胶 100g
磁石 400g	怀山药 200g	柴胡 100g	五味子 100g
天麻 150g	煨葛根 250g	竹茹 100g	

熬制成膏，缓以调之。每日2次，每次1汤匙，开水送服。

三诊：前服膏方，疗效显著，耳鸣，头晕，头重等症皆平，性功能增强，嘱其停药观察。

按：耳鸣之状或如闻蝉鸣，或如潮声，论其致因，不外乎虚实两端，景岳云："凡暴鸣声大者多实，渐鸣声细者多虚。"实者多责之风、火、痰、瘀，如王汝言曰："耳鸣如蝉，或时闭塞，作甚虚治不效，殊不知此是痰气上升，郁于耳中而为鸣""大抵此症先因痰火在上，又感恼怒而得，怒则气上，少阳之火客于耳也"。虚者则归咎于气、血、阴、阳。《内经·灵枢》云："上气不足，脑为之不满，耳为之苦鸣。"又"髓海不足则脑转耳鸣"。言其治疗又多从少阴、厥阴、少阳论治，因肾开窍于耳，心寄窍于耳，胆脉附于耳。然亦有从中论之者，如东垣《脾胃论》大论脾胃虚则九窍不通，更创益气聪耳汤以治中气不足、清阳不升之苦鸣者。案1所患耳鸣即脾失健运、清阳不升所致，故仿东垣治例，以补中益气汤合益气聪耳汤加减施治，其症足减，然病者气损及阳，故又以鹿角霜补肾助阳，益火补土，药后病愈。而案2耳鸣乃由肾经耗损，髓海不足所致，其治又从肝肾着眼，以滋补肝肾，柔养下元为主，然病久窍闭，仅以常法，恐难见功，故又以葱管、麝香、冰片塞耳外治，透关通气，用之即效，耳鸣之患虽为小恙，但治之亦难，须审证求因，断其虚实，治之方可无误。

第五节　肢体经络病

尪　痹

案例1　赵某某，男，55岁，2014年1月15日初诊。

病史：四肢大小关节肿痛反复发作2年余，初始为肩、髋等大关节，后延及指间关节等小关节，多次查类风湿因子升高，经外院中西医治疗，效果不理想，刻诊：左踝、左腕关节肿痛，局部灼热，活动受限；双手近端指间关节肿痛，屈伸不利，晨僵明显，口苦，口臭，烦躁不安，小便频数，大便干结。舌质红，舌苔黄腻，脉滑数。

诊断：尪痹（急性期）。

治法：清热利湿，通络止痛。

处方：白虎加桂枝汤。

桂枝 9g	生石膏 25g	杭白芍 30g	知母 15g
全虫 6g	川芎 12g	生薏米 30g	豨莶草 15g
炒桑枝 20g	鸡血藤 20g	炒麦芽 15g	甘草 5g

15剂，水煎服，日1剂。

二诊：患者服药后关节肿胀疼痛明显减轻，四肢活动改善，晨僵时间缩短，无发热，无怕冷，舌质红，舌苔黄腻，脉滑数。

前方桂枝减量为6g，生石膏减量至15g，加徐长卿15g、夜交藤25g；另加竹茹10g、石斛15g以养胃阴，顾护胃气。

三诊：服药后双手小关节肿胀疼痛明显减轻，左踝、左腕关节肿痛基本消失，活动改善，自觉关节处发麻，乏力，无晨僵，无畏寒发热，舌暗红，舌苔白腻，脉滑数。

上方加生黄芪20g、仙鹤草20g。

服药月余，四肢大小关节肿痛明显消退，病情好转，随访半年病情稳定。

案例2 李某某，女，60岁。初诊时间：2014年5月8日。

病史：类风湿关节炎2年，全身关节疼痛，游走不定，阴雨天加重，以腰部为重，发木不适，双膝关节亦疼痛较剧，X线片：双膝关节骨质增生，血压增高，有时胃脘受凉发胀，余尚调，舌暗，苔薄黄，脉细弦数，甲亢病史，糖尿病病史，查血沉：51mm/h，类风湿因子：685.7U/ml，超敏反应C蛋白：25.11mg/L。

辨证：肝肾阴虚，湿邪阻滞，经脉不仁。

治法：柔养肝肾，清化湿热，通络蠲痹。

处方：

熟女贞 15g	旱莲草 15g	杭白芍 30g	寄生 30g
杜仲 20g	鸡血藤 20g	豨莶草 20g	天麻 15g

全虫 6g   石斛 15g   生薏米 30g   甘草 5g

10 剂，水煎服，日 1 剂。

二诊：药后症情平稳，刻下仍有关节疼痛不适，腰膝为甚，掌指关节疼痛亦作，胃脘胀满尚安，口气重，舌质暗淡，苔白腻，脉弦细数，时有畏寒怕冷，拟予调和营卫，通络蠲痹为治。

处方：

煨葛根 25g   枳壳 15g   姜竹茹 10g   石斛 15g

川连 3g   藿香梗 10g   桂枝 6g   杭白芍 30g

天麻 15g   豨莶草 20g   生薏米 30g   炒桑枝 20g

杜仲 20g   甘草 5g

10 剂，水煎服，日 1 剂。

三诊：服药后症情平稳，刻下见腰膝关节疼痛较明显，行走费力，指掌关节及左肩关节疼痛又作，纳食尚可，大便 2 日一行，不干，小溲色黄，量少，夜眠尚安，舌质红，苔黄腻，脉滑数，拟予调活气血，通络蠲痹为治。

处方：

煨葛根 25g   炒白芍 30g   竹茹 10g   石斛 15g

天麻 15g   豨莶草 20g   鸡血藤 20g   杜仲 20g

宣木瓜 15g   䗪虫 10g   炒桑枝 20g

10 剂，水煎服，日 1 剂。

四诊：病史同前，药后髋部疼痛略有减轻，仍有腰部麻木不适，双腿及膝关节疼痛，双手持物困难，双腿偶有浮肿，大便 2 日一行，偏干，尿黄，舌红，苔薄，脉弦细。考之病症多端，按照刻下症情当以从下论治为宜。

处方：

煨葛根 25g   竹茹 10g   杭白芍 30g   天麻 15g

杜仲 20g   豨莶草 30g   鸡血藤 20g   炒桑枝 20g

石斛 15g   车前草 15g   甘草 5g   䗪虫 10g

10 剂，水煎服，日 1 剂。

案例 3 韩某某，女，56 岁，合肥人。

病史：类风湿关节炎病史 3 年，近 1 周发热，最高体温 38.8℃，全身关节游走性疼痛，膝、踝关节肿胀，酸软，大便干结，纳食可，夜眠良好。查血沉：62mm/h，类风湿因子：157U/ml。舌暗红，苔黄微腻，脉数，拟予和解清里，通络蠲痹法为治。

处方：

柴胡 10g	生石膏 15g	桂枝 6g	杭白芍 20g
徐长卿 15g	鸡血藤 20g	豨莶草 30g	杏仁 10g
桃仁 10g	绿梅花 20g	黄芩 10g	全虫 6g
炒桑枝 20g			

10 剂，水煎服，日 1 剂。

二诊：病史同前，服前药后，发热已退，关节疼痛较前缓解，膝、踝关节肿痛，大便较前通畅，1~2 天/次，纳眠可，舌暗红，苔薄黄微腻，继守前法加减为宜。

处方：

桂枝 6g	生石膏 15g	炒白芍 30g	徐长卿 15g
豨莶草 30g	忍冬藤 30g	生苡仁 30g	苍术 15g
鸡血藤 20g	炒桑枝 20g	全虫 6g	杏仁 10g
桃仁 10g			

15 剂，水煎服，日 1 剂。

三诊：按上法治疗月余，关节肿痛显减，膝、踝关节肿胀消退，他症如常，舌淡，苔薄白，脉弦细，拟予黄芪桂枝五物汤加减，以资巩固。

处方：

生黄芪 30g	桂枝 6g	炒白芍 20g	防风 10g
寄生 30g	鸡血藤 20g	天麻 15g	秦艽 10g
川芎 10g	炒桑枝 20g	全虫 6g	徐长卿 30g

15 剂，水煎服，日 1 剂。

按：本案久治不愈则易化热，伤津，耗津，而本案则邪从热化，关节肿痛发热，仲圣桂枝白虎汤又为治疗此症之妙法，本方寒热并用，清热通络，用之甚合病机，间以小柴胡汤和解清热，苍术白虎汤清热祛湿，终以黄芪桂枝五物汤扶正祛邪，其变化之处，皆遵循古人"谨守病机，各司其属"之训。

燥 痹

案例 马某某，女性，61 岁。初诊时间：2014 年 6 月 3 日。

病史：有"干燥综合征"病史多年。现感口干不欲饮，咽部干涩不适，双目干涩，飞蚊症，胃脘胀满不适，反酸，嗳气，后背痛，眠浅多梦，二便调。舌红苔黄，脉弦细。

治法：调和肝脾，养阴润燥。

处方：

北沙参20g	竹茹10g	枳壳15g	清半夏12g
绿梅花12g	炒川连3g	石斛15g	酸枣仁25g
菊花15g	杭白芍30g	谷芽25g	

15剂，水煎服，日1剂。

二诊：药后胃胀、睡眠改善，仍感口干味淡，咽部烧灼感，反酸，双目干涩，飞蚊症，眉棱骨酸痛，偶有胸闷，舌质暗，苔薄黄腻，脉弦细。予以柔肝润燥，益胃安中之剂。

处方：

银条参30g	石斛15g	杭白芍30g	菊花12g
甘枸杞15g	甘青果10g	远志10g	绿梅花20g
炒川连3g	酸枣仁25g	丝瓜络20g	谷芽25g

15剂，水煎服，日1剂。

三诊：病史同前，近情不稳，呈下虚上实之势，舌脉相参。

处方：

北沙参20g	杭白芍30g	女贞子15g	石斛15g
天麻15g	杜仲20g	绿梅花20g	酸枣仁25g
炙龟板15g	佛手15g	谷芽30g	丝瓜络20g

15剂，水煎服，日1剂。

行 痹

案例 吴某某，男，22岁。初诊时间：2014年2月10日。

病史：全身大小关节游走性疼痛2年余，受凉及阴雨天加重，偶有关节肿热，活动障碍，腰背不适，查血沉：17mm/h，类风湿因子：18U/ml，服中药治疗效不显，舌淡红，边有齿痕，苔薄白微腻，脉细弦。

辨证：风寒伏络，经络不仁。

治法：清风散寒，活血通络法。

处方：

西秦艽 15g	天麻 15g	羌活 10g	防风 10g
川芎 12g	炒白芍 30g	桂枝 6g	桑枝 20g
狗脊 15g	徐长卿 20g	忍冬花 30g	生甘草 5g

10 剂，水煎服，日 1 剂。

二诊：前药服后，关节疼痛明显好转，疼痛次数减少，疼痛时间缩短，程度减轻，余无不适，拟守原方出入为用。

处方：

桂枝 6g	炒白芍 30g	秦艽 15g	灵仙 15g
天麻 15g	川芎 12g	徐长卿 20g	豨莶草 15g
鸡血藤 20g	忍冬藤 30g	炒桑枝 20g	甘草 6g

20 剂，水煎服，日 1 剂。

产后痹

案例 左某某，女，28 岁。初诊时间：2015 年 5 月 5 日。

病史： 6 年前人流后受凉，失于调理，出现畏寒怕风，下肢酸楚。3 年前生产后症状加重，刻下怕风，瘦身酸楚，心烦易怒，遇冷则胃脘不适，胁肋疼痛，月经规则，量偏少，色暗，便溏，日行 1~2 次，完谷不化，舌暗淡，脉细弦。

辨证： 肝郁脾虚，营卫不和。

治法： 扶土抑木，调和营卫。

处方：

生黄芪 25g	桂枝 6g	杭白芍 20g	防风 10g
白术 15g	陈皮 10g	绿梅花 20g	茯神 20g
川芎 12g	宣木瓜 15g	谷芽 25g	甘草 5g

10 剂，水煎服，日 1 剂。

痛 痹

案例 董某，女，35 岁。

病史： 素无他疾，惟 2 年来四肢关节酸痛不已，近期加重。受凉后稍明显，纳食正常，二便尚可，眠可，舌淡苔薄，脉缓弦。

辨证： 寒湿阻滞，经脉不和。

治法：调营卫，舒筋骨。

处方：

桂枝尖 9g	杭白芍 30g	左秦艽 15g	青风藤 15g
桑寄生 30g	狗脊 15g	徐长卿 20g	川杜仲 20g
夜交藤 30g	生苡仁 30g	粉甘草 6g	

7剂，水煎服，日1剂。

二诊：药后平善，惟四肢关节有麻感，舌淡苔薄，脉缓。拟仿黄芪桂枝五物汤加减投之。

处方：

生黄芪 30g	桂枝尖 9g	杭白芍 30g	全当归 10g
左秦艽 15g	桑寄生 30g	防风 10g	青风藤 15g
宣木瓜 15g	忍冬藤 20g	粉甘草 6g	

生姜3片、红枣3枚为引。15剂，水煎服，日1剂。

三诊：迭进上方多剂，症状基本已消。上方稍动，以巩固之。

处方：

生黄芪 30g	桂枝尖 9g	杭白芍 30g	全当归 10g
左秦艽 15g	桑寄生 30g	防风 10g	狗脊 15g
生苡仁 30g	首乌藤 30g	粉甘草 5g	

生姜3片、红枣3枚为引。15剂，水煎服，日1剂。

按：本案病属痛痹，然二诊时，却转投黄芪桂枝五物汤以善其后，其属何意？考之《金匮》黄芪桂枝五物汤原治伤风血痹。血痹者，其症多顽麻而无疼痛，多因邪气客于肌肤之中，血行不畅而致，患者二诊时，四肢关节疼痛已去，惟有肢体麻木，用之正合经旨。本方以黄芪为君，甘温益气，补在表之卫气；桂枝散风寒而温经通痹，与黄芪配伍，益气温阳，和血通经，桂枝得黄芪益气而振奋卫阳；黄芪得桂枝，固表而不致留邪；芍药养血和营而通血痹，与桂枝合用，调营卫而和表里，两药为臣。生姜辛温，疏散风邪，以助桂枝之力；大枣甘温，养血益气，以资黄芪、芍药之功；与生姜为伍，又能和营卫，调诸药，以为佐使。方药五味，配伍精当，共奏益气温经、和血通痹之效。然据临症经验所得，本方非仅限于治疗血痹，凡风寒湿痹皆灵活加减而用之，古方三痹汤亦从此方化出，但有热化之势者此方慎用。

第六节 疑难杂症

郁 证

案例 1 张某某，男，46 岁，巢湖人。初诊时间：2011 年 4 月 7 日。

病史：患"抑郁性神经症"7 年，服用"帕罗西丁"1 片 / 日，腹泻 3 年，大便夹不消化物，一日 2 次，便前腹痛，泻后痛减，腹部发冷，右上腹痛，腹腔 B 超示：脂肪肝，胆囊炎。夜眠良好，舌质暗，苔白微腻，脉弦。

治法：扶土泻木，开郁醒脾。

处方：

姜竹茹 10g	苍术 15g	陈皮 10g	防风 10g
杭白芍 20g	绿梅花 20g	焦山楂 15g	柴胡 10g
延胡索 15g	枳壳 15g	炒苡仁 30g	谷芽 25g

10 剂，水煎服，日 1 剂。

二诊：服前中药，腹痛缓解，大便日解 1 次，后段稀软，夜尿多，多汗，活动后明显，舌暗红，苔薄白，脉弦，拟方继以调之。

处方：

姜竹茹 10g	苍术 15g	橘络 20g	防风 10g
杭白芍 20g	柴胡 10g	绿梅花 20g	淮小麦 50g
覆盆子 15g	怀山药 20g	炒苡仁 30g	焦山楂 15g

10 剂，水煎服，日 1 剂。

三诊：连续服用以上方药，痛泻大为缓解，大便转硬，惟性情急躁易怒，汗多，饮食不慎或引起大便稀溏，纳眠皆可，拟用前法加减继服，以资巩固。

处方：

姜竹茹 10g	白术 15g	陈皮 10g	防风 10g
炒白芍 20g	合欢皮 20g	酸枣仁 25g	炒川连 3g
淮小麦 50g	绿梅花 20g	怀山药 20g	谷芽 25g

15 剂，水煎服，日 1 剂。

案例 2 姜某某，女，40 岁，合肥人。初诊时间：2011 年 3 月 24 日。

病史：2年前因父亲生病去世操劳过度，后出现纳呆，多虑，烦躁易怒，易悲伤，胸闷，背刺痛，时有心慌，夜眠一般，多梦，大便干结，一日1次，排便费力，小便量少，月经正常，舌暗红，苔微黄腻，脉沉细数，证属肝郁，乃因七情内伤所致，拟予开郁醒脾，安神定志法为治。

处方：

姜竹茹 10g	淮小麦 50g	杭白芍 30g	合欢皮 30g
酸枣仁 25g	远志 10g	绿梅花 20g	杏仁 10g
桃仁 10g	炒丹参 15g	琥珀 10g	檀香 6g
甘草 6g			

10剂，水煎服，日1剂。

二诊：服药期间，自觉身体舒适，停服药后又觉不适，大便正常，小便量少，泡沫多，晨起泛吐白色涎液多，舌淡红，苔薄黄微腻，脉细数，按其症情，拟守原方继以调之而善其后。

处方：

淮小麦 50g	姜竹茹 10g	远志 10g	酸枣仁 25g
合欢皮 30g	炒丹参 15g	枳壳 15g	绿梅花 20g
清半夏 12g	橘红 10g	琥珀 9g	檀香 6g

10剂，水煎服，日1剂。

三诊：前服中药，改善明显，胸闷，背刺痛已愈，现易疲劳，夜眠一般，大便可，饮食较前有增，仍有急躁易怒，以经前明显，月事正常，舌淡暗，苔薄黄，脉细弦数，按其病症，治守原方出入为用。

处方：

淮小麦 50g	杭白芍 20g	竹茹 10g	远志 10g
酸枣仁 25g	合欢皮 30g	绿梅花 20g	灵芝 10g
石斛 15g	郁金 15g	琥珀 10g	灯心草 3g

15剂，水煎服，日1剂。

四诊：病史同上，药后诸症悉减，惟大便转为不成形，舌脉相应，故再守原方稍事增删继以调之而善其后，原方去灯心草，加川连3g、怀山药20g。

按：本案纳呆，多虑，急躁易怒，心慌，胸闷等症皆因亲人离世，悲伤过度，情志郁结所致。七情内伤虽多责之于肝，但情志之病，又多延及心脾，故郁之为病，其症以心肝脾为多，其治亦以心肝脾为主，归脾、逍遥皆由此而设。本案历用甘麦大枣、酸枣仁汤以养心安神，合欢皮、郁金、绿梅花、远志以悦脾开郁，其他或以丹参饮理气通络，或以黄连温胆汤清胆和胃，宣化痰湿，或以白芍、石斛酸甘养阴，琥珀、灯心草清心宁神，其用药之意皆不出乎心、肝、脾三脏也。

案例 3 陈某某，女，13 岁，合肥人。初诊时间：2010 年 6 月 29 日。

病史：患者易焦虑，强迫性思维，口服"百忧解"，舌红少苔，脉细弦。

辨证：心肝伏热，功能紊乱。

治法：清心降火，平行内环。

处方：

北沙参 20g	杭麦冬 12g	远志 10g	合欢皮 30g
酸枣仁 25g	石斛 15g	杭白芍 15g	炒川连 3g
淮小麦 30g	珍珠母 30g	琥珀 6g	竹茹 10g

10 剂，水煎服，日 1 剂。

二诊：前服中药症状缓解，仍易焦虑，烦躁易怒，夜眠较差，记忆力减退，纳食尚可，二便调，继拟原法稍事加减为宜。

处方：

北沙参 20g	杭麦冬 12g	远志 10g	合欢皮 30g
酸枣仁 30g	石斛 15g	杭白芍 30g	炒川连 3g
淮小麦 30g	青龙齿 40g	珍珠母 40g	龙胆草 6g

10 剂，水煎服，日 1 剂。

三诊：服药月余，诸症显减，已回学校上课，停服"百忧解"，现惟夜眠较差，偶有心烦易怒，纳食、二便皆可，舌红，苔薄白，脉细弦，拟予调肝解郁，安神定志。

处方：

北沙参 20g	杭白芍 30g	远志 10g	合欢皮 30g
酸枣仁 30g	淮小麦 50g	丹参 15g	青龙齿 40g
熟女贞 15g	炒川连 3g	琥珀 10g	炙甘草 6g

15 剂，水煎服，日 1 剂。

案例 4 李某某，女，29 岁，合肥人。初诊时间：2010 年 7 月 1 日。

病史：患者情绪波动大，易焦虑，紧张，激动，夜寐差，多梦，目胀，手足心多汗，紧张时加重，腰酸痛。颈椎 X 线片示：颈椎生理弧度变直。月事正常，偶有便秘，舌质暗红，苔薄黄，脉细弦。

辨证：肝郁不达，心神受扰。

治法：开郁醒脾，安神定志。

处方：

淮小麦 50g	北沙参 20g	石斛 15g	杭白芍 30g
远志 10g	酸枣仁 30g	合欢皮 30g	芦荟（后下）2g
熟女贞 15g	竹茹 10g	琥珀 10g	

10 剂，水煎服，日 1 剂。

二诊：经服前药月余，诸症显减，情绪稳定，大便通畅，现惟夜眠较差，腰颈酸痛，纳食可，舌暗红，苔薄白，脉弦细，拟守原法药稍更删为宜。

处方：

淮小麦 50g	北沙参 20g	杭白芍 30g	合欢皮 30g
远志 10g	酸枣仁 30g	丹参 15g	青龙齿 40g
杜仲 20g	熟女贞 15g	夜交藤 25g	琥珀 10g

15 剂，水煎服，日 1 剂。

三诊：药后诸症再减，睡眠好转，腰颈酸痛已除，嘱其停药观察，平时注意调节情绪。

按：治郁证者，疏肝理气，宣通开郁是其常，而滋阴养血则为其变，《医述》引吴篁池语云："郁证主于开郁，开郁不过行气，行气则用香燥，然有燥过多，因而窍不润泽，气络不行，郁络不开者，宜用养血药以润其窍，利其经，香附、川芎不足恃也"，此非阅历不深者，无以得此要旨，故临床治郁每多顾及体内津液虚实，肝肾经血充足与否，注重调肝而非泄肝。"调"者，调养之意也，用合欢皮、郁金、绿梅花等甘平微辛之品以宣达肝气，而非香附、川芎、柴胡辛香燥烈以伤阴，予淮小麦、白芍、沙参、麦冬、石斛、二至丸等凉润灵动之品以养肝，而非熟地、阿胶、萸肉滋腻呆补以碍气。

案例 5 吴某某，女，30 岁，合肥人。初诊时间：2011 年 5 月 10 日。

病史：2004 年在合肥市第四医院确诊为精神分裂症，平素胆小怕事，内向怯懦，不善与他人交流，易幻想，遇事不善排解，现一直口服"喹硫平"，但易出现暴怒摔物，心烦急躁等症状，饮食、睡眠、二便尚调，月事正常，2004 年曾检查提示垂体微腺瘤。经常口服溴隐亭控制，舌尖红，质暗淡，苔白腻微黄，脉细弦数。

诊断：郁证。

辨证：肝郁不达，气滞血瘀，痰浊内蕴，上扰心神。

治法：调达木郁，清化痰浊，安神定志。

处方：

北沙参 20g	竹茹 10g	远志 10g	合欢皮 30g
郁金 15g	清半夏 12g	橘络 20g	酸枣仁 30g
丹参 15g	珍珠母 40g	淮小麦 50g	琥珀 10g

10 剂，水煎服，日 1 剂。

二诊：初服药时自觉胸中郁闷好转轻松，中期出现气闷、幻听、砸物等情况，近日情绪低落，不愿出门，困倦乏力，不能平静入睡，悲伤纳呆，"溴隐亭"继服，月事正常，舌质暗，尖红，苔白腻，脉细弦，拟守原意，药稍更删，以观疗效。

处方：

北沙参 20g	竹茹 10g	远志 10g	郁金 15g
合欢皮 30g	炒川连 3g	酸枣仁 30g	淮小麦 50g
珍珠母 40g	石斛 15g	琥珀 10g	甘草 5g

15 剂，水煎服，日 1 剂。

三诊：因受外界刺激，前述诸症反复，哭泣，摔物，烦躁不安，夜寐不实，辗转反侧，喜叹息，不愿出门，纳食一般，舌淡红，苔黄微腻，脉细，拟予开郁醒脾，安神定志法为治。

处方：

淮小麦 50g	酸枣仁 30g	杭白芍 30g	远志 10g
合欢皮 30g	郁金 15g	青龙齿 40g	珍珠母 40g
琥珀 10g	绿梅花 20g	竹茹 10g	甘草 5g

15 剂，水煎服，日 1 剂。

另：安宫牛黄丸，2 丸，每服半丸，日 1 次，温开水送下。

四诊：前服中药及安宫牛黄丸后诸症明显减轻，精神状态好转，生活基本能自理，睡眠较前好转，纳食一般，有时躁动易发火，舌暗，苔白腻，脉细弦数，就症情转归情况，仍当开郁安志，清化痰浊法为治，上方去龙齿、白芍，加九节菖蒲 10g，炒川连 3g，15 剂，水煎服，日 1 剂。

五诊：病史同前，前述症状均有减轻，话语增多，可与父母交流，可以外出，生活能自理，食欲欠佳，口干苦，喜饮，大便 1 次 / 日，有时干燥，小便黄，舌暗，苔白微腻，脉细弦，拟守前方，稍作更删。

处方:

淮小麦 50g	杭白芍 30g	郁金 15g	远志 10g
合欢皮 30g	京菖蒲 10g	石斛 15g	龙胆草 6g
酸枣仁 30g	珍珠母 40g	绿梅花 20g	灯心草 3g
琥珀 10g	生甘草 5g		

15 剂,水煎服,日 1 剂。

六诊:病史同前,前服中药,诸症渐愈,能正常生活,饮食、睡眠皆有好转,惟晨起口干苦,小便色黄,大便偏干,舌暗红,苔薄黄,脉弦细,宜守原法稍事增删。

处方:

淮小麦 50g	杭白芍 30g	杭麦冬 12g	石斛 15g
熟女贞 15g	合欢皮 30g	酸枣仁 30g	远志 10g
郁金 15g	龙胆草 6g	丹参 15g	珍珠母 40g
琥珀 10g			

15 剂,水煎服,日 1 剂。

按:本案诊断为精神分裂症,由七情内伤,郁久化火,炼液生痰,痰蒙心神而致,所用诸药皆遵叶氏"苦辛凉润宣通"之旨,以黄连温胆清化痰热;甘麦大枣、酸枣仁汤养心神;合欢皮、郁金、绿梅花、远志宣通开郁,而不伤阴;沙参、白芍、石斛、女贞干凉平补而不滋腻碍气;珍珠母、龙齿、琥珀重镇潜降,宁心安神;丹参养心通络,期间更巧取安宫牛黄丸清热凉心,豁痰开窍,芳香宣散,镇静安神,师古而不泥于古,维新而不弃古,何患病之不愈也!

肿瘤术后调理

案例 1 汪某某,男,57 岁,安徽省肥东人。初诊时间:2011 年 7 月 28 日。

病史:乙肝病史 17 年,肝癌术后近 2 年,复发后 TACE 术 3 次,发现骨多发转移,在服"沙利度胺 10mg,每日 1 次",同时中药治疗,时有头晕,左手麻木,视物模糊,饮食尚可,二便正常,舌质暗红,苔黄微腻,脉弦。

辨证:肝肾阴虚,郁热内蕴。

治法:滋养下元,清热化毒。

处方：

北沙参 20g	石斛 15g	熟女贞 15g	杭白芍 30g
醋鳖甲 15g	炙龟板 15g	天麻 15g	甘枸杞 15g
杭菊花 15g	蛇舌草 15g	丝瓜络 20g	灵芝 10g

15 剂，水煎服，日 1 剂。

二诊：肝癌术后，服中药后头晕，左手麻木，视物模糊好转，但近期胃脘时有不适，烧心感，且嗳气频频，时有右肝区不适，2011 年 8 月 5 日检查示：空腹血糖 13.12mmol/L，舌暗红，苔薄黄，脉弦，考之术后消化功能紊乱，气机逆乱，拟予条达木郁，降逆和胃为治。

处方：

姜竹茹 10g	北沙参 20g	石斛 15g	杭白芍 30g
绿梅花 20g	炒川连 3g	千张纸 10g	蛇舌草 15g
天麻 15g	无花果 15g	灵芝 10g	谷芽 25g

15 剂，水煎服，日 1 剂。

三诊：2011 年 9 月 8 日 CT 示：①左肺下叶纤维钙化灶，右肺中叶小结节灶；②肝脏术后改变；③肝脏多发点状致密灶；④左肾囊肿，甲胎蛋白：138.18ng/ml，血常规示：白细胞 2.79×10^9/L。之前进药期间自觉全身瘙痒，散在红疹，眼干，视物模糊，大便干结，舌暗红，苔薄黄，脉弦。治以滋养肝阴，清热利湿。

处方：

北沙参 20g	石斛 15g	杭白芍 30g	熟女贞 15g
旱莲草 15g	炙龟板 15g	干生地 18g	蝉蜕 6g
蛇舌草 20g	杭菊花 15g	醋鳖甲 15g	赤小豆 30g

15 剂，水煎服，日 1 剂。

四诊：病史同前，无明显不适症状，甲胎蛋白：369.8ng/ml，心电图示：双侧肋骨代谢异常，考虑骨转移可能，舌质暗红，苔薄黄，脉弦，病至如斯，但临床尚无明显不适之感，从舌脉考之乃系阴虚内热之象，故当滋养肝肾，活血化瘀为治。

处方：

北沙参 20g	石斛 15g	熟女贞 15g	怀山药 20g
杭白芍 30g	蛇舌草 20g	无花果 15g	炒丹参 15g
灵芝 10g	醋鳖甲 15g	绿梅花 20g	谷芽 25g

15 剂，水煎服，日 1 剂。

五诊：上方服用至今，自感一切情况良好，无其他不适症状，现在一直门诊中药治疗。

按：本案肝癌介入术后，脾胃受损，纳谷不香，稍食则胀，故先予绿梅花、石斛、谷芽等芳香悦脾之药以调理脾胃，待脾胃功能渐复，再结合其具体病症，或以沙参、石斛、枸杞、白芍、菊花柔肝养阴，或以龟板、鳖甲活血化瘀、软坚消积，或以蛇舌草、赤小豆解毒利湿，北沙参、灵芝扶正益气，千张纸、绿梅花疏肝理气，皆随证而用之，虽为重症顽疾，而法不乱，药不杂，守治半年而症减体安。

案例 2 王某某，男，55 岁，合肥人。初诊时间：2010 年 6 月 8 日。

病史：患者反复无明显诱因下出现发热，体温最高可达 39℃，结肠癌术后伴肝、肺、胃等多发转移，已行伽马刀、放疗等多种治疗。2010 年 6 月 3 日 CT 示：两肺内见多个散在性结节影，肝右叶病灶约 4.8cm×5.5cm，行"C225+CPT1"化疗 2 疗程后反复出现发热，无畏寒怕冷。刻诊纳食不佳，睡眠较差，入睡困难，易醒，二便尚调。舌红，苔薄黄微腻，脉弦。

治法：调和中州，和解少阳。

处方：

北沙参 20g	柴胡 10g	炒黄芩 10g	石斛 15g
绿梅花 20g	醋鳖甲 15g	嫩青蒿 15g	酸枣仁 30g
清半夏 12g	灵芝 10g	谷芽 25g	

7 剂，水煎服，日 1 剂。

二诊：病史同前，前服中药，仍有发热，最高体温 38.4℃，睡眠较前好转，口干苦减轻，纳食一般，二便尚调，舌偏红，苔薄黄，脉弦数。拟清热解毒，和解少阳法为治。

处方：

柴胡 10g	炒黄芩 10g	石斛 15g	绿梅花 20g
醋鳖甲 15g	嫩青蒿 15g	酸枣仁 30g	水牛角 10g
人中黄 10g	灵芝 10g	谷芽 25g	生甘草 5g

7 剂，水煎服，日 1 剂。

三诊：病史同前，服前药后，热势已平，近几天来未见发热，口干苦，睡眠较前好转，乏力明显，纳食不佳，二便尚调，舌偏红，苔薄白微黄，脉弦细数，治宗养益气阴，和解少阳。

处方：

北沙参 20g	柴胡 10g	炒黄芩 10g	石斛 15g
绿梅花 20g	醋鳖甲 15g	嫩青蒿 15g	酸枣仁 30g
水牛角 10g	灵芝 10g	谷芽 25g	竹茹 10g

10 剂，水煎服，日 1 剂。

后因放、化疗后发热又起，予和解少阳、清热解毒之法，体温又恢复正常，但因癌瘤处于晚期，并多发转移，已回天乏力，但尽人事而已。

按：本案患者结肠癌术后伴肝、肺、骨多发转移，化疗后出现反复发热，同时伴纳食不佳，口干、苦，睡眠较差等症，治从脾胃，兼和少阳，药选小柴胡汤和解少阳，青蒿鳖甲汤转营透热，绿梅花、谷芽醒脾健胃，沙参、石斛益气养阴，酸枣仁、灵芝养心安神，服后病症向愈，惟有发热未退，故又以水牛角、人中黄加强其清热解毒之力，药后热势即退。

案例 3 秦某某，女，49 岁，合肥人。初诊时间：2011 年 8 月 11 日。

病史："卵巢癌"术后 5 年余，结肠癌伴肝、骨多发转移 3 个月，先后化疗 8 疗程，口服六甲蜜胺 4 疗程，血常规示全血细胞减少。刻下：胃脘闷胀，心慌乏力，五心烦热，咳嗽少痰，短气，发热，体温 38.9℃，肌衄，纳呆，大便不畅，舌质暗淡，边有齿痕，苔黄燥，脉细数。

按其症情，当先图标，予以养阴清热，清宣理肺为治。

处方：

南北沙参各 12g	炒黄芩 10g	生石膏 15g	连翘 10g
杭麦冬 12g	橘络 20g	仙鹤草 15g	鱼腥草 10g
车前草 12g	芦根 20g	甘草 5g	

鲜竹叶 20 片为引，5 剂，水煎服，日 1 剂。

二诊：病史同前，查血常规示：三系减少，刻下：面色萎黄，手足心微热，时有心慌，乏力，头昏，排便费力，形态正常，舌质暗淡，边有齿痕，苔黄腻，脉细数，此乃气阴两虚，湿浊中阻之象。

处方：

生黄芪 30g	北沙参 20g	竹茹 10g	仙鹤草 20g
绿梅花 20g	石斛 15g	橘络 20g	枳壳 15g
生大黄炭 3g	酸枣仁 25g	谷芽 25g	

10 剂，水煎服，日 1 剂。

按：本案系卵巢癌手术及化疗后，患者舌质暗淡，边有齿痕，苔黄燥，脉细数，兼有乏力、白细胞偏低等症，乃为气阴两伤之象，治当守益气养阴之法。药选南北沙参、生黄芪甘温益气；竹茹、石斛甘寒养阴；酸枣仁养肝开郁安神；仙鹤草益气养血，药虽平淡，而收效颇著，后守治数月而白细胞回升。

不孕症

案例 梁某某，34 岁，初诊时间：1982 年 10 月 7 日。

病史：结婚 10 年未孕，外院检查提示双侧输卵管不通，兹诊月事先期，血量中等，血红兼块，经期少腹隐痛，夜卧多梦，脉来细弦，舌红少苔。

辨证：肝肾不足，冲任失调。

治法：养益下元，调和冲任。

处方：

北沙参 18g	粉丹皮 10g	干生地 12g	杭白芍 15g
桑寄生 15g	茺蔚子 12g	制香附 10g	合欢皮 15g
甘枸杞 10g	炒丹参 15g	荔枝核 15g	

7 剂，水煎服，日 1 剂。

二诊：上方服用 3 周后来诊，本次月经来潮未见腹痛，经量中等，色红少块，前方应手，增减为用。

处方：

北沙参 15g	白术 10g	茯神 12g	杭白芍 15g
当归 10g	干生地 12g	覆盆子 15g	菟丝子 15g
女贞子 15g	紫石英 18g	粉丹皮 10g	茺蔚子 15g
制香附 10g	荔枝核 18g		

15 剂，水煎服，日 1 剂。

上方服用 1 个月后来诊，月事基本正常，嘱其服 3 个月后停药观察，后来告知半年后受孕。

按：女子不孕，责于肝肾，求子必先调经，女子经血不调起因于肝者，屡见不鲜。七情所伤，肝失疏泄，不能下调冲任，经血不调则影响受孕。但若一味调经则往往反而不达，甚至会导致经血更加失调，虚而又虚，而调经的同时佐以治肾方可奏效，因肾为先天之本，生殖之源，肾之盛衰，对女子

验案撷英

冲任的生理变化产生直接影响，肾功无损，冲任充盈，自能有子。本例患者为肝肾不足、冲任失调所致不孕，故徐经世先生以柔养下元、调和冲任为治，方仿益母胜金丹合五子衍宗丸之意，以生地、白芍、桑寄生、枸杞子柔养肝肾，以香附、合欢皮、荔枝核理气开郁，丹参活血祛瘀，紫石英、菟丝子温宫暖胞，全方合用有调中有补、补中有调之妙。

痛　经

案例　马某某，24岁，初诊时间：2013年5月8日。

病史：反复痛经3年，每于行经第一天少腹疼痛，潮下痛解，时有腹胀胁痛，心烦易怒，晨起口苦，冬季怕冷，手足不温，食眠尚可，便溏，日行1~2次，小便调和，诊见舌红苔薄，脉弦。

辨证：肝郁脾虚，冲任不调。

处方：四逆散加减。

柴胡梗 10g	杭白芍 30g	枳壳 15g	合欢皮 25g
制香附 20g	延胡索 15g	台乌药 10g	桂枝 6g
川连 3g	小茴香 10g	淡竹茹 10g	绿梅花 20g

15剂，水煎服，日1剂。

二诊：2013年6月3日。药进平善，本月经前腹痛明显减轻，口苦消失，偶有胁痛，舌脉相应，故守上方药稍增删以善后。

处方：

柴胡梗 10g	杭白芍 30g	合欢皮 25g	制香附 20g
延胡索 15g	台乌药 10g	桂枝 6g	川连 3g
小茴香 10g	淡竹茹 10g	石斛 15g	

15剂，水煎服，日1剂。

三诊：2013年7月10日。本次月经至无明显不适，为巩固疗效，嘱其下次经前再服上方15剂，此后可停药观察，注意保暖，调畅情志。

按：痛经是指妇女以伴随月经来潮或其前后出现周期性的以下腹疼痛为主症的月经病，其病因病机不外乎"不荣则痛""不通则痛"。本案患者则因肝郁脾虚加之寒凝气滞所致血行不畅，不通则痛，女子以肝为先天，主司条达，经水能否通顺，皆赖于肝，同时肝为脾之主，肝为升降发始之根，其制在肝，肝气不能疏达升发是脾气虚弱的病机关键，所以疏肝健脾是本案的基本原则，可谓一方治木郁，而诸郁得解，故本案以调肝理脾、温经止痛为主，方以调和肝脾之基本方四逆散为基础，加用合欢皮、香附、延胡索加强疏肝止痛之力，桂枝、乌药、小茴香以温经通脉，绿梅花开郁醒脾，竹茹、黄连、石斛配枳壳清化痰热，降逆和胃。全方寒热并用，肝脾同治，经脉得通，疗效满意。

薪火相传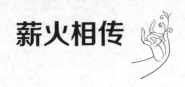

第一节　讲稿摘录

一、师徒授受薪火承　熟读经典勤临证

——谈如何做好中医临床

首届省名中医传统拜师仪式在省中医院隆重举行，是我省中医界的一件盛事，有幸忝列其中，倍感欣慰与鼓舞。中医教育向传统回归，院校教育与师承并举，是当今时代中医药发展的需要，也是中医药传承的题中之意。

"师徒授受"自古以来就是中医药传承的重要方式，在数千年来的中医药发展历程中起着重要作用，在当代，这种"师带徒"的模式是培养高级中医临床型人才的重要形式，是院校教育的重要补充，是中医教育特色与优势的体现，是继承和抢救老中医学术经验的重要手段，需医德医风与人文素养并重。就我自身而言，即是从跟师临证，面聆师授的"师带徒"走过来的，我自幼跟随祖父徐恕甫先生习医，经常随其出诊，在祖父的言传身教下逐渐领会了祖父的中医辨证思维及处方用药技巧，经过反复的从理论到实践，再由实践上升到理论的不断循环学习，几年间就掌握了中医临床辨证论治、遣方用药及诊治疾病的技能。后又随当时著名的中医前辈陈粹吾、崔皎如、陈可望等先生临诊学习，为我后来的临床工作带来了巨大的帮助。跟随祖父的侍诊过程中，不仅仅学习了医疗技能，更是从医德医风、个人素养上受到了祖父的熏陶。

这次拜师的数十名指导老师中，既有国家级名老中医、省国医名师，也

有江淮名中医、省名中医，百余名弟子也都是长期坚守在临床一线的中医人，今天我将就如何做好中医临床，更好地将中医传承下去，跟大家共同探讨。

中医是一门应用性很强的学科，所研究的对象是人，包括正常人和病人，研究正常人的目的在于指导人们养生保健，预防疾病，也就是中医强调的"治未病"，研究病人是为了更好更快地为病人解除痛苦，使病人恢复健康。无论中医如何发展变化，它的核心始终是"以人为本"，这就要求我们学习中医，一定要能够解决人们的健康实际问题才行。也正因如此，中医才能传承数千年而不衰，代有新知。

如何才能做好中医临床？我觉得应从以下几个方面着手。

1. 树立中医信念

这里包括两层含义：

一是在中医学习与实践中，要牢固树立中医姓"中"的信念，惟此才能够在临床中勇于用中医，敢于用中医，进而在专业技能上更精益求精。倘若没有坚定的中医信念，没有顽强的自立精神，没有刻苦钻研的毅力，没有高度的责任感，定是无法成为一名合格的中医，更不要奢谈精诚大医了。作为中医人，要将自己的命运同中医的命运紧紧联系在一起，做铁杆中医，坚决捍卫中医。任何反对中医、玷污中医，甚至是取消中医的奇谈怪论都无法让一个真正的中医人动摇。

一是坚信中医的本质是"整体观念"和"辨证论治"，不偏不倚，中正持衡，才能步入中医之门，登堂入室。任何以偏概全，过分强调"扶阳"或是"滋阴"，都是不足取的，只会让思维陷入狭隘之境，最终将不利于自身水平的提高，也会阻碍中医学术的发展。

2. 培养中医思维

这次拜师的弟子中，多是在临床上工作了多年、具备主治以上职称的专科医生，从现行的医院管理制度来看，你们大多数都是长期工作在病房，对于本科室范围内病种的诊疗已经有了自己固定的思路与诊疗方案，出于各种原因，这其中真正运用中医药来处治疾病的可能为数不多。因此，在跟师学习过程中，应把重塑中医思维放在首要位置。

在跟师学习过程中，弟子首先要放下所固有的思维定式，真正地运用中医的思维方式，从中医的角度来审视和处治病人，这样就会更容易接受老师的诊疗思路与方法。中医思维的重塑，不是一两天就能够达到的，要通过温习中医经典和接受中国传统文化尤其是古代哲学的熏陶，潜移默化。这远不止跟师三年就能完成，需要平时不断地自我督促，这是一个终身的学习过程。正如程钟龄言"医道精微，思贵专一，不容浅尝者问津；学贵沉潜，不容浮躁者涉猎"。

3. 熟读中医经典

何为经典？经者，路径也，经验也，是学习、研究、发展中医学术之必由门径。中医经典是中医理论之渊薮，是经过千百年临床实践检验的经验结晶。纵观历史，名医先贤，大凡于中医有建树者，无一不娴熟经典，并通过临床实践灵活运用而有出新意，或承先贤之余绪，创立新说；或发皇古义，融会新知，推动临床学术的发展，造福世人。熟读经典，不是墨守成规，而是承接薪火，并在遵循中医思维的基础上进行创新。在中医这个独特的体系里，创新首先应强调是在继承基础上发展的，没有继承就谈不上创新。

4. 如何读经典？

要本着"学以致用"的原则，在"熟"与"思"上下功夫。

所谓"熟"，即是反复研读，"书读百遍，其义自见"。中医经典向来文字古奥，或是遵儒家之意，惯用春秋笔法，读经典首先要过文字关，了解成书年代的文辞用法，又要通晓古代朴素的唯物辩证观哲学，于无字处用功。如仲景《伤寒杂病论》一书，其理法方药具备，高度体现了中医辨证论治的思维方式，不可将此书看成仅治疗伤寒的专著，正如柯琴所言："原夫仲景六经为百病立法，不专为伤寒一科，伤寒杂病治无二理，咸归六经节制。"如《厥阴篇》有云："厥阴之为病，消渴，气上撞心，心中疼热，饥而不欲食，食则吐蛔，下之利不止"，反复读之，就会发现此条文所描述的临床症象皆属肝胆脾胃范畴，其中"消渴、气上撞心、心中疼热"等症应责之于肝胆之郁热，而"饥不欲食、食则吐蛔、下之利不止"等症则应求之于脾胃之虚寒，受此启发，我近年来提出了"肝胆郁热、脾胃虚寒"的病机理论，经过临床实践证明，此理论对于指导临床用药，解决中医诸多疑难杂病开辟了新的思路。而《金匮要略》中所论杂病的理法方药亦可运用于所列病种以外的疾病，如我在临床上常以"桂枝加龙骨牡蛎汤"治疗自汗、盗汗等症，用"甘麦大枣汤"治疗失眠及心悸，用"黄芪桂枝五物汤"治疗痛痹，用"白虎加桂枝汤"治疗热痹等，所以读书宜灵活，不可拘泥。

所谓"思"，要谨守"学而不思则罔，思而不学则殆"之诫。读经典，要着重领会其精神实质，古代医学典籍往往精粗并存，读书须潜心其间，仔细品味，去粗取精，透过文字表象，才能得其真知。但又要注意到经典的时代特性，不能用现代人的思维去苛求经典中直观朴素的描述，读经典，贵在学习古代医家的辨证思维方式，要做到不苛责古人，不死于句下。但也不必过度解读，牵强附会玄虚之言，始终要从中医的角度去理解，如研读《素问·至真要大论》中著名的"病机十九条"，毋需在条目数量上多作纠缠，而是要领悟其归列病机的原则，从而在临床运用时有所凭执。

5. 勤于内科临床

在临床经验的具体学习上，我认为中医内科的学习尤为重要，它是中医临床各科的基础，是继承历代医家的学术理论与医疗经验，并结合现代临床实践中所取得的新经验、新认识，系统地阐述内科疾病的辨证论治、理法方药的一门临床学科，防止和避免了认识疾病的局限性。而今学科分科越来越细，专治一病，深化研究成为专病名家，是今天中医发展的趋势。然专病的提高，仍在于全面掌握，广泛涉猎，由博到专，这正是专的前提。当前中医接触病种日趋减少，教科书中所列病症往往在临床上鲜有目及。因此扩大病种，提高诊疗水平，多出内科实践家，乃是学科建设的关键所在。

内科杂病的证治体系包括了以外感六淫、内伤七情、饮食劳倦等为主要内容的病因发病学；以脏腑经络、气血痰湿等为主要内容的病机辨证学；以整体调治、标本缓急、正治反治和八法为基本法则的治疗学，这些理论都是临床诊治各科疾病的基础。

然而中医临床之难，也难在内科。随着社会进步、科学发展，乃至人们生活水平的提高，人文环境及大自然变化，疾病谱发生了更变，目前内科所接触的病种，多半是杂病，有的属于疑难病证，多缠绵难愈，或因病邪峻厉，或因正气不支，或因病情复杂，宿疾而兼新病，内伤而兼外感，寒热错杂，虚实互见。认识其病因、病机应从中医辨证论治出发，结合临床实践和独特经验进行分析，强调合理分型，严谨立法，清晰辨证，处方用药融入自己独特的经验，将多种治法有机结合，从而充分体现中医治疗疑难杂病的特点和"秘要"之所在。

中医始于临床终于临床，"质而无文其行不远，文而无质其行不久"，中医的发展同样需要有"文"有"质"，其"质"即是临床疗效，任何空泛的把中医文学化、哲学化、玄学化都是在给中医掘墓，惟有立足临床，提高临床水平，才能够使中医真正的传承发展下去。

二、谈"冬令进补"的方药选择

冬令进补蕴含着深厚的中医文化，是防病治病的一种特色方法。中医遵循天人合一，按四季气候不同来进行顺应性调节，正如中医经典指出"冬三月，此为闭藏"。指出春生夏长秋收冬藏是生物的总规律，而养生者必须遵守这个规律予以顺从。认为冬令进补才能使营养物质转化的能量最大限度储存于体内，滋养五脏，抗病延年。而冬令进补适合人群较为广泛，除可对慢性病患者予以调治外，对少者可助长发育，提高智力；对中青年可增强体质，青春常驻；对老者可延缓衰老，保持健康。可见，冬令进补具有鲜明的中医特色，传承千年，至今仍为人们所需求。但如何进补可求得疗效，关键在于选方用药。认为写一张膏方处方，首先要针对病状用中医的理论进行分析判断得出证候诊断。正如《临证指南医案》所云："医道贵乎识证、立法、用方，此为三大关键……然三者之中，识证尤为紧要。"所以在识证的前提下，必须要注重选方用药，做到双向调节，一药多效，平中见奇，清上补下，升降平衡，通补结合，温凉适度，顾护脾胃，为之至要。就此之意，拟推荐几个常用的有效方剂以作进补之方。有望把冬令进补进一步升华，发挥这一特色优势。

具体方药方解如下。

1. 人参养荣汤

出自《太平惠民和剂局方》，由黄芪、人参、白术、茯苓、白芍、当归、熟地、陈皮、五味子、远志、肉桂、炙甘草共12味药组成，功效为益气补血、养心安神。主治虚劳、心悸、积劳、腰背强痛、咽干唇燥、眩晕等症。常用此方治疗气血双亏、心悸失眠、眩晕口干等证。

临证时灵活变通，加减运用，对阴血暗耗、偏血虚阴虚者，常去肉桂以防温燥，加石斛、沙参等养阴之药；对脾胃虚弱、运化不良者，常去当归、熟地以防滋腻碍胃，并加入谷芽、竹茹等和胃助消；对血压偏高有眩晕等症者，常去黄芪，加天麻、钩藤等平肝潜阳息风之品；对伴有嗳气呃逆者，常加代赭石、枳壳、绿梅花等降逆和胃；对便干者，常加无花果、杏仁、桃仁、决明子以调畅气血、润肠通便；对便秘偏热者，常加少量番泻叶或芦荟以泻热通便；对便溏者，常加苡仁、无花果、炒诃子以健脾利湿、收涩止泻；便秘者要去五味子，湿邪阻滞者也应去之，并要去当归、熟地，加半夏、枳壳、苍术等化湿理气之品；对思虑过度心悸失眠者，常加酸枣仁、合欢皮、淮小麦以养心安神、调整精神；对咽干口燥可加二至丸；对咽有异物感者，加甘青果、木蝴蝶；对白细胞计数低者，加仙鹤草；对免疫功能低下者，加灵芝以补肝肾、提高免疫力。如此等等，当根据临床情况灵活运用。

西医学证实：人参养荣汤对气血两虚体征的改善，不仅限于传统的机体外在表现，还包括对衰老机体组织器官、细胞结构的保护与改善。中医学调和气血、"后天以养先天"、从脾论治的传统抗衰老理论，得到了科学的论证。现代临床研究证实，人参养荣汤具有较好的抗痴呆作用。

2. 大补阴丸

出自《丹溪心法》，由炙龟板、熟地、知母、炒黄柏共4味药组成。功效滋阴降火。用治肝肾阴虚、虚火上炎而致骨蒸潮热、盗汗遗精、腰酸腿软、眩晕耳鸣，或咳嗽、咯血，或心烦易怒以及失眠多梦等症。

此为清上补下之代表方，补肝肾、填阴精、泻相火，常用此方加减治疗男性梦遗失精、早泄等症，常加炒川连与少量肉桂、山茱萸、覆盆子等，泻火滋阴固精，交通心肾；女子更年期综合征属阴虚火旺者，常加沙苑子、枸杞子、菟丝子、杜仲、二至丸、天麻、钩藤、代赭石、磁石等，以补肝肾，平肝潜阳；及肺痨骨蒸潮热、盗汗、咳嗽、咯血等症，常加田三七粉、仙鹤草、藕节炭、醋鳖甲等。现代研究表明，滋阴降火法有调整内分泌特别是性腺轴的功能。

3. 二至丸

出自《医方集解》，由熟女贞子、旱莲草2味药组成，可用桑椹子与旱莲草适量同熬，浓缩后加熟女贞粉，和蜂蜜为丸。功效补肾养肝、补腰膝、壮筋骨、乌发，被誉为滋补肝肾的价廉而功大之方。

此方与六味地黄丸、杞菊地黄丸、知柏地黄丸同属滋阴补肾之方，但后三方有滋腻碍胃之弊，故在临床上最为常用的是二至丸，因其补肾柔肝效果确切，而且补而不滞，滋而不腻，无碍肠胃运化之弊，对诸多肝肾不足、阴虚火旺者较为适合。

此方也为清上补下之代表方。用此方加减广泛用于临床各种疾病，如阴虚、阴虚火旺、气阴两虚等证，不管是肝肾虚损，还是脾胃虚弱，也不问是肺部疾病，还是心脑疾患，男科精伤、女科不育、老人体弱、幼儿不足都可以此为基本方，在益髓填精的基础上，加用与各证相适合的药进行医治，无不屡屡见效。药理研究表明：二至丸具有免疫调节、抗衰老、保肝降酶、抗骨质疏松、抑瘤及抗炎等多种作用。随着对其作用机制的深入研究，这种古老的制剂必将有广阔的开发前景。

4. 还少丹

出自《仙方斋指方论》，由山药、茯苓、山茱肉、杜仲、巴戟天、肉苁蓉（酒浸1宿，焙干）、五味子、远志、熟地、甘枸杞、楮实子、石菖蒲、小茴香、牛膝（酒浸1宿，焙干）、川断、菟丝子16味药组成。功效温补脾肾，养心安神，交泰水火。

我根据多年临床经验，认为本方的主治较多，如耳鸣耳聋、健忘怔忡、阳痿遗精、性功能减退、糖尿病、神经衰弱、视网膜色素变性、不育症，抗衰老等，可谓是一张适合中老年常服的保健良方，特别适合中老年人未老先衰而见肌体瘦倦、腰足沉重、脉象细弦者。药虽为一派温肾暖脾之品，但温而不燥。喻嘉言、朱丹溪都用此方治好过许多患有疑难杂症的病人（朱丹溪即去楮实更名滋阴大补丸），现代名医焦树德在其方剂心得讲座中，介绍用此方加减治疗慢性脊髓炎、脊髓痨、脊髓硬化症。我认为本方具有防治的双重作用，灵活加减，知常达变，广泛用于内科诸多杂病，可起沉疴。久服身体健壮，精血充足，故有还我少年之誉。

动物实验也表明：还少丹具有较强的抗氧化能力，并能促进机体清除积累在细胞内的有害物质，从而达到延缓衰老的目的。临床研究表明：还少丹有降低血脂、降血糖、降低血液黏滞度，兴奋垂体–肾上腺皮质功能，增强下丘脑–垂体–性腺轴功能，增强免疫力、抗衰老、健脑、抗疲劳、抗缺氧、抗凝、抗动脉硬化、扩张血管等作用，是一首疗效显著的强健方剂。

5. 龟鹿二仙丹

出自《医方集解》，由人参、枸杞、龟板、鹿角4味药组成，功效填阴补精，益气壮阳。治瘦弱少气、梦遗泄精。"人有三奇，精、气、神，生生之本也"。经云：病有五劳，又有六极，谓气极、血极、精极、筋极、骨极、肌极。精生气，气生神，精极无以生气，气极无以生神，故目不明，精不固，水不制火，随梦遗，精越耗也。精不足者补之以味，鹿得天地之阳最全，善通督脉，足于精者，故能多淫而寿；龟得天地之阴气最厚，善通任脉，足于气者，故能伏息而寿。人参为阳，补气中之怯，枸杞为阴，清神中之火。由是精生而气旺，气旺而神昌，庶几龟鹿之年矣，故曰二仙。

现代研究证实，龟鹿二仙丹加味能有效减轻及预防化疗后骨髓抑制。章亚成以龟鹿二仙汤化裁治疗再生障碍性贫血取得了良好的效果。

另外，还有补心之剂——《摄生秘剖》中的天王补心丹（人参、玄参、丹参、生地、茯苓、柏子仁、酸枣仁、桔梗、朱砂、五味子、天冬、麦冬、当归、远志）；《千金要方》中的孔圣枕中丹（龟板、龙骨、远志、菖蒲）等。如从中调治，补益中州，养益心脾，补中益气、归脾之剂也是常用有效的冬令进补良方。

第二节　论文选编

一、从名老中医徐经世先生的脾胃观看中医的传承与发展

徐经世先生在治疗脾胃病方面经验丰富且独具特色，创造性地提出了"理脾宗东垣，和胃效天士"的治疗大法，其脾胃观不仅发展了中医经典理论，也为中医的传承与发展提供了可借鉴之处。

《脾胃论》是李东垣的代表作，徐经世先生认为其学术特点集中体现在：

（1）脾胃为滋养元气、养生之本。李东垣提出："真气又名元气，乃先身生之精气也，非胃气不能滋之"，从而确立了元气与胃气相互滋生的关系，把脾胃与肾的关系密切联系起来。由此他进一步提出："元气之充足，皆由脾胃之气充盈，而后能滋养元气"，从而强调了后天脾胃之气对先天元气的充养作用。这就为"脾为后天之本"的论断奠定了基础，并强调"养生当实元气，欲实元气，当调脾胃"的学术论点。

（2）"内伤脾胃，百病由生"是李东垣论述脾胃发病的主要观点。脾胃为气机升降之枢纽，《脾胃论》具体而明确地说明了脾胃的升降运动过程，清阳自脾而升，浊阴由胃而降，维持着正常人体生命活动的新陈代谢。升降失常则病矣。

（3）提出了"内伤脾胃为本，惟以脾胃之药为切"的治疗原则，反复强调"养生当实元气，欲实元气当调脾胃""善治病者，惟在治脾"，并针对脾胃内伤，"谷气下流，胃气下溜"的发病特点，确定了补气升阳的治疗原则。

（4）李东垣根据《内经》中"劳者温之""损者益之"的原则，用芪、参、术、草等甘温以补中，根据"陷者举之"的原则，用升麻、柴胡等升阳之药以升发脾阳之气，从而创立了"甘温除大热"的理论。

（5）处方用药味多量少，如补中益气汤，共八味药，总重量仅二钱四分至二钱八分；升阳益胃汤与补脾胃泻阴火升阳汤，均每服三钱。

李东垣有关脾胃内伤为百病之源的学说，不仅注意到各种致病因素引起脾胃本身而发生的病变，更重视脾胃发病后所引起的全身脏腑经络的病变。脾胃升降功能失常则消化吸收功能减退，导致供应人体正常生理物质的不足，从而引起元气虚衰，脏腑经络失于濡养而发生各种病变，这就打破了囿于脾胃本身来探讨脾胃病变的局限，从而也赋予其"百病皆有脾胃虚衰而生"之观点以丰富的内涵。

徐经世先生经常说，叶天士虽为中医温病学派重要代表人物之一，以对温病的论述独具心得，自成体系而成名，但叶氏对于脾胃病也匠心独具，他十分推崇李东垣的《脾胃论》，并在其基础上作了很大的发挥，创立了一系列的治则治法和方剂，至今仍在临床广泛运用，有很高的学术价值。徐经世先生认为叶氏脾胃病的病机特点有：①寒热失调是引起脾胃病的重要病理变化，病变中又可见寒热夹杂的复杂病证。②升降失调，因果互患。脾胃，为气机升降之枢纽，"纳食主胃，运化主脾，脾宜升则健，胃宜降则和"。③虚实转变，夹杂并见，脾胃之病有"实则阳明，虚则太阴"之说。阳明胃病多为实证，太阴脾病多为虚证。病变初期以实证为主，随着病变发展，脾气受损，出现虚实转变、相互夹杂的病理变化，最终致脾气虚亏，阴阳耗竭，由实转虚。④润燥失宜，喜恶各异。"太阴湿土，得阳始运，阳明阳土，得阴自安。以脾喜刚燥，胃喜柔润也"。此乃脾喜燥恶湿、胃喜润恶燥之特征。故在生理上，有脾燥胃湿，燥湿相合，相互为用而既济。在病理上，有燥湿失宜，可见脾湿太过，出现湿聚饮停；胃燥太过，出现津亏阴伤、纳少善饥等证。叶氏在治疗上主张脾病以运化为主；胃病"以通为补"，胃阳受伤用温通之剂，胃阴虚损以甘缓益胃中之阴，创立了甘凉润濡法、酸甘敛阴法、清养悦胃法等，这是叶氏对胃阴学说的巨大贡献。

徐经世先生认为，中医对于脾胃病的治疗，应充分学习理解前人的理论，汲取掌握前人的经验，并随着时代的变迁有所改变。他认为东垣偏于补脾阳而略于补胃阴，偏于升脾而略于降胃；天士补益胃阴过于滋腻，有碍脾阳的升发。徐经世先生提出"补不得峻补、温燥要适度、益脾重理气、养胃用甘平"的治疗原则，在用药方面常选择平和多效方药，并采用双向调节的方法，使脾胃升降平衡，则五脏六腑随之而安。在遣方用药方面，追求恰到好处，做到既不过位，又要到位，为此在临证中提出"三忌三宜"：即一忌峻补、二忌温燥、三忌滋腻，也就是宜补而不滞、宜温而不燥、宜滋而不腻。徐经世先生指出，在脾胃病的治疗中，调理恢复脾胃功能是其根本目的，因此应当根据病人的不同情况，重视药物配伍，提高疗效，减少副作用。笔者随着跟师门诊，尤其是参与徐经世先生对疑难疾病的会诊，粗略地总结了徐经世先生对于脾胃病临证时有别于前人的具体诊断用药方法。

1. 气候变迁对疾病证候的影响

据《考古学报》中著名气象学家竺可桢记载，我国在东汉时期，也就是张仲景所生活的时代，属于低温骤寒期，全年气温普遍较低。正是在这样的气候条件下，促成了伤寒学理论基础的形成。当时的疾病，多如《伤寒论》中所描述的那样，以感受风寒为首发病因的病症，所用药物也都是以麻黄汤、桂枝汤为代表的辛温之品。至唐朝时，气温骤然升高，故《千金要方》特别重视温病，将温病列于诸病之首，在治疗温病的方剂中，寒凉药使用频率高达79%。而到了金元年间，又是连续风雪严寒，李东垣的补中益气汤问世，并得以广泛应用。徐经世先生认为，随着时代的变迁，人类疾病谱也发生了很大的变化，单纯的麻黄汤证已经很难见到，取而代之的多为寒热夹杂之证，尤其是脾胃疾病，故黄连温胆汤在徐经世先生治疗脾胃疾病临证用药时屡屡见到。

2. 中药材品质的改变对临床遣方用药的影响

中药的品种、质量与临床疗效密切相关。中药材的品质问题涉及中药的品种、种植、采收加工、炮制、制剂以及药效学、安全性评价、临床验证等一系列工作。我国历史悠久、幅员辽阔、地域广大，各朝代各地区在某些品种的用药传统习惯上存在着很大差别。虽然中药品种有着悠久的传统和继承性，但野生品种、道地药材品种、栽培品种的中药质量差异极大。《脾胃论》《内外伤辨惑论》《临证指南医案》中所用药材均属天然野生，由于近几十年来我国人口的不断增加，野生中药材需求量远远供不应求，绝大多数中药来自于人工种植，其药效与野生药材差距较大，所以在用量上也比经方大得多，否则势必会影响经典方的临床效果。如补中益气汤，若再以李东垣原方用量恐难以奏效。如黄芪一味，现常用至20~30g。提到使用黄芪，徐经世先生又有新的见解，根据时代疾病谱的变化，很多内科杂症都偏于热化，即使属于气虚证，需用黄芪者，亦必须以生用为要，既可达到补气的目的，也避免内热由生。临证反复证明，生用则补而不滞，炙则补中而助热，可见药之炮制深刻的内涵，用之恰当，疗效确切。

3. 病人体质的变化对临床提出新要求

徐经世先生认为现今人们的体质，随着人们生活水平的提高，膏粱厚味已成日常，每每伤及脾胃运化而生湿邪，而湿邪内生，热化多见，气血瘀阻，伤及胃阴亦为不少，所以治疗用药既不能克伐太过有伤于脾，又当适度掌握方药配伍及剂量大小。如辛香理气药，少则可行气化湿，悦脾醒胃，过用则破气化燥反损脏腑，对阴血不足及火郁者更当慎之，以防止耗阴助火，故用丁香、沉香等辛窜温燥之品，均不超过6g，并常配伍白芍以制约其性。至于濡养胃阴之石斛、竹茹、北沙参等，徐经世先生则不吝于用，随证化裁，应用得出神入化。徐经世先生尤其推崇竹茹，认为古人"竹茹性寒，虚寒忌用"有属偏见，如脾胃虚寒，兼有他疾，用以姜炙则无碍于脾，反可起到和胃健脾、使胃受纳、药半功倍之效。竹茹既能调和诸药，功过甘草，又能起到治疗性作用，可谓有益无弊。现如今人均寿命较长，老年人如用药味重，则很难受纳，更有伤于胃，所以要取之有效，首先要使胃受纳，组方往往十一二味，然配伍严谨、补中有消、散中带收为其特点，补后天以益脾胃之气，清胃热以除中焦壅滞，行气活血以散胃络血瘀，同时不忘佐甘缓之品敛阴以防其过。

从徐经世先生成长过程以及对于脾胃病本质的认识及临证治疗经验来看中医的传承与发展，我们可以得出这样的结论：师徒相传是传统可靠的中医继承模式，中医经典理论的潜心学习是成功的基石，长期的临证实践探索发现是名医成长的必经之路，发展创新思维理念是中医事业发展的希望所在。

（韩宁林）

二、名老中医徐经世话养生

中国养生文化的形成和发展经历了漫长的岁月。中国古哲学对中医养生文化起了奠基作用。《周易》中的阴阳观，《洪范》中的五行学说，庄子学说中的精气理论，奠定了中医养生理论的哲学基础。而道家文化是中国文化的重要组成部分，它对中医养生文化的形成起了主导作用。儒家文化促进和丰富了中医养生文化及中医养生的原则和方法。由此可见，中医学在长期实践中形成了一整套行之有效的养生方法，如精神养生法、睡眠养生法、饮食养生法、起居养生法、四时养生法等。其中自我锻炼的方法，气功、导引、按摩等都是行之有效、简单实用。

如老子"清静无为""保养精气、顺乎自然、气功修炼"正是指自我修养的要领。中医养生主张因时、因地、因人而异。中医养生包括形神共养、协调阴阳、顺应自然、饮食调养、谨慎起居、和调脏腑、通畅经络、节欲保精、益气调息、动静适宜等一系列养生原则，而协调平衡是其核心思想。所谓中医养生文化是中国文化的一部分，它突出体现了中国传统文化的本质。

徐经世先生认为人们所说的养生，中医谓之道生，而通俗来说就是防止疾病，充实体力和延长寿命的方法。也可以说人之身体健康，首在于心，养身必须养心。养生包括养身和养心。如中医《内经》有云："心者，五脏六腑之主也，忧愁则心动，心动则五脏六腑皆摇"。可见心在情志变化方面起着主导的作用。要做好养生，必须做到"一先""五要"：

1."先要"做人

德为立身之本，德为养生之基石。徐经世先生从医多年，有德有术。曾任医院党委书记，被人誉为专家型党委书记，淡泊名利，严于律己。曾有人高薪聘请，但被徐经世先生拒绝。徐经世先生一直在关注医院的发展，中医事业的兴盛是徐经世先生一生的牵挂。长期默默门诊、诊病治病。安徽卫视《天下安徽人》《江淮之子》专门报道了徐经世先生的事迹。《中国中医药报》多次刊出徐经世先生的医案，他的中医之术也为广大患者所熟知。至今徐经世先生门诊一号难求，反映出徐经世先生的德高技湛。可以说徐经世先生的人格境界令人高山仰止，他一心为公，宠辱不惊、豁达大度。故欲修身，必先正心，心正方能身安，身安方能体健，体健方能延年益寿。

2."一要"与自然相应

人之身体健康与否，首先要与自然相应，正如我们中医学提出"整体运动论"——"天地一体""五脏一体""天人相应"。这就把人与自然界密切联系起来，把变化运动密切联系起来，说明人们生活在自然环境中，气候变化，昼夜更替，环境变迁等，都会影响人体健康。例如冬日严寒，盛夏酷暑，春秋季节的忽寒忽暖都无时无刻不对人体产生影响。身体较弱的老人，气候变化时则易生病。对此我们中医早有认识，并把自然环境与气候的改变归纳为"六气"，而这"六气"则可直接导致人体的疾病，即称之为"六淫"之邪。"六淫"致病，往往与季节气候有关。因此要做到起居适时，预防疾病。

中医认为，人生活于自然环境中，外在的环境时刻都影响着人。人应该根据自然界的阴阳消长、寒来暑往等变化，主动地与之相适应，避免它对人体的不良刺激，才能防止生病，健康长寿。人体与自然的这种同步变化，古人称为"天人相应"。顺应四季养生，就要根据人与自然的同步变化规律，安排练形调神、起居劳逸、进食进补。养生的方法，自古就有很多。我国最早的医书《黄帝内经》中收集了先秦诸子百家的养生之道，从医学角度探讨了养生与长寿，提出了不少养生理论和方法：提倡养生应根据季节差异，采用春养生、夏养长、秋养收、冬养藏，以及春夏养阳、秋冬养阴的方法，即以自然之道，养自然之生。主张按四季变化，养形调神。春天晚睡早起，在开阔的地方多散步；夏天晚睡早起，白天不倦乏；秋天早点儿睡，鸡一叫就起床；冬天早睡晚起，太阳出来了再起床。饮食要有节制，维持每日脾胃水源，以免伤及脾胃，否则就会导致各种疾病的发生。

中医学的理论核心强调了两个重要的观念，一是天人相应的整体观。认为人与自然界有着密切的联系。一方面，人的生理变化随着自然界季节、时日、气候、地理的改变而起着相应的变化。如人体脉搏的变化，就是随着四季气候的变化而呈现不同的脉象。这样一个病例：按照正常的脉象，一个人在冬天的时候，脉是向下沉的，是不容易摸到的。而另一个病人在冬天的时候，脉象却是洪大的，轻轻地就能摸到，这是一种不正常的脉象，如果不接受治疗，很容易在夏天患上疾病，甚至严重到不药而逝。另一方面，自然界的变化又可以直接或间接的影响人体疾病的变化。因此，天人相应思想在养生保健和防病治病方面有着重要的指导意义。《灵枢·玉版》中指出："人者，天地之镇也。"万物之中，只有人类能够征服自然。因为人类不仅能够认识自然，适应自然环境的变化，而且能够掌握自然规律，能动地改造自然，使之更加适合于生存，促进健康。古代的一些著名养生家就很重视生活环境的选择和改造。孙思邈在年老时就选择在山清水秀的环境中造屋植木种花修池，独自在那里养老。曹慈山也"辟园林于城中，池馆相望，有白皮古松数十株，风涛倾耳，如置身岩壑，……至九十余终"。他在《老老恒言》中就提倡"院中植花木数十本，不求名种异卉，四时不绝便佳""阶前大缸贮水，养金鱼数尾""拂尘涤砚，……

插瓶花，上帝钩"；并要求"事事不妨亲身之"。这样，既美化了环境，又锻炼了身心。此外，还可在空气新鲜、纯洁的溪流和瀑布附近进行空气浴；利用山地、海滨美好环境进行气候康复；或者用温泉疗法、冷水浴、日光浴、森林浴等等。这些都是利用大自然，使人与大自然协调一致。

3."二要"调节好心理

人之身心健康，首先要虚怀若谷，淡泊名利。以中医道德观来说，就是"恬淡虚无"，所谓"恬淡"就是安静，无愧于心，"虚无"就是没有欲念和患得患失的思想情绪。其次要保持乐观，对人生充满信心，热爱自己的工作，要有宽广的心怀，对己严对人宽，助人为乐，胜不骄傲，败不气馁，奋发前进；另外进入老年就要做到老有所乐，始终保持乐观状态，不要自找烦恼。正如南北朝的范缜提出"形者神之质，神者形之用"，《黄帝内经》从生理学角度为其提供了大量的科学依据。这是"形神合一"的学说，通俗来说形是形体，神是精神，形与神彼此依存，互相促进。并且现实情况又告诉我们，身体越健康，精力就越充沛，性格也就越开朗，而欢乐的情怀，活泼的性格，旺盛的精力更会有利于身体健康。正如老聃所言："养生之道，在神静心清。静神心清者，洗内心之污垢也。心中之垢，一为物欲，一为知求。去欲去求，则心中坦然；心中坦然，则动静自然。动静自然，则心中无所牵挂，于是乎当卧则卧，当起则起，当行则行，当止则止，外物不能扰其心。故学道之路，内外两除也；得道之人，内外两忘也。内者，心也；外者，物。内外两除者，内去欲求，外除物诱也；内外两忘者，内忘欲求，外忘物诱也。由除至忘，则内外一体，皆归于自然，于是达于大道矣！"中医认为："欲多则损精。"纵欲不仅会丢失过多的精液，同时也会损及五脏之精，"肝精不固，目眩无光；肺精不交，肌肉消瘦；肾精不固，神气减弱；脾精不坚，齿浮发落。若耗散真精不已，疾病随生，死亡随至。"历代医家都主张，养生之道要以保养精气为首务。《类经·摄生》指出："欲不可纵，纵则精竭；精不可竭，竭则真散。盖精能生气，气能生神也。故善养生者，必保其精。精盈则气盛，气盛则神全，神全则身健，身健则病少。神气坚强，老而益壮，皆本乎精也。"若纵欲，男则遗精、早泄、阳痿、生殖无力，甚至腰膝酸软，头晕耳鸣，心悸健忘，失眠多梦，精神不振，久则成痨；女则肾虚精亏，冲任不固，气血逆乱，崩漏下泄，白带绵绵而下，不孕、流产或早产，甚至经血亏枯，经闭，面黄肌瘦而成劳损之症。不仅如此，纵欲还可导致机体内分泌紊乱，影响消化系统及血液循环系统等等。古人把房事过度称作"伐性之斧"。它是能砍伤人体的，可导致英年早逝，或未老先衰。因此，清心寡欲是养生之道的一个重要方面。

4."三要"注意生活起居

在正常生活中，要做好起居饮食，以保持"真气从之"（先天禀赋与后天的营养），从而达到"精神内守，病安从来"的目的。

如以饮食来讲，要做到饮食有节，主宜清淡，多食蔬菜，不宜过咸，进食要细嚼慢咽（每餐15~20分钟），而且饮食要多样化，并要注意冷热，从季节来说夏慎湿热，冬慎寒凉，要养成每天三餐、晚食宜少的生活习惯。饮食养生和起居养生，都是老百姓关注的问题。古语说民以食为天，孔子在《论语》中提出了"食不厌精，脍不厌细"。《黄帝内经》在讲饮食的时候，提出了一个"五"的饮食方法，就是要五菜五果五肉五谷，实际上就是配合五行"木火土金水"。五谷是粳米、麻、豆、麦、黄黍，也就是说注意要吃五谷杂粮。五果就是枣梨栗杏桃。这五果里面的大枣，能健胃、益脾、和胃、益气。五肉，《黄帝内经》里叫五畜，是牛犬猪羊鸡，也都要搭配起来吃，尤其是羊肉、牛肉，它的性都偏温、温热，能起到补阳气的作用。五菜葵甘、韭酸、藿咸、薤苦、葱辛，这些蔬菜是按照不同的性味来分的。不同体质进食应有所选择，偏阳体质，适合于吃一些寒凉的食物；偏阴偏寒体质就适合吃一些温热的食物。而大部分的蔬菜，它是平性的，所以对无论是偏阳体质，还是偏阴体质的人，都是可以吃的。中医上面还有一句话叫作药补，有补阴药物、补阳药物、补气药物和补血药物。补阴药物主要有龟板、银耳、鳖甲等等，这都是滋阴的。补阳的药物有鹿茸、狗肾等等。

起居它有两个意思，一个意思是指日常生活，这是一种广义的起居。在这里就偏向于讲狭义的起居，就是指起床和睡觉。什么时候起床，什么时候睡觉，《黄帝内经》里面专门有一篇，叫"四季调神大论"，是按照一年四季，对应有不同的起居方式。古人认为"起居有常……尽终其天年，度百岁乃去""起居无常，故半百而衰也"，把起居有常看作是人能够长寿原因之一。

5."四要"加强运动

运动是以锻炼身体，增强体质，保持健康为目的。因此在运动方式上要因人而异，老者主张以安步当车，形式自如，掌握适度，持之以恒的要求去进行。同时要与季节相适应，春季夜卧早起，广步于庭，披发缓行，以使志生；夏季也应夜卧早起，步于室外，但宜在清晨和傍晚气温较低时进行；秋季拟宗"立秋早晚凉"的气候要求，做到"早卧早起，与鸡俱兴"；冬季为万物收藏之际，老人体弱者应早睡晚起，待日光充足后再开始锻炼，较为适宜。中医学认为，肢体的功能活动，包括关节、筋骨等组织的运动，皆由肝肾所支配，故有"肾主骨，骨为肾之余"的说法，善于养生的人，要坚持体育锻炼，以取得养筋健肾、舒筋活络、畅通气脉、增强自身抵抗力之功效，从而达到强肾健体的目的。东汉著名的医学家华佗在医术上卓有成就，而"晓养性之术，年且百岁而有壮容"。他之所以能长寿、健康、精神饱满，这与他本人重视运动健身是分不开的。他在继承导引理论和自己实践的基础上，根据人的生理和医学原理，阐明了运动在养生中的重要作用。他认为，人要防病祛病，必须增加体内营养物质，并要经常锻炼身体，以促进血液循环，达到健身防病的目的。《三国志·华佗传》记载：他曾对学生吴普说："人体欲得劳动，但不当使极尔。动摇则谷气得消，血脉流通，病不得生，譬犹户枢不朽是也。是以古之仙者为导引之事，熊颈鸱顾，引挽腰体，动诸关节，以求难老。"他创编的五禽戏至今在群众的运动保健中起着重要作用。

6. "五要"与社会和谐

徐经世先生非常注重精神的调整，用积极的心态来对待工作、生活，虽已近八旬，但仍忙于带教、著述，"天行健，君子以自强不息，地势坤，君子以厚德载物"正是对徐经世先生的写照。《内经》所谓"恬淡虚无，真气从之，精神内守，病安从来"。徐经世先生达到了忘我无我的境界——养生的最高境界、生命的最高境界，高尚圣洁的伦理观既是人们自我人格完善的途径，也是养生的重要方法。孔子提出"仁者寿"，大仁者必长寿，认为"养德尤养生之第一要也"。具有仁德者方可通向长寿之路。因此养身在于养心，养心在于养性，养性才能达到养生的最高境界，才能真正延年益寿。古人的养生观早已作了明确回答："心安而不惧，形劳而不倦。"唐朝医学家孙思邈认为"养性之道，常欲小劳"。儒家则称"性静者多寿考"。一言以蔽之："心静体动"，即心要安静，身体则宜多动。古人认为"仁者寿"，而要达到"仁者"则必须调心养性。故孟子曰："我善养吾浩然之气。"《大学》曰："欲修其身，先正其心。"心正方能除邪，而令视、听、言、动不离正念，故《大乘起言论》曰："苦心弛散，即当摄来往于正念。"练功者的一思一念皆应合乎道德规范，不为金钱美色所动，不为物质外诱所惑。若有一丝邪念即当警觉，应有"独处暗室而不欺心"的慎独精神，如此，方能时时激发良知，使自己处于心正身安、神清气爽的境界。《维摩经净影疏》曰："调令离恶……故名调状。"调心的作用就在于调伏妄念，正念存内，邪不可干。故欲修身，必先正心，心正方能身安，身安方能体健，体健方能延年益寿。

正如《内经·五常政大论》所说："夫经络以通，血气以从，复其不足，与众齐同，养之和之，静以待时，谨守其气，无使倾移，其形乃彰，生气以长，命曰圣王。"先清除糟粕，疏通经络，调和气血，修复脏腑，这是关键。因为人体是一个有机的整体，体内营养通过脏腑是可相互转化，也可相互补充的。我们通过调整脏腑功能，把那些惰性的功能激活为积极的功能，把那些无用的物质转化为有用的物质，通过调整，使阴阳得以平衡，元气得以濡养，精气得以充盈，通过调养，使人体呈现一个高度和谐统一的状态，从而达到健康长寿的完美境界。

结语：徐经世先生对养生保健提出"一先""五要"是有其深刻内涵的。从心身的角度，阐述中医的养生之道，这正是其自身经验的总结。

（卓思远，等）

三、徐经世治疗慢性胃炎的临床经验总结

徐经世先生擅长诊治内科杂病，尤其是对慢性胃炎的诊治，颇具特色，临证中继承了李东垣的"脾胃学说"思想，强调顺应脾胃升降通调的生理功能，细察病机，辨明虚实寒热、气血经络，用药轻灵多变，配伍精当，疗效显著。现将其临床诊治经验总结如下。

（一）脾胃升降通调理论探幽

慢性胃炎是临床常见的消化系统疾病，是由各种不同病因引起的胃黏膜的慢性炎症或萎缩性病变。临床多见上腹部隐痛、食欲减退、餐后饱胀、反酸、恶心，严重者甚至可出现身体消瘦、贫血、腹泻、反复舌炎等表现，其中医临床症状变化多种多样，颇为复杂。一般而论，慢性胃炎属于"胃脘痛""痞满""嘈杂""反酸"等病范畴，其病位在中焦，与脾胃肝胆等脏腑关系密切，尤其与脾胃更甚，病变性质有虚实寒热之分、在气在血、在

经在络之异。《素问·至真要大论篇·第七十四》云："必伏其所主，而先其所因。"脾者体阴而用阳，主运化，以升为常；胃者体阳而用阴，主降浊，以降为和。脾喜燥而恶湿，胃喜润而恶燥。二者纳运相合，升降相因，燥湿相济，气机升降，通调顺畅，则运化功能正常，精微物质、水液等的消化、吸收、运输、布散、排泄等皆能正常，则使水谷清气上升于肺而灌溉百脉，水谷之浊气下达于大小肠、膀胱，从便溺而消。且肝气之升发，肺气之肃降，心火之下降，肾水之上升，也无不配合脾胃完成其升降运动。

（二）慢性胃炎临床辨证探析

徐经世先生经过长期临床观察，认为慢性胃炎在临床辨证中要掌握以下几个方面：

1. 辨起病缓急

一般而言，慢性胃炎临床表现往往起病缓慢，反复发作，缠绵难愈，但也有因气候变化、饮食不当、情志失调、服用损伤胃黏膜的药物等诱因，而表现为突然发病，或症状突然加重，其起病方式有缓急之别。

2. 辨病性寒热虚实

寒性凝滞收引，往往可见脘腹胀满疼痛，得温痛减，伴有纳呆，苔白，脉紧。脾胃虚寒者往往可见隐隐疼痛、喜暖喜按、遇冷加重、四肢不温、舌淡苔薄、脉弱等。火热内蕴者往往可见突然暴痛，烦渴思饮，恶热喜凉，小便黄赤，大便秘结，舌红苔黄少津，脉弦数。如果临床表现为上腹部胀满或疼痛拒按，大便秘结不通，脉弦滑者多为实，上腹部胀满或隐痛，喜按喜暖，脉弱无力者多为虚；新病多为实，久病多为虚。

3. 明辨脏腑气血

心下痞闷胀满，可因脾胃虚弱，纳运失职，或湿热中阻，升降失司，胃气壅滞所致。嗳气、恶心、呕吐乃胃气上逆之征，无论是胃气虚弱，还是湿热蕴结皆可导致胃气不降而上逆。纳呆、食少、肠鸣、腹胀是因脾胃纳运失司，不论是中气虚弱，还是湿热中阻，皆可致纳运失司，胃不能纳则纳呆食少，脾不能运则腹胀肠鸣。湿热阻胃，胃气壅滞，不通则痛，此多为胀痛。口苦黏腻，苔黄厚腻，是因湿热中阻，上泛口舌。湿性黏腻，易阻碍气机，脾气郁滞，故大便溏滞不爽。若热势较甚，煎熬津液，则大便干结。湿热侵及下焦，膀胱气化不利，故小便黄而短少。

4. 时刻注意脾胃肝胆相互之间的影响

脾升胃降，中焦之气得以通调和顺，则上腹部胀满不适、疼痛、恶心等症可除；肝胆之气疏泄正常，肝脏之气无不过与不及，可助脾胃运化功能发挥正常，纳呆、餐后饱胀、反酸、身体消瘦、贫血、腹泻、反复舌炎等症可清。

（三）临床治疗要旨

脾胃为后天之本，气血生化之源，脾胃受病，其余脏腑均受影响。徐经世先生治疗慢性胃炎常注意以下要旨：

1. 证治规律

按其生理特性，应遵循"理脾宗东垣，和胃效天士"之旨。如叶天士提出"脾宜升则健，胃宜降则和""太阴湿土得阳始运，阳明燥土得阴自安""以脾喜刚燥，胃喜柔润"之理，在治疗过程中须掌握补不峻补，温燥要适度，益脾重理气、养胃用甘平的原则。

2. 选方用药

如今人们生活普遍提高，多食膏粱厚味，每每伤及脾胃运化而生湿邪。而湿浊内生，热化多见，气血瘀阻，伤及胃阴亦为不少。所以治疗用药既不能克伐太过有伤于脾，又当适度掌握方药配伍及剂量大小。针对病情，常以平和多效方药，并采用双向调节的方法，使脾胃升降平衡，则五脏六腑随之而安。如胃脘痛有湿浊中阻、郁热内蕴、气血瘀阻、脾胃阴虚、虚寒气滞等证型，其证型虽不一致，但均应以理脾和胃为原则。而用药需注意燥中有润，润中有燥，理气又当寓于此中。

3. 重调情志

疏利肝胆之气，以助脾胃功能之常态。随着人们生活水平的提高，生活节奏的加快，工作压力的加大，情志因素往往成为慢性胃炎主要诱因之一，因此调理情志具有重要的治疗作用。

4. 中西医结合

善与西医学检查相结合，排除恶性病变。胃癌的早中期临床症状往往无特异性，与慢性胃炎有类似表现之处，因此要结合西医学检查，例如胃镜检查，明确诊断，排除恶性病变。

（四）临床用药特点

1.取药轻灵，性味平和

（1）益气健脾类药有：黄芪、太子参、苍术、白术、茯苓、山药、（炒）扁豆、莲子、薏苡仁。

（2）醒脾和胃类药有：（煨）葛根、绿梅花、藿香、佩兰梗、砂仁、扁豆花、竹茹等。

（3）理气调中类药有：陈皮、（法）半夏、枳壳、（制）香附、郁金、佛手、木香、厚朴花、沉香、白豆蔻、檀香、八月扎、木蝴蝶、代赭石、延胡索、柴胡等。

（4）养阴益胃类药有：北沙参、石斛、白芍、百合、（鲜）生地黄等。

（5）消食化瘀类药有：建曲、山楂、沉香曲、鸡内金、五谷虫、谷芽、麦芽、丹参、桃仁、五灵脂、田三七等。

（6）清化湿热类药有：蒲公英、茵陈、（炒）黄连、车前草、通草、竹茹等。

（7）抑木止酸类药有：乌贼骨、瓦楞子、红豆蔻、黄连、白芍等。

（8）温中散寒类药有：熟附子、肉桂、桂枝、吴茱萸、乌药、高良姜、（煨）干姜等。

2.巧用药对，助脾升胃降之功

（1）葛根：原本为发散风热药，性味甘、辛、凉，归脾、胃经，有解肌退热、透发麻疹、生津止渴、升阳止泻之功。徐经世先生认为，葛根还具有醒脾和胃、除烦止呕、蠲痹止痛、调节内环境、平衡升降之效，临证使用凡病症兼有胃酸过多和脾胃虚寒证者。如需用之，（煨）葛根每剂用量最大为30~50g，在此基础上再加（炒）黄连、（煨）干姜，以反佐即可，无伤于胃，亦无其他毒性及不良反应。葛根轻浮，生用壮阳生津，煨用鼓舞胃气。配以代赭石治疗胆汁反流性胃炎，取其一升一降，使脾胃健而御肝乘，肝不乘而诸病愈。有云"升清可以降浊，欲降必先升之"。

（2）代赭石：味苦，入肝胃心经，具有平肝潜阳、重镇降逆、凉血止血之功。临床虽主治实证，若遇兼虚者，佐以人参，亦可起疴。药取代赭石镇逆胃气，使胆汁顺势而下，转为常态。可见临床诸证，病因虽有不同，治疗需以代赭石为主者，只要随证制宜，佐以他药，以降取升，无不应效。代赭石为药，宜打碎先煎，生用，用于降逆平肝；煅用，用于凉血止血。因其含有微量砷元素，故孕妇慎用，其他病人也不宜久用。

（3）黄芪：性微温，味甘，归脾、肺二经，具有补气升阳、以阳求阴、补土生金、以养化源的作用。其补气之功应用甚广，非他药所能替代。如今人们多食膏粱厚味，故常有伤脾，湿邪内生，阻滞于中，热化多见，致使气血瘀阻，伤及胃阴。所以见气虚证时，当用黄芪，因补而不滞，补中有消，且宜生用。临证见以气虚为主，或清阳不升，或中气下陷，或气虚血亏，或气不摄血，或气虚血瘀，或气虚水湿失运，或气虚卫表不固，或气虚中寒等原因引起者，黄芪皆可应用。但表实邪盛、内有积滞、阴虚阳亢、疮疡阳证者，不宜选用。

（4）竹茹：其性微寒而味甘，既入胆胃二腑，又归心肺两脏，为上中二焦之要药。善开胃郁，降逆胃气，具有止呕和胃、清肺祛痰、通利三焦之功。其性虽寒，而滑能利窍，可无郁遏客邪之虑。如脾胃虚寒，兼有他疾，用以姜炙则无碍于脾，反可起到和胃健脾、使胃受纳之效，药半功倍。按其轻可去实，引药入胃，凉用去热，和胃降逆，且有清化痰热之力，实为宁神开郁佳品。今以中医药治疗疾病，入药途径单一，如用药味重，很难受纳，更有伤于胃，所以要取之有效，首先要使胃受纳，在药中配竹茹之意也在于此，它既能调和诸药，功过甘草，又可起到治疗性作用，可谓有益无弊，一举多得。

（五）注意养生调摄，倡导"治未病"

慢性胃炎的发病诱因非常多，但往往与生活习惯不良、饮食无度、情志失调、服用损伤胃黏膜药物等因素有密切关联。因此，在治疗的同时要饮食清淡，勿暴饮暴食或过饥，不宜进食煎炸、肥甘、辛辣等食物，应戒烟忌酒，饮食要定时定量、少食多餐，少食酸甜食物，尽力保持心情舒畅，避免精神刺激。平素未发病时，采取适当的方式进行身体锻炼，起居有规律，保证充足的休息和睡眠，在季节气候变化时注意防寒保暖，使体内"正气从之，病安从来"，防患于未然。

（陶永，等）

四、消化复宁汤临床应用拾穗

消化复宁汤是由全国著名中医内科学专家徐经世先生历数十年临床经验，根据中医肝胆脾胃通调理论，精心组方而成，临床用于慢性胆囊炎、慢性胃炎、胆心综合征、口腔溃疡等疾病治疗，屡奏奇效，可谓是一方多病、异病同治的有效方剂，现将其组成功用分析及临床应用一二介绍如下。

（一）组成功用分析

1.组成

由姜竹茹 10g，焦苍术 15g，柴胡 10g，炒黄芩 9g，陈枳壳 12g，广郁金 12g，延胡索 12g，杭白芍 20g，大沉香 10g，焦山楂 15g，车前草 15g，谷芽、麦芽各 15g 组成。方中柴胡、郁金入肝经，疏肝理气，助肝脏疏泄功能正常；延胡索、白芍养阴柔肝，与柴胡、郁金两药合用，具有理气止痛之效；苍术、枳壳、沉香合用有健脾、燥湿、行脾胃之气，使脾健胃降，湿邪得以祛除，与柴胡相伍，还有疏肝利胆之功；竹茹、黄芩、车前草同伍，清热、燥湿、清热利下，引热下行，使热有去处；山楂、谷麦芽化食消积，帮助脾胃运化，食消而湿邪不能内蕴化热。全方具有疏肝、理气、利胆、健脾、化湿之功，又有清热、消食、止痛之效。

（二）临床应用

1.慢性胆囊炎

慢性胆囊炎是慢性炎性病变，可由结石、慢性感染、化学刺激及急性胆囊炎症反复迁延发作所致，临床上可表现为慢性反复发作性上腹部隐痛，而且疼痛往往发生于晚上和饱餐后，可伴有恶心、呕吐、嗳气、反酸、厌油腻食物、食欲不振等消化不良症状。本病与中医"胁痛""胆胀"等病症相似。徐经世先生认为，西医有关"慢性胆囊炎"的知识与中医传统肝胆理论有着非常类似的认识。肝为五脏之一，具有生发阳气、主疏泄、藏血调血、促进胆汁分泌等功能；胆为六腑之一，又为奇恒之腑，有对胆汁的储存、浓缩、分泌、调节等功能。肝胆两者通过经脉相连，互为表里，内连脏腑，外系头目与筋肉肢节，在形态结构与生理功能上形成互相依存与协调的整体，从而保证肝胆系统生理功能的完整性。《素问·脏气法时论》指出"肝病者，两胁下痛引少腹，令人善怒"；《素问·热论》指出"三日少阳受之，少阳主胆，其脉循胁络于耳，故胸胁痛而耳聋"；《灵枢·经脉》指出"胆足少阳之脉，……是动则病口苦，善太息，心胁痛，不能转侧""胆胀者，胁下痛胀，口中苦，善太息"，充分说明了肝胆两者在生理、病理两个方面有着密切的联系。各种致病因素，例如急性胆囊炎久治不愈、反复迁延，沙虫结石阻于胆道、慢性肝病等多种因素，造成肝失调达，疏泄不利，气阻络痹，胆腑不畅，可引起胁肋部疼痛；肝气郁结，肝气不舒，横逆犯脾胃，造成脾胃之气失于和降，胃气上逆，故而见恶心、呕吐、嗳气；肝郁气逆，脾失健运，易致水湿不化，内停蕴热，木强土弱，运化受损，故见反酸、厌油腻食物、食欲不振等症状。因此，在治疗上应疏肝理气、通调脾胃，佐以化湿清热，助脾健运，方能收到疗效。

[病案举例]

某男，30岁，合肥市人。

主诉：患者自诉反复右胁隐痛3年余，伴有胸闷不舒，失眠多梦，口干口苦，时有呃逆反酸，纳食不振，大便时干时稀，小便黄。原患有慢性胆囊炎5年，曾经多次在其他医院进行中西诊治，疗效不显，于2005年5月前来我院诊治。刻下患者精神不振，面色苍白，语气无力，时时显心烦意乱，体检除胆囊区有轻度压痛外，未发现有其他阳性体征，观舌质红，苔腻微黄，脉细弦。生化检查示肝功能正常，心电图示窦性心律，超声波检查示慢性胆囊炎。病属"胁痛"，其病机系肝气郁结，疏泄失常，胆腑不利，故有反复右胁疼痛、口苦；久病缠绵，气郁日久化火，扰动心神，阳不入阴，故有心烦、失眠；肝郁气滞，故有胸闷不适；肝胆气机不利，横逆犯脾，影响脾胃气机升降运行，故有呃逆、纳食不振、大便时干时稀；肝强脾弱，故有反酸；气郁日久化火，耗气伤阴，故有口干、小便黄。其舌脉均为肝强脾弱、气郁湿热内蕴之候。治疗上予以疏肝理气，利胆去湿，佐以清热、安神、化食为法，拟予消化复宁汤治疗。服用20剂，上述症状全部消失；继续予间断服用中药3个月巩固疗效，停药随访至今，病情未再复发。

2. 慢性胃炎

慢性胃炎是由不同病因引起的胃黏膜的慢性炎症或萎缩性病变，是消化内科中最为常见的疾病之一。临床以上腹部隐痛、食欲减退、餐后饱胀、反酸、恶心等为主要表现。与中医"胃脘痛""反酸""嘈杂"等病症相类似。《素问·六元正纪大论》中就指出："木郁之发，民病胃脘当心而痛，上支两胁，膈咽不通，食欲不下。"《素问·至真要大论》又说："厥阴司天，风淫所胜……民病胃脘当心而痛。"指出了胃脘痛与木气偏胜，肝胃失和有关；《素问·痹论》曰"饮食自倍，肠胃乃伤"，指出饮食不节也是胃脘痛的主要原因之一。张景岳在《景岳全书·心腹痛》中明确指出："惟食滞、寒滞、气滞者最多，其有因虫、因火、因痰、因血者，皆能作痛，大多暴痛者多前三证，渐痛者多由后四证"因寒者常居八九，因热者十惟一二……盖寒则凝滞，凝滞则气逆，气逆则痛胀由生"。先贤们通过长期临床实践，将引起胃脘痛的原因作了详细描述。但徐经世先生认为，现代胃脘痛的发病因素与古代发病因素有一定的差别，主要是现代人们生活水平较古代有了明显的提高，饮食结构发生了巨大的变化，油脂肥厚、酒类之物的摄入量明显增加，人与人的交往密切加深，生活节奏与压力明显加大，饮食、精神情绪往往成为主要的发病因素。在治疗上，一是要注意调理肝气，保持肝脏调达顺畅，疏泄功能正常，才能助脾土运化功能稳定；二是要注意化食、清热、行气，因为饮食不节、饮酒过度、过食油腻肥厚之物，往往会损伤中焦，湿热内蕴，脾胃之气升降产生障碍，就会产生临床诸症状；三是要注意久病入络。由于慢性胃炎易反复发作，缠绵迁延，因此在生活中要避免不良诱因，在治疗中要注意久病入络，运用适当的活血化瘀药物往往会提高临床疗效。

[病案举例]

某男，45岁，合肥市人，某单位负责人，经常在外应酬。自诉反复上腹部隐痛6年，加重3个月，伴有恶心、上腹饱胀、反酸。曾在院外多次行胃镜检查，示慢性浅表性胃炎（中度），反复服用西药、中成药治疗，临床症状时轻时重。3个月前因服用大量白酒后，上述症状又发作，且明显加重，服用药物疗效不显著，于2005年6月前往徐经世先生处诊治。刻下观其患者，形体略显肥胖，面色红润，皮下脂肪较丰富，腹部触诊未发现阳性体征，舌质偏红，苔微黄腻，脉滑数。我院胃镜检查示慢性浅表性胃炎，生化检查示胆固醇轻度升高，其余检查未发现异常。予消化复宁汤，并嘱严格戒酒与辛、辣刺激之品，服用15剂时症状完全消失，继续巩固治疗半个月后停用至今，一切如常。

3. 口腔溃疡

口腔溃疡病因较复杂，与自身免疫功能低下、内分泌功能紊乱、遗传因素、精神过度紧张、疲惫等有关，临床发病时可见唇口、舌及口腔黏膜上出现黄白色溃烂斑点，小如米粒，大如黄豆、蚕豆，疼痛如灼，具有反复发作的特点，属中医"口疮""口疳"等病范畴。隋·《诸病源候论·口舌疮候》中指出："手少阴，心之经也，心气通于舌；足太阴，脾之经也，脾气通于口。腑脏热盛，热乘心脾，气冲于口与舌，故令口舌生疮也。"

宋·《圣济总录·口舌生疮》曰："口舌生疮者，心脾经蕴热所致者也。""口疮者，由心脾有热，气冲上焦，熏发口舌，故作疮也。又有胃气弱，谷气少，虚阳上发而为口疮者，不可执一而论，当求其所受之本也。"清·《医学传心录》曰："口疮者，脾火之游行。口者，脾之外候也；脾火上行则口内生疮，泻黄散治之，黄连、干姜为末敷之。有虚火上炎服冷药不愈者，理中汤从治之，……唇燥裂生疮者，脾血不足也，宜归脾汤。"徐经世先生非常认同历代医家对口疮的认识，指出口腔溃疡虽属口腔疾病，仍然是脏腑内在病变在口腔黏膜上的反应。脾开窍于口，心开窍于舌，肾脉连咽系舌本，两颊及齿龈属胃与大肠，牙齿属肾，任督等经脉均上络口腔唇舌，因此口疮的病变与脏腑有着密切的关系。现代社会人们的饮食习惯、生活规律与古人有了很大不同，多见过食肥甘厚腻、辛辣、酒类之品之患，可以损伤脾胃，内蕴化热或劳累思虑过度，郁怒忧伤不已，造成肝气失于疏泄通达不畅，以致化火，致使肝脾积热，而成本病。因此在治疗上，应清热、理气、健脾为要，可使上炎之火可清、肝气可调达、脾胃可健运、内蕴之湿可除，而诸症可愈也。

[病案举例]

某女，33岁，安庆市人。自述口腔溃疡反复发作2年多，常伴有胃脘部胀闷、嗳气、吞酸。近半年来口腔溃疡症状明显加重，疼痛明显，进食困难心情抑郁，时常发火，失眠多梦，曾在当地医院服用激素、维生素以及中药治疗疗效不显著，于2006年2月前来徐经世先生处诊治。刻下患者精神较悲观，口腔溃疡痛苦较甚，口腔两颊部可见3个如黄豆粒大小的溃疡表面附有少量的白苔，舌质暗淡，边有瘀斑，脉弦。系肝失疏泄、脾失健运、湿热内蕴、脾胃失去调达所致，治疗以调达肝气、健脾化湿、清热化瘀为要，予消化复宁汤7剂口服。7天后复诊，患者自诉上述症状明显减轻饮食已经恢复正常，夜间睡眠好转，口腔溃疡疼痛基本消失。方药对症，效不改方，继续服用消化复宁汤15剂，临床症状完全消失。随访1年，未再复发。

4. 小结

通过上述3个临床不同病种的治疗，体现了徐经世先生深厚的中医临床功底，他应用消化复宁汤针对临床内科不同的杂病，从纷繁复杂的临床症状中查找主要矛盾，异病同治，明辨关键所在，屡建奇效。

（张国梁）

五、徐经世治疗幽门螺杆菌感染性慢性胃炎的思路探析

西医学普遍认为幽门螺杆菌（Helicobacter pylori，简称 Hp）是引发慢性胃病的"元凶"，Hp 在胃黏膜中的持续存在是导致胃炎难愈和易复发的重要原因。因此，如何清除 Hp 以根治胃炎成为当今国内外学者研究的热点。虽然西医学在临床上运用"三联"或"四联"疗法，在杀灭 Hp 方面已取得一定成绩，但其复发和再感染依然难以有效控制。徐经世先生认为，Hp 是由内在因素所产生的，千百万年来，幽门螺杆菌一直存在于自然界中，对人体的致病原因固然与其自身生存特点有关，更与人体内环境的平衡失调关系密切，只有在某种原因下机体平衡被打破，为它的生存提供适宜的环境才会发病。因此在治疗上虽有杀菌的三联、四联疗法，但易于复起！今中医认为这种菌是由脾虚生湿，湿邪内蕴，延及日久而成湿毒，由毒则产生菌邪，由此而论，这种菌邪要得到根除，必须从健脾着手，方可断其根源，防止死灰复燃。

中医学虽无 Hp 的名称，但 Hp 所致疾病的临床症状如胃脘胀满、胃痛、恶心呃逆、嗳气、吞酸、纳呆、舌淡、苔薄、脉弦细等，在"胃脘痛""痞证"等症中不乏类似的描述。徐经世先生认为从病因上分析，可归属中医外感"六淫"中湿热之邪，且多具"毒"的性质。其病机乃为 Hp 感染即邪气侵袭机体，正邪相争，以正虚邪实，虚实夹杂为主。正虚是脾胃虚弱，邪实为湿热蕴毒，瘀阻胃络。脾与胃相表里，同居中焦，共奏受纳运化之功，脾气主升，胃气主降，胃之受纳腐熟，赖脾之运化升清，脾胃之病常相互累及。脾属阴土，其病多虚。所以，脾气健运与否，在胃病的发病中起着重要作用。脾运不良，阻碍气机，水湿内停，久而化热，伤及胃腑，湿热郁而不畅，而感染 Hp 后，可进一步损伤脾胃，加重脾胃虚弱的程度，致机体抗病能力下降，不能有效清除 Hp。因此在治疗上要以"正气内存，邪不可干"为指导，通过"扶正祛邪"以调节内环境，增强机体抵抗力，从而达到消除 Hp 感染所致症状，进而将其清出体外的目的。

（一）案例举隅

案例 1 李女，34 岁，肥东人，初诊时间：2011 年 3 月 24 日。

病史：右上腹及中脘部位疼痛 1 年余，多食及油腻餐后加重，胃镜示：浅表胃炎，Hp（+）。抗炎治疗后减轻，受凉后易腹泻，B 超示：胆囊炎，胆囊结石。眠差多梦，倦怠乏力，尿频，带下色黄，量中等，舌暗淡，苔薄黄，

脉细。

辨证：肝胆失疏，气机逆乱。

治法：调中以资缓解。

处方：

姜竹茹 10g	枳壳 15g	柴胡 10g	陈皮 10g
杭白芍 20g	苍术 15g	防风 10g	延胡索 15g
车前草 15g	合欢皮 30g	炒谷芽 25g	

7剂。

二诊：前方药服后上腹胃脘疼痛减轻，昨晚因劳累及休息差后再发疼痛，眠差，多梦，月经量多，夹血块，首日来潮腹痛，腰酸，大便1~2天一次，不干，舌淡红，苔薄白，证析如前，拟守原方出入为用。

处方：

姜竹茹 10g	陈枳壳 15g	陈皮 10g	柴胡 10g
杭白芍 20g	延胡索 15g	贯众炭 15g	败酱草 20g
公英 15g	杜仲 20g	合欢皮 30g	谷芽 25g

连服10剂。视整体修复情况有见好转，嘱其以饮食调之，不药观察。

按：《素问·痹论》云："饮食自倍，肠胃乃伤。""若胃气之本弱，饮食自倍，则脾胃之气既伤，而元气亦不能充，而诸病之所由生也。"然考虑现代人们生活条件优越，饮食习惯和结构发生了很大变化，或暴饮暴食，宿食停胃，聚湿化热；或嗜食肥甘，醇酒炙腻之品，酿湿生热；或贪凉饮冷，日久郁而化热，皆可致湿热蕴结于脾胃，影响脾胃气机升降及运化功能。幽门螺旋杆菌阳性则是体内湿热内蕴产生湿毒而成，清热解毒药蒲公英具有明显的抑杀Hp的作用，车前草利水道，除湿痹，引邪外出。方取苍术与枳壳同伍则谓之枳术丸，为除菌消痞之剂；方用延胡索配白芍具有解除平滑肌痉挛，改善血液循环，有助于萎缩细胞及病变黏膜的修复。因此，治疗中在清热燥湿的同时，适当运用活血化瘀药并佐以理气、养阴、扶正，其效可期。

案例2 晋女，63岁，住桐城路。初诊时间：2011年4月12日。

病史：胃脘发胀，嗳气，反酸，纳食有减，2010年6月在南京行胃镜示：慢性浅表萎缩性胃炎，Hp（++），肠皮化生，曾在我院脾胃科多次住院，曾检查提示：多发腔隙性梗死，脑萎缩。眠差，易醒，醒后难以入睡，二便正常，舌暗，苔厚浊腻微黄，脉细弦，平素易焦虑，综合脉证，考之乃系七情内伤而致肝郁不达，郁热内蕴，气机逆乱，胃失和降以致诸症骤起，症情错杂，图治拟需注意两条，第一：药物治疗，第二：精神调节，但关键又在于情志，要做自我调节，用药方可取效，今根据病症，治当调中。

处方：

姜竹茹 10g　　枳壳 15g　　橘络 20g　　姜半夏 12g

绿梅花 20g　　炒川连 3g　　川朴花 12g　　红豆蔻 10g

炒诃子 15g　　枣仁 30g　　谷芽 25g

10 剂，水煎服，日 1 剂。

二诊：病史同前，因自觉服药良好，故连服多剂未更，时近 1 年，复查胃镜示：慢性萎缩性胃炎伴糜烂，Hp（－）。夜间口干，舌淡暗，苔薄黄，脉细，故遵症情，继以调肝理脾，降逆和胃为治。

处方：

姜竹茹 10g　　陈枳壳 15g　　橘络 20g　　清半夏 12g

绿梅花 20g　　石斛 15g　　乌梅 10g　　炒川连 3g

杭白芍 30g　　炒丹参 15g　　甘草 5g

10 剂。

按：本案取方用药中肯，如以竹茹清胆和胃，石斛柔养胃阴，取黄连以辛开苦降，和胃降逆；绿梅花、川朴花疏肝理气，又以丹参活血化瘀，理气止痛，终以乌梅一味制酸止痛，并假借左金之意，取红豆蔻散寒燥湿，醒脾和胃，辛通苦降，抑制肝木，正是寒温相配，则呕逆吐酸可止。诸药合用，使逆气得降，肝气俱舒，从而使湿热得清、胃气得和、疼痛得消、呕逆得止，内环平衡。徐师对于各种病症，制方独出心裁，真醇乎其醇矣。

案例 3　王男，68 岁，初诊时间：2011 年 11 月 3 日。

胃脘烧灼不适感 15 年，腹胀，嗳气，反酸，反流，时有头晕，视物旋转，大便 2~3 次／日，形态正常，夜眠欠安，胃镜（2011 年 10 月 28 日）示：十二指肠球部溃疡，贲门炎，慢性浅表性胃炎（活动期），Hp（＋）。舌质暗，苔根部微黄腻，脉弦，此乃木贼土虚，胃失和降，病久络伤之象，拟予降逆和胃，调和中州为治。

处方：

姜竹茹 10g　　橘络 20g　　清半夏 12g　　绿梅花 20g

炒川连 3g　　炒诃子 15g　　代赭石 12g　　酸枣仁 25g

天麻 15g　　公英 20g　　生薏米 30g

10 剂，水煎服，日 1 剂。

药进 1 周，诸症悉减，偶尔出现头昏，故守原方稍事加减以善其后，遣方继服，后复查 Hp 示为阴性，故可停药观察。并嘱其自我精神调节，注意饮食，可获痊愈。

按：本案患者病久体虚，肝气横犯，胃失和降，故而出现嗳气、反酸、头晕等诸多气行不畅之象，方中姜竹茹、清半夏降逆和胃以止呕，绿梅花疏肝解郁，开胃生津，方中取川连、公英、生薏米相依为用，对清利湿热具有特异之功，非他药不可相比，而对清除 Hp 更有明显的作用；天麻润而不燥，主入肝经，长于平肝息风，凡肝风内动、头目眩晕之症，不论虚实，均为要药。代赭石平肝潜阳，和胃降逆，二者一升一降，调节中州平衡。方取竹茹，除取其清泻肝胆，降逆和胃之功效外，尚有深的含义，认为今以中医药治疗疾病，入药途径单一，如用药过重，很难收纳，更有伤于胃，所以既能调和诸药，功过甘草，又可起到治疗性作用，可谓有益无弊，一举两得。并以绿梅花芳香化浊，醒脾和胃，配陈皮以理气而健脾，健脾当需理气。可见全方用药，实为多方位合一，有机组合，具有联合取效的作用，并体现了温燥有度、苦寒适宜、寒不犯中、温不助热的用药特点，从而使脾得健，祛湿除热，杀灭 Hp，即可防止死灰复燃。徐经世先生提出饮食将理脾胃之法，嘱患者用大米与糯米一起煮稀饭，必将事半功倍。

（二）结语

Hp 感染性胃炎易于复发，总结其病因，主要与感受外邪、情志不遂、饮食失节、素体脾胃虚弱 4 个方面密切相关。徐经世先生认为 Hp 是胃病的祸根，在临证中分析其乃由脾虚内湿，湿邪阻滞，胃气不和，木郁侮之所致，要得以根除，按中医学理，应着力健脾和胃，调节肝胆，使脾得健，胃气得和，制化得调，方可绝其复燃。

（李艳，等）

六、徐经世治疗尪痹思路探析

尪痹为中医痹证的一特殊类型，其临床特点表现为以小关节肿痛明显，病程漫长，晚期引起关节僵直、畸形和功能严重受损。《金匮要略·中风历节病篇》描述"诸肢节疼痛，身体尪羸，脚肿如脱"。其症状描述极似西医学中类风湿关节炎。尪痹属痹证范畴，而痹证病因，历代医贤多推崇风寒湿三气杂至合而成痹之说，但在风寒湿三气中又首推风邪，故时常从风寒、风湿、风热而究因，从而导致后学者见"痹则为风"以及"治痹不离祛风"的观点。近年来虽有专家提出不同治疗，但是对尪痹仍多选择祛风、散寒和化湿等方药，以对应"风寒湿三气杂至合而为痹"的病因而设定。徐经世先生根据有关理论及临床实践，认为尪痹成因非六淫之风所致，乃因阳气虚怠，肝血亏损而致寒凝血滞，痰湿流注所致，并从几个方面进行论证，实乃徐经世先生徐经世先生之独到经验。

1. 从风邪性质论述

盖风为阳邪，其性善行多变，有外感病之先导称誉。其性开泄，流性较大，善于扩散，自外而入，首着肌表，自内而生，常现头面等表现。《素问·风论》说："风者，百病之长也。"风性多变，有走而不定的特点，故以风邪（或风邪夹他邪）所致痹证，具有游走侵害组织的多样性和化热所出现的关节红肿热痛等表现，如风湿性关节炎。昔有"风善行数变，胜之则动"之说，是对风邪为病的基本认识。然尪痹表现则见患处多长期胶着不移，病情变化缓慢，证型以阳虚多见，化热者极少，与由风邪所现游走性和动摇性显然有别。

2. 从临床表现论述

尪痹所现出的小关节痛剧而不移，晚期患处肢节肿胀变形、僵直拘挛等症状，均是寒湿特征。阴胜则寒，侵袭人体多见凝滞和牵引性病变，临床常有经络不畅、关节酸痛等表现，为寒邪稽迟，注而不行所为。再言，湿为水生，阴雨及低洼土地水湿泛滥，人体受侵则沉重如裹，四肢酸懒。湿有外受内生之途，上述为外所侵，内生则相互依存并互为因果。寒湿互错为病则阳气受伤，水液内停，可出现运化不全，吸收而有余留，排泄而有不尽的湿邪产生，其病在里犯于脾胃常见食欲不振、大便溏泻等症；若注及四肢，气血受阻又可见肢节肿痛，痛处不移，屈伸不利，活动障碍之症。此皆寒湿阻遏气机，损伤阳气，难以施化之故。正如《素问·痹论》对痛为寒因的描述："痛者，寒气多也，有寒故痛也。"因寒则凝，遇湿则滞，相互胶结，发为肿痛。以上见症是痹之特征，非风邪所见。若论尪痹与风有关，徐经世先生解释说，此风当为"内风"。因肝为风脏，尪痹为筋病，其与肝脏条达、肝血充盈与否密切相关。肝脉一旦为病，往往筋失濡养，血虚生风；但若尪痹受扰，其伴随游走性症状也不明显，充其量是其症状加重或变化之诱因，并非六淫之风所致。

3. 西医学观点

所谓风湿病，是由溶血性链球菌感染引起的全身变态性反应，侵犯部位为复合性，如心脏、关节、肾脏等组织器官，病情变化复杂，常有明显的炎性反应，符合风邪为患的特征。类风湿关节炎则为一种慢性自身免疫性疾病，起病缓慢，隐匿起伏，病位固定，鲜有多变、游走等明显的风邪为患特征。其病因至今虽未完全明确，但主要与寒冷、潮湿、疲劳、营养不良、免疫、精神等因素有关，从临床表现看，所及病位符合尪痹特有征象，此为讨论尪痹非风所致提供了客观的依据。

4. 从治疗上论述

徐经世先生考证，《中国中成药优选》一书中为类风湿关节炎选用正式批准生产的10多种制剂，有古方也有新剂，从配伍中看出多半取用祛风药物。然用于痹证临床，客观上讲取效者鲜少。所以有经验者发现其本在肾，故取"益肾壮督"之法。如朱良春创制的"益肾蠲痹丸"成为治疗此病的一代新药。方中主以养益肝肾、逐瘀通络之品，并以虫类取胜。再如娄多峰潜心研究尪痹病40余年，在治疗上倡导通经络、畅气血之法，研制出疗效颇佳的痹苦乃停等。东汉张仲景治疗历节病的乌头汤、桂枝芍药知母汤，也是从补益肝肾、温阳除湿、活血通络入手。临证倘若囿于祛风，势必会出现津液耗散、筋骨失养之后患。徐经世先生根据多年观察，本证主要由寒湿流注经络、气血不和、筋骨受累，损及肝肾为患，以内外交错，虚实并存，标本互见为特点；治宜宣通，注重除湿，温经通络，虚实兼顾；药以静中有动，动中有静，内外结合，交替取用，因病程较长，单以煎剂内服，往往胃难以受纳；方常取黄芪桂枝五物汤加味以和营卫，调气血，益肝肾而治本，配用辛温通阳，行气活血，通络止痛以图标。本病乃全身慢性进行性疾病，病家形体虚弱，精神悲观，若徒用峻攻之法，伤正碍胃，于病不利。如祛邪中注重调理气血，则能改善机体，逆转病况。兹列举验案2则于后，供参考。

5. 验案举隅

（1）姚某案（类风湿关节炎）

患女，44岁。门诊时间：1996年4月3日。

自述1994年因甲状腺瘤而行手术，术后不久渐感四肢小关节肿痛，以手指关节为重，检查拟诊类风湿关节炎。病延年余，苦于病痛，省内省外，四处求医，凡得知能治关节病药物无不试之，然经用多时未见转好，身体状况竟日趋虚羸，畏寒肢冷，饮食少进。诊见舌淡苔薄，脉来虚缓。

诊断：尪痹。

辨证：营卫不和，气血失调，寒湿阻滞，经脉不通。

治法：调和营卫，通络蠲痹。

处方：桂枝、土红花各10g，淫羊藿15g，煨葛根25g，桑寄生30g，杭白芍、豨莶草、徐长卿、鸡血藤、绿梅花各20g，生薏苡仁40g，生甘草5g。

7剂，水煎服。

二诊：1996年4月10日。药后平善，症状稍见改善，惟大便多日一更，守原方去薏苡仁、豨莶草，加鲜生地18g，川芎10g，以理血润燥，舒筋通络。

三诊：1996年4月17日。经诊2次，大便燥结转好，关节疼痛虽有改善，但不稳定，胃脘不适，食欲不振，脉来虚缓。

拟予黄芪建中汤图之：生黄芪25g，炒枳壳12g，桂枝尖、关防风、广陈皮各10g，绿梅花、杭白芍各20g，威灵仙、焦白术、仙灵脾各15g，生甘草5g。10剂，水煎服。

四诊：1996年5月4日。药后消化系统症状得以缓解，饮食转振，四肢关节肿痛仍时轻时重，肢冷，五心热。舌淡红，舌薄黄，脉现细弦。显示外寒内热之象，治需温通清里，方用桂枝芍药知母汤化裁。该方是治疗"尪痹"发作时的方药之一，具有辛温通达、滋阴除热之功，但临证时当变通后方可应效。如方中取桂枝温通之性，以防寒涩之弊，正是"治热勿过用寒"之戒，可见仲景拟方之谨。方药：桂枝尖9g，炒知母12g，干生地、伸筋草、焦白术各15g，土鳖虫、关防风各10g，桑寄生、生薏苡仁各30g，徐长卿、杭芍药、炒桑枝各20g。7剂，水煎服。

五诊：1996年5月18日。迭进上方，两手指小关节肿痛得减，活动较前灵活。惟近日又见寒热，口苦心烦，胃脘不适，舌淡红，苔厚，脉现弦数。此病乃少阳不和、相火越扰之势。

治当改弦，方用小柴胡合半夏泻心汤加减授之：太子参18g，春柴胡、姜竹茹、炒黄芩、清半夏各10g，炒川连3g，酸枣仁25g，合欢皮20g，杭麦冬12g，桑寄生30g，粉甘草5g。7剂，水煎服。

六诊：1996年5月28日。前投转枢少阳、和胃降逆之剂，寒热口苦等症均有好转。

按：本例已过6~7年之多，冲任之脉正处于失调之期，月事有失规律，加之病延年余，情绪不遂，致使木郁不达则不言而喻，时现寒热也在预见之中。从病史来看，近月余反复出现寒热，只得顺应症情连续投以小柴胡合桂枝汤加味，终使少阳和解，营卫得和。后经过3个月调治，饮食、睡眠好转，关节肿痛得到缓解，整体情况大为改观，继之以调和营卫，补益肝肾，强壮筋骨，通络蠲痹而善其后。基本方药以桂枝汤调和阴阳，用秦艽天麻汤加减（秦艽、天麻、川芎、红药、徐长卿、桑枝等）以疗上；并以金石斛、绿梅花、酸枣仁等醒脾安中；入下则用仙藤饮（仙灵脾、川杜仲、寄生、夜交藤、络石藤、忍冬藤、鸡血藤、木瓜、薏苡仁等）以蠲痹益肾。在治疗全程中，常以二虫（全虫、土鳖虫）寓其中，增强蠲痹之力，因虫类动物含有各种异型蛋白，具有免疫抑制、激活、调节作用，设想对这类免疫性病变，用之可有效促进病症转好，临床验证，确信其然。

（2）吴某案（类风湿关节炎）

患女，47岁。门诊时间：1999年4月13日。

主诉：四肢关节肿痛多年，后又身患"甲状腺功能减退症"，用激素治疗得以缓解，但副反应明显，只得停药观察。不久关节疼痛复又加重，故求用中药治疗。诊其舌淡红，苔薄，脉现细弦。

治法：温经和营，养血通痹。

处方：黄芪五物汤加味。

生黄芪、桑寄生各30g，桂枝6g，杭白芍20g，徐长卿、路路通、西秦艽各15g，土红花10g，夜交藤25g，生薏苡仁40g，粉甘草5g。14剂，水煎服。

二诊：1999年4月30日。药进10余剂，关节疼痛减轻，惟近日感胃肠不适，大便次数增多，舌质偏红，苔薄，脉象细弦。拟予疏肝和胃，祛风利湿法：煨葛根25g，桂枝尖6g，金石斛、西秦艽、焦苍术各15g，徐长卿、杭白芍、绿梅花各20g，炒川连3g，生薏苡仁40g，生甘草5g。7剂，水煎服。

三诊：1999年5月14日。经诊2次，关节疼痛及胃肠不和症状均得缓解，因病久气阴两伤，出现自汗盗汗，故在方药中增用益阴敛汗之品以扶之：生黄芪、桑寄生、碧桃干各30g，姜竹茹10g，桂枝6g，杭白芍、绿梅花各20g，西秦艽15g，生薏苡仁40g，淮小麦50g，甘草5g。10剂，水煎服。

四诊：1999年12月6日。前诊3次，症状悉减，自动停药观察。时至今日，历时半载，基本情况良可，惟因近来月事失调，乳房痛胀来诊。此系肝气失于条达，气血阻滞之证。

治用逍遥散：柴胡梗、川芎各10g，杭白芍、桑寄生各30g，制香附、延胡索、西秦艽、豨莶草各15g，西当归12g，夜交藤25g，粉甘草5g。10剂，水煎服。

五诊：刻下以乳房胀痛及下肢关节肿痛为主，并因病久又见肝阳上越，血压偏高之候。症状表现在任督经脉，肝失条达，也正是类风湿关节炎证候的顺应规律。因肝主筋，肾主骨，类风湿病病因病机虽然复杂，最终则筋骨受损。投以柔养肝肾、调和经脉之剂：杭白芍、桑寄生各30g，川杜仲20g，潼沙苑、豨莶草、益母草、宣木瓜、明天麻各15g，土鳖虫、柴胡梗、怀牛膝各10g。

上方选进月余，诸症悉减，渐趋正常。视其病症转归情况，改用杞菊地黄丸、逍遥丸以滋养肝肾、疏肝解郁，药以丸剂再服3个月，后随访数年病无反复。

6. 结语

尪痹治分发作和缓解两期。发作期予以散寒除湿，通络蠲痹；缓解期则以调和营卫，补益肝肾为基本原则。临证时尽管变化无定，但始终要注意护理脾胃，脾为后天之本，得健则和，况且此类顽疾，病久缠绵，多脏受损，若损及脾胃，病无所养则难以收拾，故从中州调治乃取胜关键。

（王化猛）

诊余漫话

一、重温"病机十九条"有感

近日因饮食失察，加之劳累过度，致胆囊结石旧疾复作，只得暂歇门诊，住院治疗。虽身困病床，正可借机重温医书，以更进所学，权作"塞翁失马"。今日读至《素问·至真要大论》，有感而发，不成条理，姑妄言之，姑妄听之。

中医关于病机的研究，早于秦汉时代就已有论述，《素问·至真要大论》中所载"病机十九条"（以下简称"十九条"），迄今虽已有数千年的历史，仍有效地指导着中医临床。

就其文字而言，"十九条"字数尚不足三百，但其内容涵盖诸多方面，从疾病的不同症状和体征，不同的发病原因着眼，外以六淫之害，内以五脏所伤，归列诸病。细审每句条文，均以"诸"字起首，所谓"诸"，此处有"众多""诸如"之意，以首条"诸风掉眩，皆属于肝"而言，在临床所遇见高血压、颈椎病、梅尼埃病等所引起的眩晕，虽立法取方用药有异，但均可从肝论治而收效；再如第六条"诸痛痒疮，皆属于心"，对天疱疮、口疮、唇风等体表疾病，以从心肝（火）论治，均收到满意效果。可见，中医治疗此类疾病，切不能单纯以外治外，并应遵循"有诸内必形于外，有诸外必由于内"之言作为指导，多可收到事半功倍的效果。

"十九条"内含五"火"，四"热"。个人认为，对于"火""热"二字，乃是依病理而言，是疾病在变化过程中，身体功能亢进的一种表现，因此，但凡感受种种病邪，或七情所伤，或五志过极，在一定的条件下都能化火，因之刘守真论病多责"火，热"，创"寒凉派"。这种病理之"火"，临床上又应区分为"实火""虚火"两类，而"实火"又有"火邪""邪火""郁火""火毒"等名；"虚火"则多由内伤渐次而致。若以"热"论之，外热以实，则有"风热""暑热""湿热""燥热"之别，内热多虚，多因五脏阴虚而成，所谓"阴虚生内热"之意。对于因"火、热"而致诸疾，一旦由气候骤变，酷热反常，则产生烈性致病物质，人若感受就可能发生疫病的流行，谓之"戾气"，因此，当需注意热性病的转化。综观"十九条"，其文字虽然简要，但涉及疾病较多，包涵了脏腑、六经、卫气营血诸多方面，具有执简驭繁之妙，是中医多科综合性纲目，是指导临床之指南，即使遇到复杂病情，也能做到有"机"可寻。

放眼今日之中医临床，真正以"十九条"为指导，辨证立法，处方遣药者，日趋少见。我认为原因有二：

一是近年来，对经典的注解流于肤浅，甚至各说各话，没有将经典放到其应有的方法论高度去认识，对学习经典的重要性和必要性认识不够，更未认识到经典之所以成为经典，乃因其是从长期的临床实践中不断总结出来，是由临床实践上升到理论，再以之指导临床实践的反复过程中的产物，是能够经得起临床检验的，即使有些费解之言或不实之词，也可以暂不去追解，有所扬弃，但切不能一丢而空，失其根柢，倘若不然，中医临床将成为无本之木，无源之水。

二是当下中医处于发展的盛世，寻求中医的患者日渐增多，而有些从事中医者只是抱着敷衍应对的态度，泛泛罗列十数味中药以成方，在经典著作的学习中不求甚解，更谈不上深读熟记，所以临证时则难以运用中医理论中的简短格言指导临床。如能将"十九条"烂熟于心，临证时自会左右逢源，处方用药皆有所本，医者当予以注重。

《内经》是中医经典中的奠基之作，它不是单纯的基础理论，而是以"天人合一"为主旨，注重"以人为本"，指导人们以"阴阳，五行"统概人体的精神、物质和生命活动，保持与自然相衡，从而达到防病治病的目的，可以说《内经》是临床医学的首著。虽然其成书距今久远，但其蕴涵内容是极为丰富的，只有认真学习，才能从中探取真理，指导临床，方可有望达到创新的目的。

当下要求学习经典，首先要做到"广阅，熟记"，之后才能达到提高临床水平的目的。正如《内经》所云"知其要者一言而终，不知其要者流散无穷"，诚信然哉。"病机十九条"的归纳，语言简短，便于诵读，牢记于心，使用自如，这是中医姓"中"的要求，也是重温之由，应以此为鉴。

二、中医防治糖尿病应从"防"上下功夫

糖尿病属于中医"消渴"范畴，西医学研究发现其为有遗传倾向的内分泌代谢性疾病，但随着人类社会的发展，疾病谱也发生了很大变化，从当前临床来看，非遗传因素所致的糖尿病患者正日渐增多，使糖尿病已成为一种临床常见疾病。

目前，我国投入重大专项资金，以"打基础、建机制、谋长远、见成效"为总体要求，建设国家中医临床研究基地，其中一项研究目标，就是要寻求中医药在防治糖尿病中的作用。经过近几年的努力，糖尿病防治研究已初见成效，突显出中医在糖尿病防治方面的特色与优势。

但从目前来看，该病仍需在"防"字上下功夫。"防"着力于预防，即是中医的"治未病"。就糖尿病防治而言，如何从临床研究延伸到"治未病"，识别糖尿病高危因素，干预糖尿病前期发展，这是降低糖尿病发病率的根本所在。本文目的，即寓意于此，以求共识。

（一）重温经典变思维

临床研究中注重经典，是继承创新的必经之途，否则将成为无本之木——对糖尿病的防治研究亦不例外。

中医学对糖尿病的关注，时逾数千年之久，早在《素问·奇病论》中即已论及：有"数食甘美""不忌肥腻""甘令中满""肥生内热""转为消渴"等论述。在病名上，有"消瘅""肺消""消中""食亦"等称，并用"旱田灌水，日下曝冰"来形容"消"的含义，已明指"消渴"是热极内耗的一种内伤性疾病，符合客观实际，具有深刻内涵。

医圣张仲景在《金匮要略·杂病篇》中，曾专立"消渴小便不利淋病"篇论治该病，并创立白虎人参汤及肾气丸等方治之。析此二方，可知本病的病机系本虚标实，虚在下、实在上的一种虚实夹杂型内伤疾病，所设之方至今仍为医家所习用。

后至金元，刘完素、李东垣、朱丹溪诸家针对该病又立三消分论及相应治法方药。详其病因，系由饮食不节，情志不遂，禀赋不足，致使肺、胃、肾脏腑功能失调，阴津耗伤，燥热内生所引起，这种分类方法及分型论治相袭至今，仍被沿用。

今就本题重温经典，目的在于从中寻找新的亮点，以指导临床，解决实

际问题。

当今，人们生活节奏加快，工作压力过重，个人欲求过多，信仰崇尚较少，或劳心竭虑，营谋强思，情绪不遂，而致肝失条达，郁而为病。以五行来说，肝属木，木郁为病，首犯于土，土为脾胃，有分阴阳，脾为阴，胃为阳，今受郁火熏蒸，伤及脾胃，侵胃则为燥热，初为实火，久则成虚，消灼阴津；热积于脾，渐及伤阴，则出现脾阴不足之证。由此可知，消渴之病，病位在脾，而其因在肝。上溯医史，对脾阴虚的论述屡见不鲜，如清代新安医家吴澄在他所著的《不居集》一书中，即对"虚劳"的治疗明确提出这一论点，对"消渴"从脾立论颇有启示。

中医对糖尿病的认识深刻，且方药多效，但治疗为何却退于二线？

个人认为原因有二：一是中药剂型单一，服用不便，初期患者尚可接受，若迁延日久，病情反复不一，难以控制，便改服西药。二是本病一旦失治，便成为终身疾病，需要长期服药，而长期服用中药颇为不便，故当前临床多以西药为主。

面对中医在糖尿病防治中的所处境地，应转变思维，改变主攻方向，做好中西融合，做到心知其意，不为所囿，寻找自己的优势，方能攻克糖尿病防治难关。

（二）与时俱进改定位

糖尿病的发病率不断升高，患者人数迅速增长，且病程越来越长，甚至成为伴随终身的难治之疾，因此，国家和世界卫生组织对此都非常关心，要求积极做好防治。我国既有中医又有西医，完全有力量做好该病的防治，并降低发病率。

从糖尿病发病的病因病机来看，中医在该病防治中应改变定位，要在"防"字上下功夫，找出突破口和切入点，方能取得良效。

1. 未病先防

中医以天人合一，以人为本的理念，历来注重未病先防。《内经》云："正气存内，邪不可干""不惧于物，德全不危"，其意即指扶持正气决于内外，既要靠自身的保护，又要依赖于外界的辅助，做好形神修养，方可保持健康常在。已故国医大师陆广莘教授提出，中医是"生态""扶正""健康""动员"四个方面的结合，要求医生对人体正气"努力发掘，加以提高"，而不是"努力找病，除恶务尽"，亦合此意。

要做好糖尿病的预防，首先应从大环境入手，积极开展流行病学调查，根据数据分析，总结本底资料，建立健康管理档案。针对糖尿病患病高危因素，如糖尿病家族史，肥胖者，高血压、高血脂及其他心血管疾病患者，饮酒过多者，静坐生活方式为主者，以往有妊娠血糖增高或巨大儿生育史，多次流产者，编写中医养生、基于食物性味的食疗、中医传统运动、中药、中医适宜技术、中医七情学说等系列中医宣讲材料，通过电视、网络等平台开展讲座，普及糖尿病防治知识，提高公众对糖尿病的知晓率，并形成内分泌医生、糖尿病教育护士、患者等为一体的双向交流平台，以求达到预防的目的。

社区是疾病预防的第一道防线，糖尿病的防治工作要关口前移至社区，重心下沉至社区。在这方面，安徽中医药大学第一附属医院国家中医临床研究基地近几年在做了不少实质性工作，取得了不错的成绩。同时，应以专病形式，升华中医特色，营造中医氛围，从"健康中国"去考虑"治未病"，从三大环境（自然、社会、生活）去进行谋划，以达到少生病或不生病的目的，方能求得"治未病"的实际效果。

2. 已病防变

糖尿病初期从"三消"立论辨治，是有验可寻的。如病在上，肺失治节，热上移而伤于肺，形成饮水频多的征象，应属实象，当以清热润燥，生津止渴为先，以此图之，既可控制病情，又可防止其下延于肾，由实转虚。病至于"中消"，则胃受累，因胃属阳明，喜燥而恶湿，稍有偏胜，则热新起，而见消谷善饥等症，法当清胃润燥，滋养化源，以纠偏胜，持于平衡，可防延伸。病至后期，则损及肝、脾、肾三脏，表现为阴伤，治当从下，方药可选地黄饮子、杞菊地黄、乌龙、琼玉膏、二至合生脉等。同时，病久多瘀，亦可选用活血化瘀之品。因活血药要分归经走向，因病在下，故常选寄奴、泽兰、水蛭、地龙、坤草、三七、桃仁等为宜。但在临证中，又不得固执一方，当因人而异，随机应变，既要注意整体，又要顾及局部，做好中西融合，各有侧重，方能更好地已病防变。

3. 并发先"易"

并发症是糖尿病后期较为棘手的问题。因该病表现多端，有内有外，症情不一，为医者虽司外揣内，苦于用心，但往往却奏效不显。因此，临证中应遵循先易后难的原则，予以内外结合的方法进行处理，方能取得良好效果。

同时，糖尿病防治关键还需从源头考虑，因并发症是由该病延久引发的，所以必须固本，加强随访，方能延缓糖尿病及其急慢性并发症的发生和发展，这是控制并发症的关键。

总之，降低糖尿病的发病率，关键要对糖尿病加以重视，并做到环境卫生，生活有节，身心锻炼，形神修养，坚持不懈，以少带多，形成未病先防、已病防变、并发先"易"的综合防治体系，方能在防治该病过程中彰显中医药特色优势，全面提升该病中医药防治水平。

三、发热症还有没有中医治疗空间呢？

"发热"一症是临床常见的急性病症之一，按传统中医来划分，其类型有外感与内伤之别。自《内经》而下，圣师仲景为发热病著书《伤寒论》乃为首卷，而今视之仍不逊色。但近百年来，由于西方医学传入中国，尤其是抗生素发明并广泛应用之后，对于发热症的治疗走向有重于西医，不过从中医所积累的经验来看，认为对其治疗仍有自主空间，不可一丢而空，能否应对，关键在于是否主动。况且当今中医正处于盛世之期，我们应当把失去的东西捡回来，与西医一道，取长补短，更好地发挥中医的优势，这是时代赋予的责任，要敢于担当。

（一）空间在握，旨在经典

中医治疗发热，有典可据，有验可寻。惜之如今从医者对其已鲜有问津，缺乏经验是问题所在，当务之急应着力于理论梳理，事而躬行。理论是基石，是指导实践的依据，所以没有可靠的理论是难以做好临床的，两者互为补充，缺一不可。在这里而言，对理论的探求，要做到厚积薄发，由博返约，做临床必读古籍。

发热一病，《内经》有旨，仲景明以六经、脏腑主辨识；至金元刘河间《素问玄机原式》，倡"六经皆从火化"，阐发火热病症脉治，创立脏腑六气病机，玄府气液理论，指导温热、瘟疫的防治；明代王纶所著《明医杂著》中的"发热论"篇直言"世间发热症，伤寒者数种，治各不同，外感、内伤乃大关键"，并以季节的气候转变，因时有异，而提出不同的用药以临证治宜。随着中医学的发展，时至清初叶天士的《外感温热篇》问世，针对温热病的传变，提出"卫气营血"辨证机制及吴鞠通"三焦辨证"的确立，温热病的主论已臻于完善。这为中医治疗发热症奠定了坚实的理论基础。

综观中医乃是以人为本，论"人与天地相参，与日月相应"的自然学理，对于人体内外进行客观的分析，提出六经、脏腑、卫气营血的生理病理的理论，并用于指导临床，但要深知"理可顿悟，事要渐修"，说明做临床必须久经磨炼，方可有识。

（二）圆法变通，知常达变

中医治病在于"变"，所谓"变"，就是要根据病症的症状、体征，考虑是按"六经"，还是按"脏腑"或"卫气营血"去辨析。今就发热病因病机而言，既要从"六经""脏腑"方面进行辨证，又要着眼于"卫气营血"与"三焦"的辨析，因为发热往往既有三阳表证，又有脏腑的牵连症状，如治一患者，其"伏邪"在肺，外感高热，呈寒热往来之势，而观其症，胸痛掣背，咳痰黏稠，口渴喜饮，每发于夏秋之际。针对症情系属少阳不和，阳明燥热，上蒸于肺，当给予小柴胡合竹叶石膏之剂，三服得解。可见中医治病难在"识证"。因为一证自有一证之因，一病自有一病之机，而"因"又有外因、内因之分，外为六淫之邪，内为七情、劳倦，对于论治则有八纲、八法之旨。但临床有识，贵在知常达变。

今临证有获新识，对发热一症的病因病机，认为外因易辨，内因非简于七情、饮食劳倦所伤，拟须着力于其之定性、定位。因为发热一症，从内伤而言乃由内热而起，有虚实之分，虚为功能紊乱，实为隐疾内伏，若以病位，徐经世先生认为，其每出于肺系、肝胆。因二者从所居体位及其生理特性来看，一旦产生病理变化，均易于发热。所言"隐疾"是谓"伏邪"，"伏"就是隐匿、潜伏；"邪"是指随着气候变异所产生并有一定毒性的致病因素，这种毒素内存于中，一触即发。清·刘吉人所著的《伏邪新书》所云："感六淫而即发病者，轻者谓之伤，重者谓之中。感六淫而不即病过后方发者，总谓之曰伏邪。已发者而治不得法，病情隐伏，亦谓之曰伏邪。有初感治不得法，正气内伤，邪气内陷，暂时假愈，后仍作者，亦谓之曰伏邪。有已治愈，而未能除尽病根，遗邪内伏，后又复发，亦谓之曰伏邪。"故以"伏邪"作为内伤发热之因，以补充传统所言七情，劳倦所致之憾。今从临床所观，"伏邪"致病颇不少见，如今肿瘤患者所出现的不规则发热，亦属"伏邪"范畴，临床运用"转枢少阳，清透膜原，清热解毒，益气养阴"诸法，治疗均可收应手之效。

对于内伤疾病，临床通常以七情论证，它是用"肝、心、脾、肺、肾"

对应"木、火、土、金、水",为脏腑赋予五行的功能及属性,脏器之间也被赋予五行之间的动力学关系,由此一切内伤病理都是以此而推演之。有感于以往关于内伤发热的辨识过于抽象,窃以为从"伏邪"论之,较为切题,在此提出以求共识。

(三)敢于实践,临证得知

对于发热症的治疗,要想得到真知,必须要敢于实践。因为实践是检验真理的唯一标准,为此在临床上要广泛涉猎,这是在中医内科领域里首先要掌握的技能。

1. 外淫所及

发热由外因所致,当按六淫而鑑之。但又需结合四时气候去识别,故分冬春、夏秋和秋燥;言夏则有暑湿、暑热、疰夏、伏暑之别,如此论治,取方用药即可信手拈来。

(1)冬春受邪发热,需根据体征区分"横受"和"直入"。"横"为六经,首犯太阳,表现为畏寒微热或兼头痛,予以参苏饮,桂枝汤加减可矣;"直入"则不宜此法,其多是由口鼻而入肺系,轻为上感,重为"风温"(大叶性肺炎)之类,按传入途径,应从卫气营血去识别病之深浅,其发热程度有见高热,以病势,防止逆传,治需"快捷",对于其类发病的原因,在临床上既要看到外邪传入,又要考虑病患有无隐邪,正虚邪入;若病为"风温",其发热则属外寒伏内热,取用麻杏石甘汤最为切题。

(2)夏秋发热,首需鉴别是暑重于湿还是湿重于暑。暑(热)重者,表现为口渴心烦,自汗、溲黄而脉虚数,病势较轻者,用清暑益气汤;若是湿重于热,则多身热不扬,头痛困重,胸膈满闷,呕吐、腹泻等,藿香正气合香薷饮之类即可;而暑温又非如此,一般都可以出现高热口渴,脉现洪大,应急予白虎汤方,旨在以西方金水而退暑热,若偏于虚烦者,予以竹叶石膏汤合人参白虎;另有"疰夏"一症,病见入夏则发热不止,热度不高,多见于小儿,西医称之"夏季热",此由素体虚弱,感受湿温,伤津耗气,湿邪困脾所致,治宜益气清暑,健脾化湿,方用王孟英"致和汤"或生脉合三叶加味(太子参、青蒿、麦冬、大青叶、鲜荷叶、鲜竹叶、生薏苡仁、大麦、甘草、扁豆花之属)。时至秋令,有因夏日感受暑湿未发病者,至时而起身热,则谓之"伏暑"。其状类疟疾,正如《素问·生气通天论》所云"夏伤于暑,秋必痎疟"。治分气、营,在"气"宜清暑化湿,入"营"当清营泻热,药以沙参、青蒿、连翘、荷叶、蝉蜕、扁豆花、竹叶、滑石、郁金、鲜菖蒲根等开窍防闭。

（3）秋之当令，还有"秋燥"一证，发热新起，病发于肺，因肺主秋主燥，人若卫气不固或起居不慎则易感燥邪。本病新起邪在肺卫，有凉燥、温燥之分。治疗凉燥以苦温为君，佐以辛甘；温燥则以辛凉为君，佐以苦甘。同时应将润燥寓于其中，方可顺应而愈。常用南沙参、银花、连翘、黄芩、桔梗、柴胡、蝉蜕、杏仁、板蓝根、冬桑叶、甘草等。临证思维当须随机应变，顺应而治。

2. "伏邪"诱起

内伤发热致因复杂，既有器质性的，也有功能性的，病起多端，虚实交错，寒热互见。一般以低热较多，病程较长，朝轻暮重，但因"伏邪"所诱起发高热者，亦为常见。今略举一二，可见一斑。

（1）高热入营，安宫得救

患者高某，女，32岁，身孕数月，发热新起，时高时低，缠绵不解，后虽顺产，婴儿不日即夭折。产后体温渐至40℃左右，住入省级某家医院，拟诊为恶性组织增生症，经治疗高热仍持续不降，热入营分，神志不清，渐呈深度昏迷，二便失禁，医院处于无药可治，临危无救，通知出院办理后事。因其与我同乡，家属连夜至我家中求治，心怀恻隐之意，以探视之名前往，视其脉症，当属热入营血之热闭，急以凉开，药选"安宫"丸，最为切题，遂取安宫牛黄丸2枚，嘱其分4次连夜服下，次日清晨家属来告，患者已热退神清，人事可知，二便复常，故按病势转机，继投益气养阴之剂清营除余邪，药以汤剂连服旬日，后主以饮食调治，恢复如常。病愈多年，每次遇见我总是以救命之恩答谢。今就本例以"安宫"而化险，往往难以使人信服，但从临床来看，确是屡用屡效，说明小小安宫，延传200多年，至今用于临床，仍不逊色。因为其药效具有醒脑开窍、清热解毒、芳香开郁、透邪外达之功。本方虽为高热入营所设，但也可用于湿毒内伏而生低热的患者，收效亦佳，可谓一方多效之明证。

（2）肺金受损，热伏少阳

在临床案例之中，曾详记一女性患者，年值三十有五，因反复恶寒发热十余年，有时高至39.5℃，而近年呈规律性，约每10日则发作一次，其偶有胸痛，咳嗽少痰，喜吐涎沫，口臭，舌红苔薄黄腻，诊脉弦数，体检显示，除有轻度肺气肿外，其他未见异常。但苦于发热，多处求医未效，故来我院请中医诊治。按四诊所得，系由肺金受损，热伏少阳，病久入阴，潜而不出，证属"伏邪"，谓之功能性病变。拟用小柴胡合青蒿鳖甲汤加减，药取北沙参20g，柴胡12g，黄芩10g，嫩青蒿15g，醋鳖甲15g，杭麦冬12g，芦根20g，橘络20g，桔梗10g，车前草12g，川连3g，生甘草5g等。方进10剂，热势见减，间歇延长，持续时间缩短。根据症情转化，守方出入，再服旬日，三诊热势趋微，整体状态均见好转，再以生脉散合小柴胡汤加减善后。随访数月，未见复辙。可见取方用药，在于应变，切中病机，方可应手取效。

（3）余邪内伏，诱发身热

肿瘤术后，常呈本虚标实之势，稍有不慎则易发热，有时高达39℃以上，并现时高时低反复发作，图以抗生素治疗往往难以收功，故求治于中医。对于此类发热，临床多半出现寒热往来或热久伤营，邪伏于内而难外出，故治疗当本着扶正祛邪、邪去正安的原则，方以小柴胡合青蒿鳖甲饮出入，若余毒内伏加用水牛角以清热解毒，即可达到热退身安。认为对肿瘤患者的术后发热，不管病位在脏在腑，均应顾护中州，扶益胃气，切不可以峻烈猛逐之药，试图一举收功，不仅热势无减，反而会加重病情，缠绵不解，对于这类情况时有接触，应引以为戒。

本文主题是对发热一症略述一二，认为发热有分高热低热，高热其势陡然，低热多渐次而至，但这类发热，非属特发性，没有传染性。其病因有外淫，内伤（伏邪）之别，而之病机当以六经脏腑卫气营血进行辨证论治，正如临床所见风温（大叶性肺炎），热厥（恶性组织增生症），疔疮（脓毒败血症），伏邪（高热），等高热患者，灵活运用论治法则而均获全效，虽属个案，但也可以说明发热一症，中医仍有自己的空间。在这里要看到中医看病多属个体化，同样的病，在一个病人身上看得好，不一定在另一个人身上也能看得好。如大师周仲瑛教授对后学者从事临床要注重个体化，既对病人也是对医生，指出医生的个体化包括基本知识、基本技能、临床经验，说明医生的个体化非常重要，不可忽略。对发热一症的治疗，即使依靠西医，而在不同的情况下，只要我们能够主动出击，还是有自主空间，治好一个病，就会带来更多的社会影响。可见问题在于思考，实践更得真知。

成才之路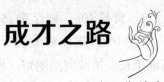

（创脾胃肝胆赋新意，宗升降平衡效奇功）

徐经世（1933年~），男，安徽中医学院第一附属医院主任医师。徐经世先生出生于中医世家，自幼博览众书，熟悉经典，治学严谨，医术精湛，从事中医临床近60载，治人无数，擅长中医内科疑难杂症，尤其脾胃肝胆、心系、肿瘤、妇科等疾病。

一、医事传记

（一）个人经历

徐经世，男，1933年1月28日生，系全国著名中医内科学专家，现为安徽中医学院第一附属医院中医内科主任医师；分别担任中华中医药学会诊断专业委员会委员，中华中医药学会内科肝胆专业委员会委员，安徽省中医肝胆病专业委员会主任委员，安徽中医药学会学术顾问、常务理事，安徽省委保健委专家组成员，《中医药临床杂志》顾问，全国第二、三、四届名老中医学术经验指导教师等职；是全国首届"中医药传承特别贡献奖"获得者；主编了《徐恕甫医案》（中国百年百名中医临床丛书）、《徐经世内科临证精华》等专著，参编五部中医专著，发表学术论文40余篇；获得安徽省科学技术进步三等奖二项。

徐经世先生祖籍安徽省巢湖市黄麓军徐村，其祖先是当地著名文人，是书香门第之后。民国初年祖父携全家定居安徽省肥东县湖滨徐骆村，徐经世先生即出生于此。6岁进入私塾学堂进行传统文化的学习，打下了坚实的中国文化基础，年近弱冠从私塾学堂毕业后在祖父（徐恕甫，著名中医学大家）

的严格要求和亲自指导下开始学习中医理论，历经 6 个寒暑，先是背诵《药性赋》《汤头歌口诀》《医学三字经》《濒湖脉学》《伤寒赋》等启蒙读物，后大量阅读医学经典及历代名著，尤其是反复精读了《脾胃论》《临证指南医案》《医学心悟》《医宗金鉴》《医学六部全书》等大量中医经典理论书籍，这为之后系统学习中医打下了坚实的理论基础。之后跟随祖父学习临床的基本技能，深刻领会了祖父的"辨证"思维方式和处方用药技巧，经过反复地从理论到实践、再由实践上升到理论的不断循环学习，很快掌握了中医临床诊病的辨证论治、遣方用药、诊治疾病。由于徐经世先生扎实的中医学基础和厚实的基本功，于 1956 年被推荐进入安徽中医进修学校（安徽中医学院前身），系统学习中西医理论 3 年，因学习成绩突出被留校作为年轻教员参与了安徽中医学院创建（1959 年）等各项工作。自 1960 年在安徽中医学院附属医院工作至今，从住院医师开始做起，直至成为中医内科主任医师、教授；曾经先后担任过安徽中医学院第一附属医院中医内科秘书、医务处主任、安徽中医学院成人教育学院院长、安徽中医学院第一附属医院副院长、院长、党委书记等许多重要的行政职务。

（二）学医过程

1. 家学渊源，积淀丰厚

徐经世先生曾祖父乃晚清秀才，为当地私塾先生，是享誉一方的文人，在"不为良相便为良医"的传统思想影响下，留下了许多佳话。祖父徐恕甫先生，在清朝废除科举后，也从私塾，徐经世先生由于受到曾祖父的影响，耳濡目染了许多中医药治病救人的神奇，立志学习中医，在 18 岁时曾祖父又将祖父送至当时誉满皖南、皖中地区著名中医外科大家方徐经世先生门下学习 3 年，其后悬壶于巢湖地区，由于医术高超，精通内外妇儿等科疾病，屡使沉疴起死回生，名噪一方，成为皖中大家，为当时安徽省著名"五老"之一。其父徐少甫先生，16 岁起开始阅读中医书籍，经常跟随先人出诊，22 岁开始悬壶于巢庐等地，小有成就，后因暑瘟高热英年早逝，时年 30 岁，惜乎憾哉。

徐经世先生出生在这样家学渊源的中医世家，由于祖父系三代单传，又因徐经世先生年幼之时其父母因病相继离开人世，故被其祖父视为掌上明珠，自幼带在身边，年近弱冠，由私塾学堂走进医学经典书房，认真学习，深刻领会，通过努力，掌握了扎实的中医学理论，领会了辨证论治、灵活用药的临床技能，成为远近闻名的杏林高手。徐经世先生于 1956 年进入安徽中医进修学校后，一直从事中医临床教学科研工作，直至现在。

2. 摒弃门户，广览博学

1959 年那个时代是一个火热的年代，全国各地纷纷建立中医学院，安徽省也不例外，当时为了创建安徽中医学院，组织上从全省和全国各地选拔了一批有着真才实学，誉满全国的中医大家一起组建安徽中医学院，充实教学与临床力量，例如陈粹吾、崔皎如、陈可望等著名前辈，一时大师云集，百花齐放，尤其是徐恕甫先生在自己已经是一位学识丰富、名誉华夏的一位中医大家情况下，依然虚怀若谷，抛弃传统门户之见，又让徐经世先生跟随上述著名中医大家前辈临证，徐经世先生非常珍惜这个难得的机会，认真抄方、记录看病日记，如饥似渴地学习中医理论，尤其是许多经典书籍、孤本、手抄本等，认真学习、记录、整理、揣摩这些大家的临床思维特点、辨证技巧、治疗方法、用药规律以及临床疗效等，从中学习了大量知识，进一步丰富了自己中医基本理论与临床辨证论治水平，为日后进一步提升打下了雄厚的基础。

3. 中西治学，兼收并蓄

中医药学有着几千年的悠久历史，历代中医文献浩如烟海，不计其数，在中医学发展的历程中自成体系，学派纷呈，名医辈出，因此要想成为名医就必须学习中医历代经典理论，掌握中医学发展的脉络与精髓，才能成为时代骄子。徐经世先生出生于中医世家，从幼年期间耳濡目染了先辈用中医方法为患者解除痛苦而带来的喜悦与欢乐，因而对中医学产生了浓厚的兴趣，日后在其祖父亲自指导下，开始阅读家中珍藏的大量中医学专著，对专著中的著名段落能够朗朗上口，烂熟于胸；与此同时广泛涉及历代有代表性的医学读物以及不同医学流派的专著，尤其推崇李东垣、叶天士等人学术思想，反复阅读他们的专著，用心领悟，深刻体会。由于徐经世先生中医理论基础扎实，对于前人丰富的临床经验有着更为深刻的理解，故临床诊治得心应手。尽管如此，徐经世先生依然重视西医学知识的学习。早在 20 世纪 60 年代初期，徐经世先生在安徽中医进修学校学习中医理论的同时，就开始接触并认真学习西医学知识，熟悉掌握了西医学中的《解剖学》《生理学》《药理学》《内科学》《外科学》《病理生理学》等西医学基础理论，为徐经世先生临床诊断、治疗疾病提供了不同于传统中医理论思维的模式与方法，丰富了运用中医药方法诊治疾病的内涵与手段，堪称中西医兼收并蓄的典范。徐经世先生经常教导弟子在努力掌握中医理论基础的同时，要学习西医学，丰富自己的理论，西医学可使疾病所在部位及其性质准确化，检测手段多样化，疗效标准客观化；要学会运用两种不同医学理论体系的思维方法来认识疾病，辨证论治，其目的就是要达到提高临床疗效，为患者服务。

4.反复临床，善于思辨

徐经世先生自 1960 年在安徽中医学院附属医院工作至今，从住院医师开始做起，直至成为中医内科主任医师、教授。1980~1994 年期间，服从组织上的需要，担任院级领导，以纯朴的党性，严于律己，努力完成职责任务。徐经世先生无论是在普通医生的岗位上，还是在领导管理岗位上，从未放弃过中医临床医疗工作，即使在担任医院主要领导职务期间，不管行政工作如何繁忙，每周 2 个半天门诊是雷打不动的，每周下病房查房 1 次，指导下级医师医疗工作，这已经成为数十年的习惯。徐经世先生有坚持记录特殊病例医案的习惯，每每将自己诊视的患者，尤其是临床疗效非常好或临床疗效不好的进行认真记录，反复思索，查阅大量古今文献，进行总结，撰写了大量医案医话；徐经世先生在临证中认真观察病人所有情况，不放过任何蛛丝马迹，往往从微小的变化之中发现疾病变化的本质。

勤于临床、反复实践、用心揣摩、勇于创新是徐经世先生临床诊病的基本特点。徐经世先生提出了"内科杂病，从郁论治"的学术思想，研制了"消化复宁汤"等有效制剂，用于临床收效良可。1994 年离开了领导管理岗位后，更是将自己全部精力用于临床医疗、教学、传授等工作方面，先后指导了陶永、张国梁、王化猛等一大批中医学子，至今虽然年已八旬，依然坚持每周 2 个半天门诊，1 个半天授课。从临床实践讲解诊疗经验，以提高学子的动手能力，做到手把手传授。徐经世先生在临证中善于思辨，善于理论联系实际，将中医学中许多基本概念、内涵与外延鉴定清晰；善于将临证中遇见的各种复杂问题进行认真梳理，从不放弃临床中任何蛛丝马迹，从中发现疾病的本质，为临床诊治提供有益的帮助与指导；在遣方用药过程中，将属于先人的经验与自己的经验相结合，充分将中药配伍特点、药物特性、作用特长进行有机组合，使临床疗效得以提高。

5.勤求古训，传承创新

中医学源远流长，随着西医学的不断发展，中医学也面临着巨大的挑战，临床医疗活动空间受到了挤压，面对这样的态势，徐经世先生认为中医在临床治疗过程中要发挥中医的优势，突出中医的特点，有所为，有所不为，只有这样才能更好地发展中医，中医学正是在传承与不断创新的过程中得到发展，并绵延至今。徐经世先生在这方面是垂先典范。例如，在内科杂病施治上，由于疾病繁多，诊治范围广，临床经验不易总结，所以提出"临床之难，难在内科"，与此同时根据现代社会发展及人们生活节奏加快，情志致病明显增多等提出"疑难杂症致因在郁、论治则注重于脾"的观点；对于脾胃调理方面，提出必须两个掌握：一是掌握脾胃生理功能与特性，遵循"理脾守东垣、和胃效天士"之意，在诊疗过程中，提出四项原则，即"补不峻补，温燥适度，益脾重理气，养胃用甘平"；二是要掌握方药等选择，治疗用药既不能克伐太过、有伤脾胃，又要适度掌握方药配伍及剂量大小，针对不同等病情因人而异、因时而异、因地而异，不迷信古人、不迷信书本，中医学上不断创新医学思维，常以平和有效等方药，并采取双向调节等法则，使脾胃升降平衡，五脏随之而安。在"痹证"中，对"尪痹"提出"非风"所致，认为"尪痹"为中医"痹"中的特殊类型，其症状类似于西医学中的类风湿关节炎，对于"尪痹"等病因历代医家多推崇"风寒湿三气杂感而合之成痹"之说，但在风寒湿三气之中又首推风邪为患，故导致后来学者见"痹"必言于"风"，治痹不离祛风。徐经世先生认为本病成因非六淫之风所致，乃是由于阳气虚弱、肝血亏损而致寒凝血脉、痰湿流注所形成的一种变态性疾病，这种学术观点，得到了同行的广泛认同。

徐经世先生认为，治疗用药一定要严把分寸，权衡利弊，机圆法活，统筹兼顾。观徐经世先生处方，每于证后提示病机，明申其法，据证投药，又于每证后加"宜""拟""仿"等语，即便明察秋毫，也不轻易用"主之"断语，寓有斟酌之意。对疑难杂症，徐经世先生认为多缠绵难愈，或因病邪峻厉，或因正气不支，或因症情复杂，宿疾而兼新病，内伤而兼外感，寒热错杂，虚实互见，系由多种因素所造成。选方用药则应采取调养、调节的方法，切中病机和病位，就不必轻易改弦更张，而应守法守方，神机默运，缓以图之。鉴于疑难病症病因病机复杂，在用药中往往另辟蹊径，取以"兼备"及以"反佐"，正合古人"假兼备以奇中，借和平而藏妙"之说。所以然者，使徐经世先生在临证过程中能够游刃有余，达到运用自如、得心应手的境界。对于治疗疑难病，徐经世先生提出处方用药须注意"三忌"原则：一忌峻补，二忌温燥，三忌滋腻。徐经世先生常告诫弟子曰："补而不滞，温而不燥，滋而不腻。"徐经世先生尊崇丹溪，认为丹溪善用苦寒，但也注重开郁，常用之药不外香附、川芎、白芷、半夏之类，值得深思。并总结说："前人所谓平肝之法，主要在芳香鼓舞，舒以平之，而非惟以芍、枳类寒降是投。当然，肝气盛还当用泄，但又不可一味用泄，泄之伤肝，当善调之。"

徐经世先生临床行医60年，在继承前人的基础上形成了自己独特的脾胃学术体系，创制了徐氏消化复宁汤，具有宽中理气，疏肝利胆，健脾和胃，平衡升降之功效；由竹茹、苍术、柴胡、黄芩、枳壳、郁金、延胡索、白芍、山楂、蒲公英、车前草、谷芽、麦芽等组成。主治以胆腑气机通降功能失常为主的胆胃病，相当于西医学的胆囊炎、胆石症、慢性胃炎、胆汁反流性胃炎等疾病，临床效果显著。此外，徐经世先生研制的"止咳宁"和"复方二草冲剂"等对呼吸道感染、尿路感染等疾病有着显著的临床疗效，为治疗此类疾病提供了有效方药。

6. 勤于笔耕，著作等身

如今，徐经世先生虽已年过八旬，但业志未减。他在完成忙碌的临床工作之外，还善于总结，笔耕不缀，迄今已发表论文40余篇，参与编写5部专著。徐经世先生先后共书写了几十万字的行医心得，对祖父遗留下来的大量医学手稿进行了认真整理，出版了《徐恕甫医案》（中国百年百名中医临床丛书）《中医临床家——徐恕甫》等，并总结自己数十年的临床经验，出版了《徐经世内科临证精华》《杏林拾穗》等专著，在业内产生了较大的影响。

7. 提掖后学，诲人不倦

徐经世先生数十年来，乐于培养中医后继人才，先后被遴选为全国第二、三、四、五批名老中医药学术经验继承人指导教师，全国中医优秀人才培养对象指导老师，全国首批中医传承博士后指导老师等，先后指导了陶永、张国梁、王化猛等一大批中医学子，其中，张国梁、王化猛等已经荣获安徽省江淮名医、安徽省名中医等荣誉称号，成为享誉一方的名医。徐经世先生常常教导青年学生学习中医要温故知新，与时俱进；勤于实践，贵在心悟；扩展思路，有胆有识。还要勤于思索，用心实践，举一反三，触类旁通，此乃中医临床家的真谛所在。

（三）学术特长与成就

徐经世先生是500名国家级名中医（即全国第2批、第3批、第4批名老中医药专家学术经验继承指导老师）中安徽仅有的几名之一。徐经世先生从医，始终坚持勤求古训、博采众家；强调尊古而不拘泥于古，继承与创新并重，注重"集思广益、贵在实践"。徐经世先生善攻中医内科疑难杂症，涉猎病症广泛，接触病种众多，治愈了数以万计的疾患，积累了极为丰富的临床经验。

1. 杂病论治，重在中州

中州即指脾胃肝胆，其四者居之于中，而其生命活力乃为"中气"，如在《圆运动的古中医学》中将人与天地圆融相参，治病强调"中气"，谓"人身上下左右俱病，不治上下左右，只治中气"，因为人身中气如轴，四维如轮，轴运轮行，轮运轴灵，"中气者，脾胃二经中间之气也"，脾胃属土，乃人身后天之本，生命之根，十二经气机升降变化，皆以中气为轴心，故临证辨治疾病，重点在于图治中气，使其复原则气机升降正常，阴阳平衡，病可获愈。而如何达到升降平衡，在具体用药上又当把握好"度"的问题，否则又会出现偏移，也正如景岳所说：善治脾胃者，即可以安五脏也。所谓"善治"即"升降"也，为此徐经世先生在临证中特别注重治脾宜升、治胃宜降的用药思路，由此常出奇功。

徐经世先生临证之注重胆胃、调理升降的治疗观源自其祖父，他认为胆秉性刚直，主决断，其经脉下行，其性善升，具有升降之特性。其经脉下行，布达下降，则胆和，胆和则胃降。然胆气以升为主，因胆主甲子，为五运六气之首，胆气升，则十一脏腑之气皆升；且胆中相火，如不亢烈则为清阳之木气，上升于胃，胃土得其疏达，故水谷化，亢烈则清阳遏郁，脾胃不和。脾脏位居中州，为气血生化之源，脏腑经络之根，又濡灌五脏六腑、四肢百骸之用，在五行中属土，与胃相表里。脾为阴脏，喜燥恶湿，主运化升清；胃为阳腑，喜润恶燥，主受纳降浊。胆胃的密切关联，胆为中精之府，有藏与泄之双重作用，而胃为水谷之海，主受纳腐熟水谷，均以通降为顺，且胆气的通降有赖于胃气的通降，通降一旦失调，就会成为胆胃同病的病理基础。脾主生化，其用在于健运，其属土，地气主上腾，然后能载物，故健运而不息，是脾之宜升也明矣；胃者，水谷之海，容受糟粕，其主纳，纳则贵下行，譬如水之性，莫不能下，是胃之宣降也又明矣。徐经世先生经过长期临床实践，在总结前人经验的基础上，提出理脾应遵守的4个原则，即"补不得峻猛，温燥要适度，益脾注理气，养胃用甘平"；临证中做到三个关键点："护脾而不碍脾，补脾而不滞脾，泄脾而不耗脾"，只有这样才能使理脾真正起到应有的作用。如胃脘痛有湿浊中阻、郁热内蕴等证型，其治疗用药各有侧重，但理脾和胃则为原则。而用药需注意燥中有润，润中有燥，理气又当寓于此中。又如脾虚不升、中气下陷的眩晕或女子崩漏（功能性子宫出血）等症，此切合补中益气，取方加减可收到益气升提、填冲摄血之效。再如脾虚内伤咳嗽或痰喘为病，当宗东垣治痰理脾之旨而首推六君，治在于本。又如慢性结肠炎，从症分析既似中医的脾虚泄泻，又合里急后重的痢疾表现，其证属脾虚湿滞、腑气失利的虚实夹杂证，治不宜偏，既要健脾和胃、收敛止泻，又要化湿导滞、清理肠垢。若偏于收敛则邪留于内，导滞过极又伤脾胃，所以治需掌握适中，切勿滥用苦寒坠下之品，以伤胃损脾。就此徐经世先生曾自拟葛枳二仁汤等方，每收捷效。

2. 脾胃疾病，重调情志

随着人们生活水平的提高，生活节奏的加快，工作压力的加大，脾胃病早已成为常见病、多发病之一，它的发生多与外感寒邪、饮食不节、情志因素、脾胃虚弱等密切相关，而其中情志因素已成为不可忽视的致病因素。徐经世先生在诊病过程中，认为情志因素与脾、胃、心、肝之间的关系尤为密切，心调控人的情志活动，肝条达则情志舒畅，脾胃乃气机之枢，因脾胃也是易受情志所累的脏器，故情志因素所致杂病，当注重"从脾论治"。

3. 积聚癥瘕，重扶脾胃

徐经世先生认为积聚是各脏腑都可受及的一种实质性病变，分两种类型，一为良性，一为恶性，其治法有异，当需明辨。如恶性以中医图治，不管术与非术的患者，即使有个体差异，都应以调"中"为主，所指"中"者，即脾胃是也，因脾胃为后天之本、生化之源，故扶脾胃是安正祛邪的根本大法。这因为脾胃一旦受伤，即可导致不能运化水湿，水湿积聚，使气血运行失常，气血日久成积。脾气虚，无力行血，血瘀成积；以及水谷精微缺乏，致使机体正常的生理功能及抗病功能降低，易感外毒而生积聚。由此可见，如忽视顾护脾胃，不仅所治之病难以获效，反而容易引起脾胃之疾，出现呕吐、脘腹胀满、嗳气纳呆等，有些患者不得不中断治疗。徐经世先生用药取旨纯正，用药每以轻灵变通，药量较轻，以不伤正气为度，因势引导，每以发挥机体抗病力为要点，和缓治之。轻灵变通，体现"天下无神奇之法，只有平淡之法，平淡之极为神奇"的学术思想，并提出治疗要时刻顾护脾胃，轻药重用效佳，养胃和阴重养护，补益胃气用甘味，以甘味之药调补，而随证化裁。

如对于脾胃气虚者用甘温益气之法，常用药如人参、白术、山药、党参、黄芪、灵芝、甘草等。以甘温之气味，补脾胃之不足。而脾为生化之源，五脏之本，故益气亦可生血。益气扶正，即可祛邪。又如对脾阳虚之证可治以辛甘化阳，常用甘草、饴糖、黄芪、大枣、干姜、桂枝等，方用理中汤、小建中汤、黄芪建中汤等。再如肿瘤患者化疗后脾胃阴虚者治宜甘寒滋润，常用药如天花粉、葛根、五味子、山药、石斛、麦冬、沙参、玉竹、莲肉、扁豆、甘草、糯米等。脾主升，胃主降，脾得阳始运，胃得阴始和。甘味补中，故以甘温之剂运其气，辛甘之剂助其阳，甘寒之剂滋其液，酸甘之剂化其阴。同时滋阴切防滞腻，即使是胃阴虚证用阴药也只宜清补、平补，忌用滋腻之剂。喜用沙参、麦冬、石斛、玉竹、扁豆、粳米之属，补而不腻。同时，还须避香燥耗阴和消导苦寒之品，常用熟地拌砂仁，及黄柏、陈皮等，以防滋腻伤中。食疗以补虚扶正乃徐经世先生之特色，侧重饮食调摄，借谷、肉、粱、蔬以分类治病补虚。食养补虚扶正气，调气和中重平衡。饮食疗法为增强体质、提高免疫功能、预防保健、治疗疾病的重要方法。肿瘤患者宜辨证施护，辨证食疗，临证以鲜莴苣、芝麻油、胎盘、乌龟作为肿瘤患者益气养阴之佳品，又用薏苡仁、毛笋、萝卜、菇类以防癌抗瘤。放、化疗后，虚热内生者则以甲鱼、海参、鸭肫之辈为治，阳虚胃冷则以羊肉、牛肉、红枣、煨姜之属食之。肥胖者多吃海带，用其煮汤又有护胃之功，尤其对肿瘤正虚久病者适宜。善用食疗治疾，食疗治病无毒药之害，如直肠癌宜饮蚌肉汤、大肠汤。肺癌应进淡菜、麻雀汤、决明肉。放、化疗后食养用炒米花、肉苁蓉以和胃益气。肾癌酌饮腰子汤、黑鱼汤、山药、薏仁汤可益肾气之虚。食疗简便易行，既能防病、又能治病，注重调整食谱，讲究营养食疗，贵在药食养护，以达防病祛疾、康复保健之效。

4.妇科疾病，重在调肝

女子以气血为本，以肝为先天，气血是经、带、胎、产、乳的物质基础，由此可知，肝失所常是导致妇科疾病产生的重要原因，但从临证分析，治肝往往又需实脾，所以注重脾胃的论治，具有重要的临床意义。徐经世先生多年来从事脾胃学说研究，并运用于临床，对妇科月经异常、带下异常、妇科杂病、妊娠疾病、产后诸疾等妇科疾病积累了丰富的临床经验。徐经世先生认为妇科疾病病因较多，内伤脾胃、肝失条达是妇科疾病的病因之一；临证时要详查病情，凡属实证者忌用健脾益气法。施治过程要注重审证求因原则，使用健脾益气法时，要辨清病因，如为素禀不足，脾肾俱虚者，则宜健脾补肾，使先天之本与后天之本强盛。如为七情损伤，肝郁脾虚者，则宜疏肝健脾，使气机调畅，气血调和。如为产时出血损伤，则宜益气养血并重。在治疗中应注意有无其他兼症，由于患者因虚日久，继之出现兼痰、兼湿、兼瘀、兼热等证，如不孕者多兼痰浊，治疗时应兼燥湿化痰，带下多兼湿热，治疗时应兼清热除湿止带，月经诸疾多兼血瘀、血热，治疗时应兼活血化瘀、清热止血等。对于月经诸证，要根据月经周期的变化，调整治疗，一般在月经干净后要以健脾益气、理血调冲为主，尽可能恢复患者自身调节月经的功能。经前 1 周和月经期则宜健脾益气、理气活血并用，使胞宫血海藏泄功能正常运行，月经自调。徐经世先生在治疗疾病时着重恢复患者本身元气，使气血升降调畅，增强患者本身各脏腑的功能，以达到从根本治疗疾病的目的，体现了中医治疗疾病强调"治病求本"的治疗原则。

5. 杂病调理，舒郁为要

对杂病的治疗，徐经世先生有自己的特色，在遵循脾胃升降治疗的常法上，往往匠心独运，小技略施临床，痼疾应声落地。徐经世先生总结诸多杂病演变有从气滞→郁结→血瘀→瘀积的普遍规律，致因核心本在于"郁"。徐经世先生说："诸疾由郁而生，可见因病而郁，因郁而病。疾病谱之变化，更知内科杂病不管是外感还是内伤，由寒转热，由湿化热，由实变虚，虚实交错的转化，其之演变和归宿虽有不同，均寓郁其中。"遵法而不拘泥于法，临证灵活变通，这便是徐经世先生卓然成临床大家之所在。"郁"字有积、滞、蕴结之含义，是导致诸多疾病的一种潜在因素。针对当今工作、生活节奏的改变，及社会环境正向外向型发展，人之内伤由郁致病则为多见，徐经世先生指出："因为郁之特性易滞易结，如失其所常可出现郁结、郁闷、郁热、郁血、郁悒等病理变化，而郁又多缘于志虑不伸，气先为病，肝之累及又居于首，因为肝在五脏中既有生化调节之功又有制约平衡之作用，其为血脏，主司条达，一旦失常则致气血不调，血脉瘀滞而病为之生焉。""李东垣讲胃气，刘河间讲玄府，朱丹溪讲开郁，叶天士讲通络，都具舒肝之理寓在其中。"故此徐经世先生提出杂病"以脾论治，调肝为主"的原则，精炼总结了"四句话、三十二个字"来概括，即：疏肝理气，条达木郁（逍遥、四逆、温胆之类）；补益肾水，清平相火（一贯煎等）；理脾和胃，和煦肝木（归芍六君、芍药甘草等）；活血化瘀，燮理阴阳（燮枢汤、三阴煎之类）。如就杂病论之，无论病在何脏，认为由郁而致均应以此调之，和缓中州，转枢少阳，达到抑制木郁反克取胜，从而使邪去正安。细较之临床，临证不可不谨守此则。

6. 虚证治疗，滋阴为本

徐经世先生认为，当今人们生活水平日益提高，膏粱厚味已成日常，人无节制者，每每化湿、生热、伤阴。且渴求欲壑而所愿不遂者甚多，因病而郁，因郁而病，病患多郁，久则五志过极皆能生火，火热内生而伤阴，故阴虚体质者众。倘若见之湿邪，一味温燥化湿，孟浪以辛香理气，则更耗其阴，非但无功，反致益疾延祸。对此徐经世先生心领丹溪"阳常有余，阴常不足"以及张景岳"阳非有余，阴常不足"之旨，故在临床上治虚证时要注重对阴液的保养，或滋阴补肾，或养阴清热，或养阴生津，或养阴益气，或补阴止血，或坚阴泻火，或育阴潜阳，随证变迁，竟能出神入化。在取方用药上，特别强调要滋而不腻，补而不滞，以达到中的而又不碍于胃的用药要求。

7. 理论创新，影响广泛

徐经世先生善于思维，勇于创新。在前人以脾论治的基础上继承创新并提出杂病论治，重在脾胃；治病求本，本在脾胃；脾胃疾病，重调情志；积聚疾病，重治脾胃；妇科疾病，重在调肝；杂病调理，舒郁为要；虚证治疗，滋阴为本等许多论点。在临床实践中富有积极意义，取用于临床每获良效，对中医界有较大的影响。

二、读书心要

读书首先要明确求知的目的，方可努力学习专业知识，打好基本功，在此前提下，还必须博览群书，注重领悟，使知识更加扎实，思路更加广阔。况且学习中医尤为重要，因为它是一门以人为本、治病救人的学业，要学好本领，必须谨守"学而不思则罔，思而不学则殆"之诫，把学到的知识积累起来，在实践中不断升华，提高疗效，这正是徐经世先生读书、学好专业的心要所在。学习中医，必不可少的要多读书、读好书，徐经世先生就眼下"儒医"不如"时医"的怪现状，点评道："略识药性，读读汤头，可以为医，甚至成为'时医'。但是，终究归于肤浅，属无本之末。若夫'儒医'则迥然不同，熟识经典，博览群书，每典范系统诊疗，远拒投机取巧，可以长生矣。"徐经世先生很注意学习方法，曾归纳为"读、看、练、记"4个字。徐经世先生说："读"，就是埋头学习中医基础理论，站在理论的高端上；"看"，是随师应诊，学习老师的诊治经验，从实践中加深对中医理论的理解；"练"，是在中医典籍和老师的指导下，经过历练，不断提高医术；"记"，是在实践中多写多记，对中医典籍的学习心得、师诲及临床成功经验——记录，认真揣摩，心领神会，不断提高医术和医论水平。

三、临证要诀

1. 博采众长，集思广益

中医学有着数千年的历史，在漫长的历史进程中，许许多多的中医先贤们都是在学习掌握丰富的中医理论基础上，认真思索，勤于临床，同时不断学习吸收他人的成功经验及理论，不断思考临床中失败的教训，注重博采众长，取他人之长补自己之短，丰富自己的知识。这种求知精神是一种素质修养的表现，也是打好专业基础必不可少的一种良好学风。况医学专业，更是关乎生命、治病救人的高尚职业，必须要具有学到老、做到老的精神，也就是只有知识广博，不断提高思维能力，才能应对各种复杂的疾病，解决患者的痛苦，做到恪尽职守。

2. 聚精会神，一丝不苟

做任何工作都要认认真真，切不可抱着应付的态度草率从事，更不应"蜻蜓点水"，浅尝辄止，不求深入。所以要树立一种无私和执着的精神。这种精神简而言之，就是聚精会神，一丝不苟。以医而言，由于职责的要求，更需要有这种精神，如在诊务中要细察病情，了解病人的全过程，以病人至上，做到有问必答，让病人满意。

3. 辨证思维，随机应变

辨证论治是中医的精髓，它博大精深而且富有深刻内涵，中医学子要想掌握好"辨证论治"，必须具备扎实的基础、丰富的实践知识以及敏捷的思维，才能做到随机应变，切中病机，把握主次，同时还需要尊重现实，正确认识西医学微观学，注意实验检查，为我所用，以发挥中医特色，达到治病求效的目的。

4. 取方用药，以效为本

为医之本是治病救人，但诊病的过程，最终的落脚点在于取方用药，而方药的取用，又贵圆活变通，把握分寸，抓住主要矛盾，权衡利弊，标本兼顾，但有时也要"重拳出击"，或"点到为止"，或"润物无声"，或"双管齐下"。尤其是药对之宜，生制之异，惟求协同以增其效，制约以矫偏颇。而谓圆活变通，是有"准则"的圆活，也即是"万病不离其本"。尽管病属疑难，只要善抓关键，"谨守病机，各司其属"，则四两之力，可拨千斤，以获奇功。

四、传承经验

徐经世先生已年逾古稀，他非常注重中医药学术思想和经验的传承，先后授徒20余人，随其抄方学习者不计其数。徐经世先生对学生总是严格要求，鞭策教诲，鼓励弟子不断学习、不断进步。徐经世先生也常常告诫弟子们："中医学习是要有悟性的。实践的提高在于悟。搞好中医继承需要我们刻苦学习，用心体会，把学到的知识加以积累，在实践中不断升华。"从徐经世先生的成才轨迹不难发现其传承方法既有家传、私授的传统方法，又有现代教育的经历，两种不同的医学理论体系与治学方法在徐经世先生身上得到了完美的交融与体现，同时徐经世先生善于借鉴西医学发展的成果，不断促进中医学进步，这也是徐经世先生为什么能够从众多行医者中成为中医大家的原因之一，我们从以下几点可以了解徐经世先生成才的轨迹。

1. 言传身教是名医成才的基础

师徒传承是历代中医知识和技巧传授的重要方式之一，徐经世先生的祖父是德高望重的医林耆宿，徐经世先生长期跟随祖父，得到了祖父的言传身教，继承了祖父的中医理论知识、行医经验和医德医风。从启蒙阶段开始，徐经世先生就在中医世家的环境中生活，在祖父的严格教育下学习和成长。祖父将其带入了中医之门，教授中医基础理论，指导学习中医经典，手把手教授临床实践技能。正是这种贴身相随的传授模式，为徐经世先生学习和继承祖父的医学知识和技巧创造了良好的条件。祖父传承的中医理论和诊疗技巧，为徐经世先生日后成为誉满全国的中医大家打下了坚实基础。所以，跟师学艺，可以近距离地体会中医学文化氛围，随时向名医请教和聆听名医的教导，实地观察和学习名医的行医风格和诊疗技巧，系统学习名医思想体系和实践经验，是一种不可缺少的成才基础。

2. 注重理论学习是名医成才的必由之路

中医学有几千年悠久的历史，有系统的理论，中医文献数不胜数。历代中医，学派纷争，名医辈出，徐经世先生之所以能成为一代名医，与其掌握了大量的中医理论知识是分不开的。徐经世先生出生于中医世家，从入门开始，就注重理论知识的学习，领悟中医学发展的脉络与精髓。从幼年期间，便对医学产生了浓厚的兴趣，在其祖父亲自指导下，开始大量阅读家中珍藏的中医学专著，广泛涉猎历代有代表性的医学读物以及不同医学流派的专著，尤其是推崇李东垣、叶天士等人学术思想，由于徐经世先生有着坚实的中医理论基础，对于疾病有着独到的认识，对先人丰富的临床经验有着更为深刻的理解，使自己在中医临床领域中如鱼得水，运用自如。

虽然徐经世先生有着丰富的中医学知识，但他依然重视对西医学知识的学习。早在 20 世纪 60 年代初期，徐经世先生在安徽中医进修学校学习中医理论的同时，就开始接触并认真学习西医学知识，西医学基础理论的掌握和应用，为徐经世先生临床诊断、治疗疾病提供了不同于中医理论思维的模式与方法，丰富了运用中医药方法诊治疾病的内涵与手段。徐经世先生经常教导弟子，既要中医理论基础扎实，又要学好西医学知识，学会运用两种不同医学理论体系的思维方法来认识疾病、指导治疗疾病，以达到提高临床疗效、更好地为患者解除病痛之目的。

3. 加强临床实践经验的总结是名医提高临床诊治水平的必要方法

徐经世先生临床行医至今，始终坚持一线工作，勤学多思，精于医理，临证丰富，善于总结，撰写了几十万字的行医心得。徐经世先生经常查阅大量书籍，包括古代书籍和现代书籍，摸索经验，探索规律，逐步总结出一整套行之有效的治疗方法，形成了具有鲜明特色的学术理论。在繁忙的工作之余，发表了具有独特认识的学术论文数十篇；承担了国家中医药管理局的中国百年百名临床家丛书《徐恕甫医案》的整理，接着又将自己多年临床篆录选择的实践经验，编写成册为《徐经世内科临证精华》，此两项均获得省级科研立项，并先后荣获安徽省科技进步三等奖，在国内产生了较大反响。至今，徐经世先生虽已年过八旬，但依然在临床上为广大患者服务，从未松懈。

4. 传承创新是名医成才的根本

传承是中医学源远流长至今的主要方法，创新是中医学发展至今的永续动力。传承与创新是一切科学生存与发展的关键所在。中医学正是在传承与不断创新的过程中得到发展并绵延至今。徐经世先生在这方面是垂先典范。徐经世先生认为中医在临床治疗过程中要发挥中医的优势，突出中医的特点，有所作为，有所不为，只有这样才能更好地发展中医。徐经世先生提出"临床之难，难在内科""疑难杂症致因在郁、论治则注重于脾"的观点；对于脾胃调理方面，提出必须两个掌握：一是掌握证治规律；二是要掌握方药选择。徐经世先生认为，内科杂病，病因病机复杂，据临床分析，致因从郁，亦有根有据。从郁论治，应始终抓住"气"与"郁"两字，就治疗而言，当以脾论治，调肝为主。此外，徐经世先生善于研究古代经典方剂，吸收其精华，为我所用。例如由四逆散和温胆汤化裁而成的"消化复宁汤"和自我研制的"止咳宁""复方二草冲剂"等对脾胃肝胆、呼吸道感染、尿路感染等疾病有着显著的临床疗效，为此类疾病的治疗提供了有效方药。

纵观徐经世先生的成才过程，我们不难发现徐经世先生完全具备了中医先贤大师们的所有特征，即：有深厚的中国传统文化底蕴，构筑了打开中医医学知识的道路；怀有一颗济世苍生的仁爱之心，有医德双馨的高尚情操；传承家学，博览群书，善于学习他人之长，是成名的必由之路；反复学习实践，不断总结是临床疗效逐步提高的主要方法；善于思维，独立思考，学以致用是学术创新的永续动力。所以，徐经世先生能够成为当代著名中医学大家，其成才之路是值得后人认真学习的。

（张国梁）

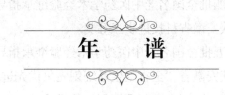

年　谱

1933 年 1 月　出生于安徽省巢湖市。

1939 年 9 月~1952 年 1 月　安徽省肥东县"朝霞学堂"学习。

1952 年 1 月~1956 年 10 月　师从祖父徐恕甫先生(全国著名中医学大家)学习中医。

1956 年 10 月~1957 年 10 月　安徽中医进修学校学习,并参与安徽省中医院筹建工作。

1957 年 10 月~1962 年 8 月　安徽中医学院党团办公室工作。

1962 年 2 月~1966 年 3 月　安徽中医学院附属医院内科住院医师。

1966 年 3 月~1979 年 2 月　安徽中医学院附属医院内科住院医师内科秘书。

1979 年 2 月~1987 年 6 月　安徽中医学院附属医院主治医师,医务处主任、副院长。

1987 年 6 月~1992 年 12 月　安徽中医学院附属医院副主任医师,院长、党委书记。

1992 年 12 月~1994 年 12 月　安徽中医学院附属医院主任医师、党委书记。

1997 年 1 月　第二批全国名老中医药学术经验继承指导教师。

1997 年 12 月　获首届"安徽名中医"荣誉称号。

2003 年 4 月　第三批全国名老中医药学术经验继承指导教师。

2003 年 12 月　获安徽省科技进步三等奖。

2004 年 10 月　获安徽省"归侨侨眷先进个人"。

2006 年 10 月　获中华中医药学会"中医药传承特别贡献奖"。

2007 年 10 月　获安徽省"省委保健委保健管理先进个人"。

2007 年 11 月　获"全国老中医药专家学术经验继承优秀指导老师"。

2008 年 7 月　第四批全国名老中医药学术经验继承指导教师。

2010 年 11 月　获安徽省科技进步三等奖。

2012 年 9 月　第五批全国名老中医药学术经验继承指导教师。

2012 年 11 月　获安徽省"全省卫生系统创先争优先进个人"。

2012 年 12 月　获"全国中医药系统创先争优活动先进个人"。

2013 年 11 月　获"安徽省政府津贴"奖励。

2013 年 12 月　第一批全国中医药传承博士后合作导师。

2014 年 3 月　获安徽省首届"国医名师"荣誉称号。

2014 年 9 月　获第二届国医大师荣誉称号。